前言 FOREWORD

按摩疗法已经有两千多年的历史，而且在医疗实践中得到了长期的发展，一直流传到今天，成为大众养生祛病的重要手段。按摩是中医传统的治疗方法之一，能够起到疏通经络，促进气血运行，调理脏腑功能，增强人体抗病能力等多方面的作用。按摩疗法简单、易学、易用，不用打针吃药，仅以手作用于身体穴位，达到防病治病的目的。

可以说，按摩手法疗效独特、百病皆宜，非常适合在日常生活中治疗小病小痛。而且，按摩疗法既能对已发疾病进行治疗，也可以预防未发疾病，起到一定的保健作用。按摩穴位能够促进身体气血的运行，利于排毒；还能够改善皮肤、祛斑祛痘、放松身心、缓解压力，是不可多得的健康疗法。

因此，任何人都可以通过按摩这种纯粹的自然、绿色疗法，为自己及家人带来一份安康。

现代社会的生活节奏比较快，尤其是都市白领，压力较大，很多人的身体处于一种亚健康的状态。因此，越来越多的人开始关注按摩疗法，使用按摩疗法来强身健体、缓解压力。为了让读者轻松掌握各种按摩治病的手法、要领和相关知识，我们编写了《按按揉揉少吃药——图解按摩治百病》一书。在书中我们介绍了中医按摩的相关知识，并将常用经穴的按摩手法以及常见病症的按摩方法进行详细讲解，内容翔实、实用便捷。书中内容一目了然，语言通俗易懂，一看就会，查找方便，是广大读者不可缺少的健康书。

按摩疗法安全易行，几乎没有不良反应，使用起来也非常简便，效果显著，可以说是当今社会用以治疗疾病的重要辅助方法。通过运用书中简单的按摩手法，可以让你轻轻松松摆脱小病小痛，走向健康之路。同时书中配有大量图片，通过图文并茂的讲解，即使是没有任何按摩基础的人，也可以一看就懂、一学就会。在按摩的过程中，获得健康和享受。

由于编写时间仓促，作者水平有限，书中疏漏之处在所难免，敬请读者批评指正。

编　者

目 录 CONTENTS

第一章 认识按摩，先了解再保健

按摩的原理及功效 …… 002
按摩治病的禁忌证 …… 006
常见的按摩手法 …… 007
按摩前的准备工作 …… 015
人体经络与病症 …… 016
如何选取穴位 …… 034
中医按摩选穴原则、配穴的方法 …… 035
按摩常用穴位及其功效 …… 038
按摩的注意事项 …… 043

第二章 摆脱病痛，自我按摩效果好

头面部保健自我按摩 …… 046
眼部保健自我按摩 …… 049
牙齿保健自我按摩 …… 051
鼻部保健自我按摩 …… 052
耳部保健自我按摩 …… 053

颈部保健自我按摩 …… 054
腹部保健自我按摩 …… 056
腰部保健自我按摩 …… 057
臀部保健自我按摩 …… 059
脚部保健自我按摩 …… 060

第三章 养护身心，内科疾病按摩法

头痛 …… 064
发热 …… 067
感冒 …… 070
咳嗽 …… 073
中暑 …… 076
昏厥 …… 078
贫血 …… 082
呃逆 …… 085
胃脘痛 …… 088
呕吐 …… 089
慢性胃炎 …… 092
胃下垂 …… 095
腹泻 …… 098
便秘 …… 102
消化不良 …… 105
慢性肝炎 …… 108
冠心病 …… 111
动脉硬化 …… 114

神经衰弱 …… 118
慢性肾炎 …… 121

第四章 祛除疾患，外科疾病按摩法

落枕 …… 126
颈椎病 …… 129
斑秃 …… 132
神经性皮炎 …… 135
腰扭伤 …… 138
腰痛 …… 141
骨质疏松症 …… 145
腰椎间盘突出症 …… 149
坐骨神经痛 …… 151
痔疮 …… 154
小腿抽筋 …… 157
脚扭伤 …… 160

第五章 关爱妇女，妇科疾病按摩法

月经不调 …… 164
痛经 …… 168
更年期综合征 …… 172
盆腔炎 …… 175
乳腺增生 …… 179

子宫脱垂 …… 182
闭经 …… 185

第六章 做真男人，男科疾病按摩法

早泄 …… 190
阳痿 …… 192
遗精 …… 194
前列腺炎 …… 196
前列腺增生 …… 198

第七章 呵护孩子，儿童常见病按摩法

小儿发热 …… 202
小儿咳嗽 …… 204
小儿口疮 …… 208
小儿哮喘 …… 210
小儿夜啼 …… 213
小儿厌食 …… 216
小儿腹泻 …… 218
小儿便秘 …… 221
小儿遗尿症 …… 223
小儿佝偻病 …… 225
儿童多动症 …… 228
小儿荨麻疹 …… 231

第八章 缓解压力，上班族减压按摩法

缓解视疲劳 …… 236
消除困倦 …… 238
缓解压力 …… 240
改善失眠 …… 242
对抗焦虑 …… 245
缓解抑郁 …… 247

第九章 魅力女王，女性美容美体按摩法

乌发 …… 250
美肤 …… 252
祛斑 …… 254
去眼袋 …… 257
丰胸 …… 260
提臀美臀 …… 262
瘦腿 …… 264
减肥 …… 267

第十章 防老抗衰，中老年常见病按摩法

慢性支气管炎 …… 272
高血压 …… 276
低血压 …… 279

糖尿病 …… 282
类风湿关节炎 …… 285
耳鸣 …… 288
眩晕 …… 291
三叉神经痛 …… 294
偏瘫 …… 297
肩周炎 …… 301

第一章

认识按摩，先了解再保健

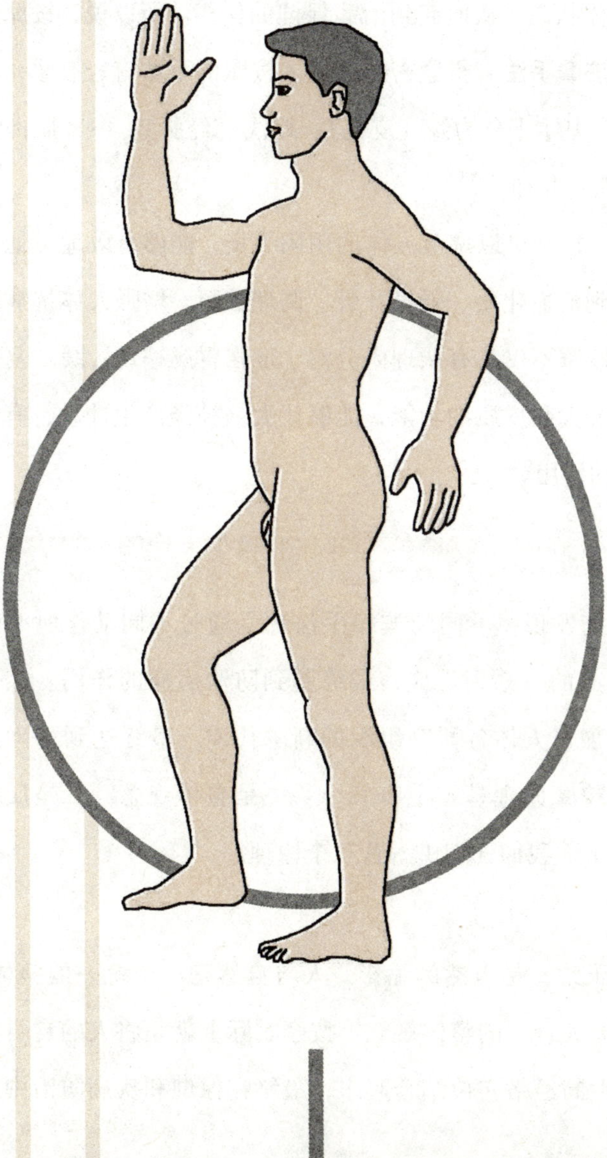

按摩的原理及功效

按摩是当今社会中非常流行的一种治病方法，其属于中医外治法范畴。在多年的临床实践中我们了解到了按摩治病的诸多好处。按摩主要是通过不同的手法来调整人的身体状态，从而起到治病保健的作用。所以说，按摩的作用原理同各种不同的按摩手法有很紧密的联系。按摩的手法有轻有重，其按摩的力度也有所不同，基本上分为浅（皮毛）、略浅（经脉）、中（肌肉）、略深（经筋）、深（骨髓）几种。

我国医学典籍认为，按摩可以调节人体的阴阳平衡，能够有效地疏通人体的气血经络，从而起到活血化瘀、强身壮骨、调理脏腑、增强人体抗病能力的作用。西医认为，按摩不仅具有调理内分泌、加强胃肠蠕动、缓拿复位等作用，同时还具有调节大脑皮质的功能，能够让大脑神经产生冲动，有效地起到兴奋或抑制神经的作用。

按摩的原理

经过大量的科学研究发现，不同的按摩手法都是通过不同动作所产生的力在人体上施压而引起的一系列反应，最终起到防治疾病的作用。人体在经过按摩以后，可以加速人体各器官组织的新陈代谢，最终达到消除疲劳、解除病痛的作用。按摩原理基本上有三个：一是整体观念，二是反射原理，三是辨证施治。下面我们详细讲解这三个原理。

1. 整体观念

人的身体是一个小天地，是自然的缩影。人与自然是一个统一的整体，也就是我们经常听到的天人合一的整体观念。按摩实际上就是将人的自身整体性、人与自然的整体性同经络穴位结合起来，最终在保健和疾病防治中运用的施治手法。

大自然的风、寒、暑、湿、燥、火，这六气实际上都是随着春、夏、秋、冬四季的变化而变化的，对大自然植物以及动物的生长变化都会起到一定的促进作用。在人体内，十二经脉的升降功能同天地是一样的道理。人类在天之下、地之上生活着，天地的升降之气能够滋润人的身体，保持人体健康，就算是不正常的六淫气候，也很难侵入人体；假如不善保养，让身体操持过度，失去了抗病能力的身体就会让六气轻而易举地侵入，并感染疾病。

这就和药物治疗是一个道理，一切药物不外乎寒、热、温、凉四性，也不外乎酸、甘、苦、辛、咸五味，但是，为什么药物可以治病呢？实际上，主要是由于药物进入人体后能够在阴阳十二经脉往返中起到一定的作用，因此而达到益弱抑强、调和阴阳的效果。按摩实际上也是这样的道理，利用不同的手法变换，遵循整体观念，通过循十二经脉往返运动来炼精化气，最后达到祛病强身的作用。

2. 反射原理

反射就是指对外界刺激的反应。比如说，当人体的某个组织器官出现了异常，足部相对应的反射区中就会出现一定的变化，例如沙粒状、颗粒状、条索状、小结节等。通常来说，刺激按摩这些反射区就会出现明显的压痛感，这种痛感可以传入中枢神经，再传导协调，发生新的神经冲动，最后传导到体内的各个组织器官，从而引起一系列的神经体液调节，最终激发出人体的潜能，达到治疗疾病和保健的目的。

另外，我们也能够利用反射原理进行阻断病理的反射。假如说患者大脑皮质中已经有了一个病理兴奋灶，那么，由足部反射区传来的触觉和痛觉就会形成另一个兴奋灶，随着按摩时间的延长，这个兴奋灶会越来越强，最终超过了病理兴奋灶，让其受到压抑，并且完全消失。

3. 辨证施治

通常来说，按摩是通过一定的“手法”而产生外力，用这个外力在患者身体的某个部位或穴位上做功，这种“功”实际上就是按摩师根据患者具体的病情，运用不同的手法、技巧进行了施治。它可以有效地转换成不同形式的能量，渗透到人体的内部，以此来改变人体相关的系统功能，从而达到治疗疾病的目的。

中医认为，人体发病有三个途径。一是经络受邪，病入脏腑——这是内因；二是四肢九窍血脉壅塞——这是外因；三是被房事、金刃、虫兽所伤。因此，我们提倡进行辨证施治，主要是根据人体患病的时候，十二经脉运动的变化状态，做出合理的调治，并通过对人体脉象的观察，决定去按摩哪些穴位。

我们知道，经络是人体气血运行的一个通道，其内及脏腑，外通四肢、皮肤和九窍，分布在全身的每个部位。中医认为，内科、外科、妇科、儿科的多种疾病完全可以运用推拿按摩的手段来治疗。不过，在按摩治疗的时候，一定要注意按摩的适应证和禁忌证，这也是辨证施治的基本要求。

按摩的功效

按摩具有非常悠久的历史，我国汉代的医书《五十二病方》就已经记载了按摩治病的方法。后来，经过历代医家的创造和总结，按摩发展至今已经成为一个独特的治疗体系，在具体的理论和实践中都有非常广泛的应用。

通常来说，按摩是以中医的理论作为基础的，并根据中医经络学说来进行的人体施治手法。当然，也可以借助于一定的按摩工具，在人体的某个特定部位进行疾病治疗。中医认为，按摩能够治病，是由于按摩可以有效地起到调整阴阳、疏通经络、补虚泻实、调和营卫、理筋整复、活血化瘀的作用。下面我们来详细讲解下这几种功效。

1. 调节阴阳

对人体来说，阴阳平衡指的也就是健康，而阴阳失衡则是产生疾病的最主要原因。不管是内伤或外感，它们的病理变化都是阴阳变化，也就是阴阳的偏盛或偏衰。按摩主要是根据不同的证候，选取不同的按摩部位以及按摩手法，通过经络气血的调理来让身体的阴阳重新达到平衡。比如说腹胀积食，在腹部和背部的相关经穴上进行按摩，就能够调整胃肠功能，让其恢复正常，而胃肠蠕动也能够通过按摩来调整，让其逐渐恢复正常。可以说按摩调整身体阴阳的同时也影响人体的状态，阴虚则补阴，阳虚则补阳，进而让身体恢复平衡。

2. 疏通经络

经络主要是气血运行的通道，如果经络不通，那么人必然会生病。最初人体会出现不同的轻微症状，比如说身体某个部位出现疼痛感、麻木感。经络不通还会影响到肌肉紧张、痉挛，长期如此，肌肉容易发生实质性的改变，比如纤维化、瘢痕化。按摩可以有效疏通经络，调节肌肉神经，对于肌肉组织的紧张和痉挛有非常好的梳理效果，能够起到治病的效果。

3. 补虚泻实

虚证通常表现为人体内脏功能的低下，而实证则表现为内脏功能的亢进。按摩能有效通过一定的手法来作用于体表，从而让人体气血、津液、脏腑都起到一定的变化，虚证补虚、实证泻实就是这个道理。一般来说，较小力度的刺激能够活跃人体的生理功能，而较强的刺激则能够抑制生理功能的亢奋。

同样是胃病，虚证胃病在治疗的时候，可以在胸部以及腹部的脾俞、胃俞、气海、中脘穴上进行小力度的较长时间的按摩；而胃肠功能亢进的患者，比如胃肠痉挛，就要在相应的穴位上进行较强力的短时间的点按。通过不同的按摩手法实现补虚泻实的作用。

4. 调和营卫

经络是人体全身气血运行的主要通道。中医认为，体表同内脏是通过经络相连的，脏腑功能的失调或者病理变化都会通过经络反映于体表，并且有一定的脏器病理变化，比如说小腿上的胆囊穴压痛通常会体现人体胆囊有炎症或有结石存在，若对胆囊穴进行按压就可以起到治疗胆囊疾病的效果。按摩体表的经络和穴位对于人体内脏的功能有调节作用，并且可以消除疾病。

5. 理筋整复

按摩对于骨伤、筋伤的整复有非常好的治疗效果，局部软组织、韧带、肌肉、肌腱拉伤都能够通过按摩手法进行整复。关节脱臼、骨质增生等也可以通过一定的按摩来进行整复，从而起到舒筋通络、通顺关节、治疗疾病的作用。

6. 活血化瘀

假如身体中有瘀血停滞，就会引起脏腑或肌体的病理改变，而按摩可以有效促进局部的血液循环，改善血液流速，降低血液的流动阻力，改善心脏功能，促进微循环的建立，最终起到活血化瘀、祛除疾病的作用。

总之，按摩是我国中医的瑰宝，也是我国古代医家经过多年的探索总结出来的成果。按摩广泛运用于临床治疗，对于常见疾病有非常好的治疗效果。

按摩治病的禁忌证

按摩被广泛运用在骨伤、内、外、妇、儿、五官科等多种疾病中，按摩在人们的生活中，能起到一定的保健作用。然而，按摩也有一定的局限性，实际上所指的也就是所谓的禁忌证。在进行按摩前，一定要做出合理的诊断，判断患者有没有禁忌证，假如有禁忌证的话，就不能施行按摩。

假如有下列情况出现的时候，按摩应慎重，以防止意外情况发生。

（1）诊断不明确的急性脊柱损伤，或者是伴有脊髓症状的患者，按摩疗法可能会加剧脊髓的损伤。

（2）各种骨折、骨关节结核、骨髓炎、骨肿瘤、严重的老年性骨质疏松症患者，按摩疗法可能会破坏骨质，导致感染扩散。

（3）对于那些有严重心脏病、肝脏病、肾脏病及肺病的患者，或者是体质过于虚弱者，也不可以进行按摩。

（4）对于流行性感冒、脑膜炎、白喉、痢疾以及其他急性病的患者，也不可以进行按摩疗法，以免贻误了病情。

（5）那些有出血倾向，或者血液病的患者，比如恶性贫血、血小板减少性紫癜或过敏性紫癜的患者，按摩疗法可能导致局部组织内出血，最好不要使用。

（6）按摩医治有非常严重的皮肤破损、大面积的皮肤病或患溃疡性皮炎的患者，按摩手法会刺激皮肤，使皮肤损伤加重。

（7）对于妇女妊娠3个月以上的腹部、腰部、髋部，按摩手法刺激可能会引起流产。

（8）醉酒或精神病患者，无法配合按摩师的操作，所以也不应该运用按摩疗法。

常见的按摩手法

1 按 法

按法是指用手指、手掌、肘尖按压身体某一特定部位的手法，能够起到放松肌肉，疏通筋脉，活血散瘀，纠正小关节紊乱的效果。同时，还可以抑制过高的神经兴奋，有效改善组织供血、供氧能力。

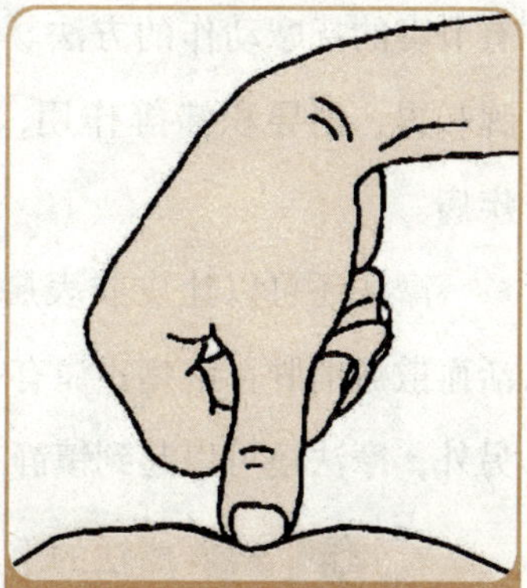
指按法

操作要领 按压的方向一定要垂直，用力可以由轻到重，稳而持续，让力达到组织的深部。按法同揉法配合使用，效果会更好。按法分指按法、掌按法和肘按法。

1 指按法。 指按法是指用拇指指面按压，一般用在穴位的按摩上。按的时候力量逐渐深入，直到局部发胀、发酸再停下来。要特别注意选穴准确，或操作时离穴不离经。主要治疗肌肉酸痛、胃痛、腹部胀满、胆石症、昏厥等病症。

2 **掌按法。**掌按法指的是用掌心、掌根部紧贴皮肤，身体稍向前倾，沉肩，并用单手或双手手掌交叉重叠地放在治疗的部位，向下缓缓用力深压的方法。此法经常用来治疗腰背部疾患，同时能够用于急救时的胸外按摩。

3 **肘按法。**肘按法指的是人屈肘，用肘尖部进行按压治疗，同时可以配合揉动的方法。这种按摩方法多用于腰部、臀部及其他肌肉丰厚、病位深在、需着力深沉的部位。

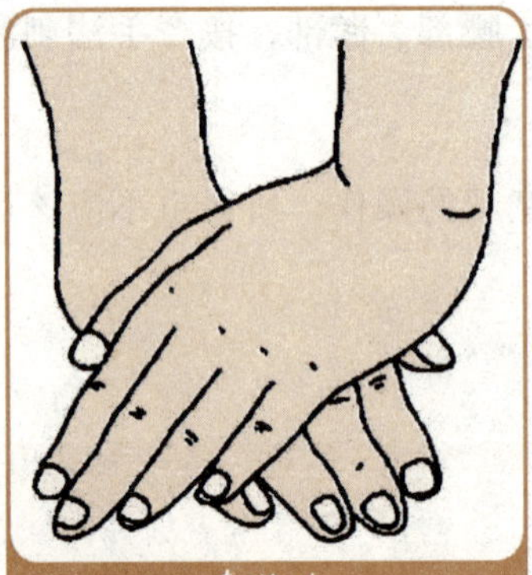
掌按法

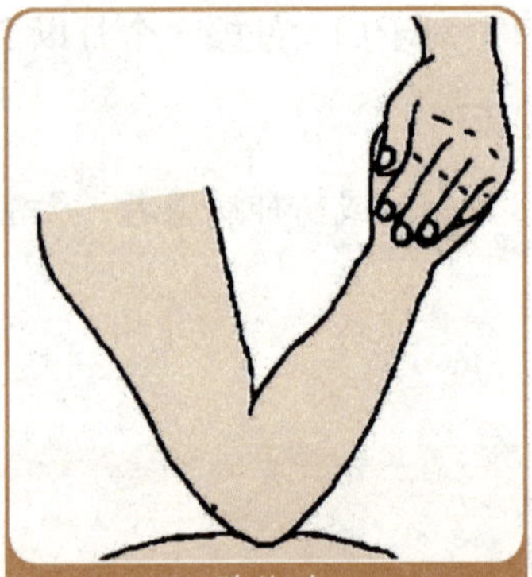
肘按法

2 摩 法

摩法指的是用手掌或手指在体表的特定部位，以手腕为中心，做环形且有节奏的抚摩动作的方法。这种按摩手法轻柔温和，能够起到理气和中、健脾和胃、消导积滞等作用，非常适合治疗胃痛、便秘、消化不良、腹泻等疾病。

摩法还可以让皮肤表层的衰老细胞脱落，对于改善皮脂腺和汗腺功能，活血散瘀消肿、解痉止痛有一定的效果，能够用于美容和各部位软组织损伤。另外，摩法还可以起到镇静、催眠的作用。摩法分为指摩法和掌摩法两种。

操作要领 摩法的手法较轻，刺激也比较浅，在操作的时候肩部放松，肘关节自然屈曲，腕部放松，指掌自然伸直贴在体表，做缓和协调的环旋抚摩即可。

1 **指摩法。**指摩法指的是用食、中、无名指指腹按压在一定的部位上，掌指与施治部位呈30°角，以腕关节为中心，连同掌、指做节律性的环旋运动。

2 掌摩法。掌摩法指的是用掌面附着在一定的部位上，并以腕关节为中心，连同前臂做节律性的环旋运动。当达到局部微热舒适即可，多用于腰背、胸腹部病变的治疗。

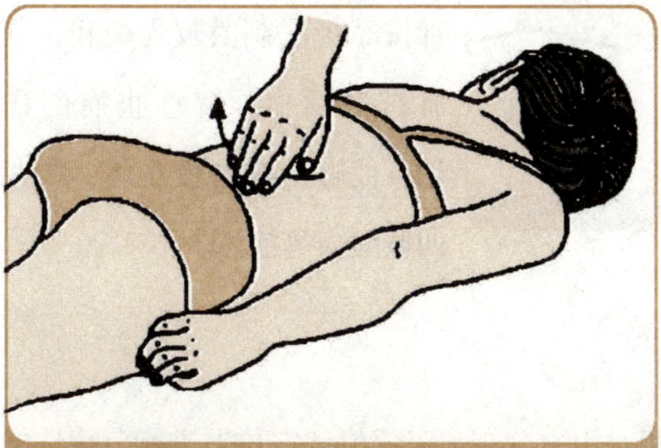
指摩法

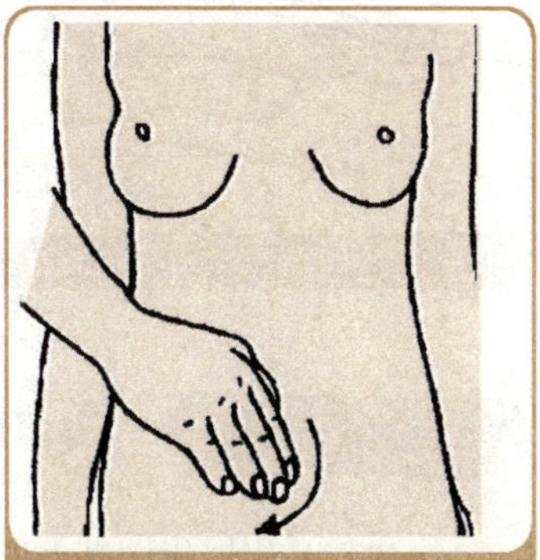
掌摩法

3 推法

推法指的是用手掌，或者是手指向下、向外或向前推挤身体的某个部位的肌肉。推法分为指推法和平掌推法两种。

操作要领 按摩者沉肩、垂肘、塌腕，指、掌要紧贴皮肤，用力要稳，推进的速度要缓慢而均匀，最好可以保持一定压力，不能够跳跃按压和拍打。

1 指推法。指推法指的就是用拇指的指腹按在疼痛的部位或穴位上，按摩者沉肩垂肘，以手腕关节做来回不断有节律的摆动。由于指推法的接触面积较小、压力较大，再加上对经络穴位持续不断的柔和而有力的刺激，更能够加强它的渗透作用，具有理气活血、通经活

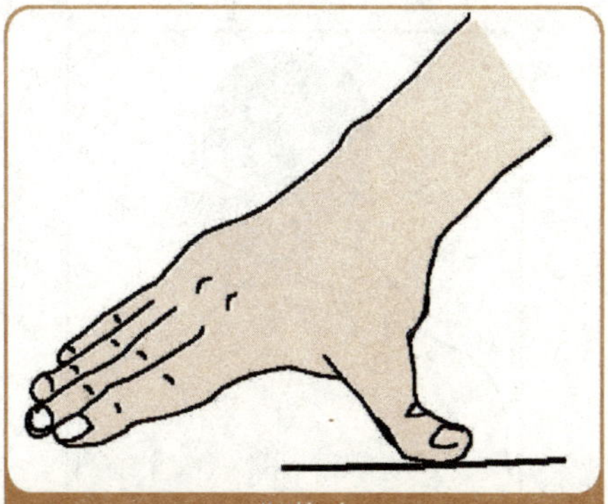
指推法

络、消肿止痛等功能。这种手法能够治疗头痛、失眠、面瘫、高血压、脘腹胀痛、关节酸痛等症。

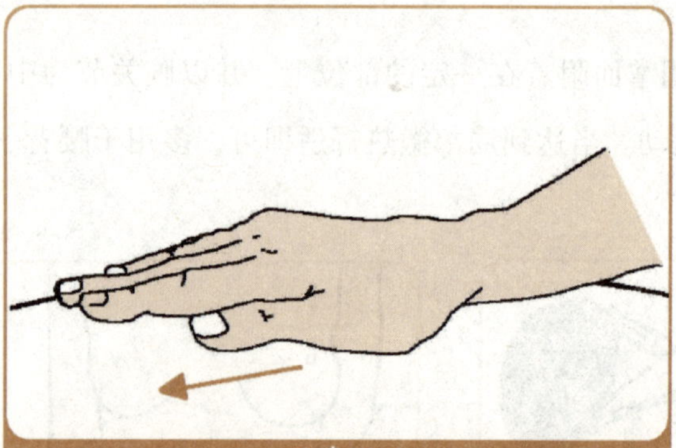
平掌推法

2 平掌推法。平掌推法也就是用手掌紧贴皮肤，向前推挤身体的某一部位的肌肉。这种按摩手法刺激较为缓和，具有行气活血、解痉止痛的作用，能够治疗胸腹胀痛、腰背四肢酸痛等症。

4 拿法

拿法就是用拇指同其他四指相对用力，在一定部位和穴位上进行节律性的提捏。拿法有单手拿法和双手拿法两种。这种按摩方法可以疏通经络，使紧张的肌肉松弛，解除疲劳。能够治疗头痛，颈肩痛，四肢关节及肌肉酸痛等症。

操作要领 按摩者的腕部放松，然后用指腹面着力，提拿方向与肌腹垂直，在拿起后应该稍待片刻再松手复原，力量要轻重适宜，以局部酸胀、微痛或放松后感觉舒适为度。提拿揉捏动作连续不断，不能够有拧挤、扭扯的动作。

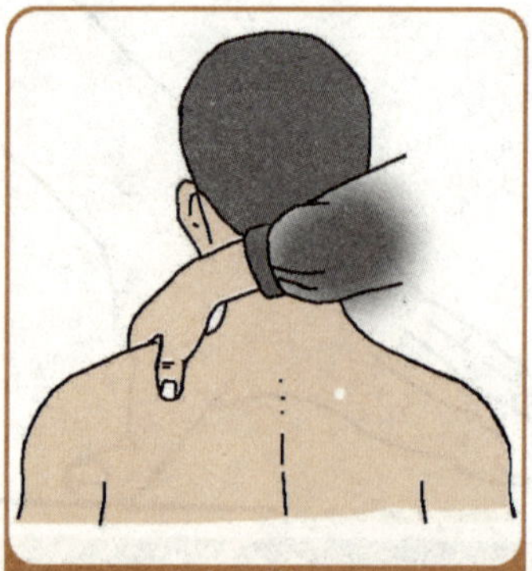
单手拿法

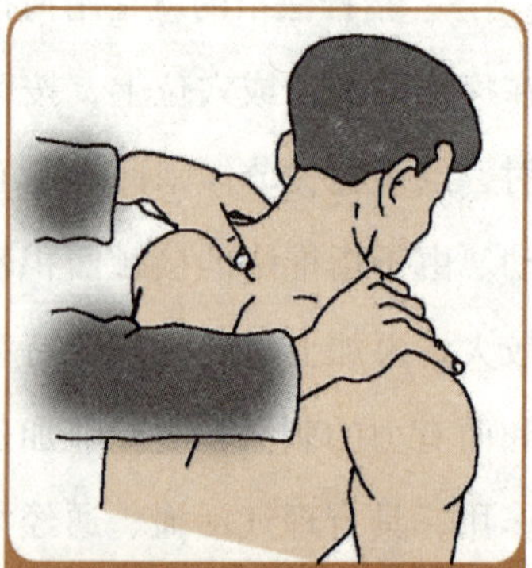
双手拿法

5 揉 法

揉法指的是用掌根、手指指腹固定在一定部位或穴位上，然后做轻柔缓和的环旋运动。揉法分为指揉法和掌揉法两种，能够起到一定的解痉镇痛、祛风散寒、活血通络、松解软组织粘连、增加肌肉弹性的作用。主要用于治疗头痛、胃肠道疾患、疼痛部位局限、软组织粘连性疾病。

操作要领 按摩者的腕部放松，以肘部为支点，前臂做主动摆动，指或掌要紧贴皮肤，让皮下组织随指或掌的揉动而滑动，频率为每分钟 50 ~ 100 次。

1 指揉法。指揉法指的是按摩者用指腹贴在受施者的皮肤上，然后做不间断的小幅度回旋揉动的方法。这种按摩方法作用面小，力量稳重，通常用于小面积损伤或穴位治疗。需要注意的是，指揉时将力集中到指端，使力入于内，不能够随意戳按。

2 掌揉法。掌揉法指的是按摩者用手掌大鱼际或掌根附着一定部位，腕部放松，以肘部为支点，前臂做主动摆动，带动腕部做轻柔缓和的回旋揉动的方法。这种按摩手法着力面大，刺激缓和舒适，比较适合较大面积的治疗及保健按摩。操作时要避免猛然用力或摩擦皮肤。

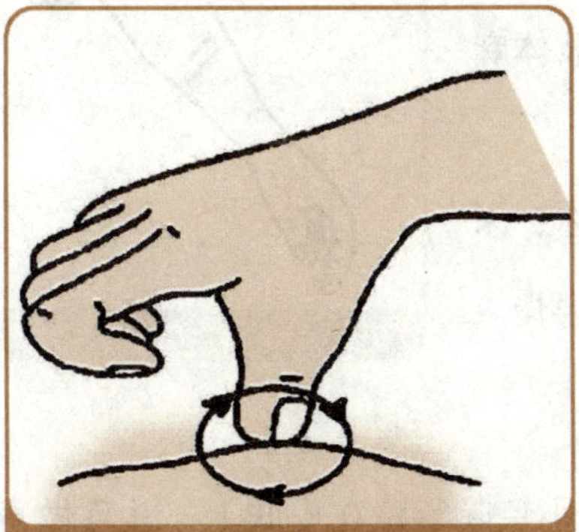
指揉法

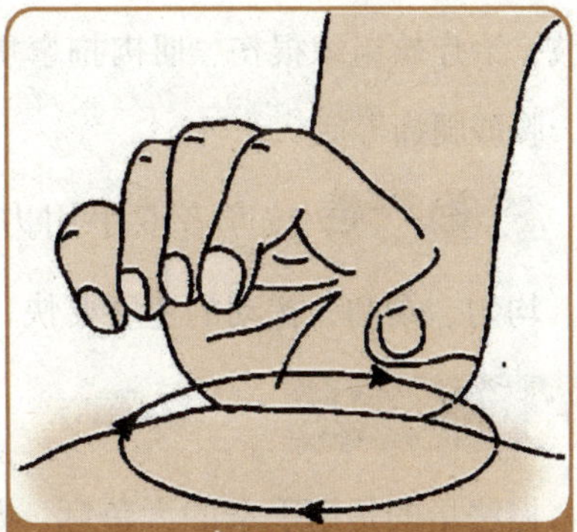
掌揉法

6 擦 法

擦法指的是由腕关节的伸屈以及前臂的旋转运动复合而成，主要是通过用手背部在体表做连续往返的滚动。这种按摩方法适用于肩背、腰臀及四肢等肌肉较丰厚的部位。对于风湿酸痛、肢体麻木、瘫痪、运动功能障碍等疾患有非常好的效果，具有舒筋活血、滑利关节，缓解肌肉、韧带痉挛，增强其活动能力，促进血液循环及消除肌肉疲劳的作用。

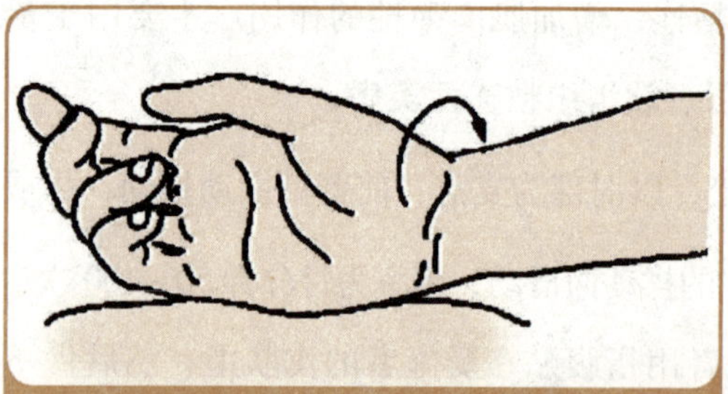
㨰法

操作要领 按摩者以肘部为支点，其前臂要做主动的摆动，腕部放松，以腕的灵活屈伸来带动掌指关节部的运动。这种腕部屈伸以及前臂旋转的运动，将轻重均匀、持续不断的压力作用在治疗部位上，着力点必须紧贴皮肤，一定要避免拖、碾、跳和来回摩擦。

7 搓 法

搓法指的是用双手掌面夹住肢体的两侧面，然后相对用力做方向相反的快速搓揉，与此同时做上下往返移动。这种按摩方法具有舒筋通络、促进血液循环、放松肌肉、解除痉挛、消除肌肉酸胀和疲劳的作用。一般用在上肢，治疗软组织损伤、肌肉拘挛痹痛、肢体麻木、腰酸腿痛等症状。

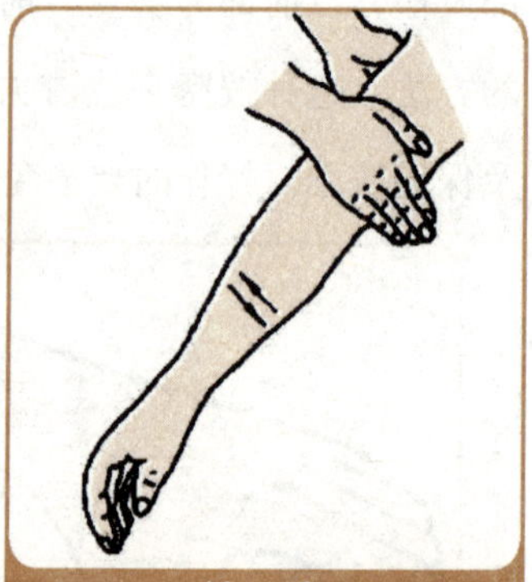
搓 法

操作要领 按摩者双手用力要对称、深沉、均匀、柔和，搓动的速度要快，移动要慢。

8 擦 法

擦法指的是用手掌的大鱼际、掌根或小鱼际紧贴在皮肤上，并且做直线来回摩擦。擦法有鱼际擦法、侧擦法和掌擦法三种。擦法主要是给予穴位柔和、温热的刺激，有祛风散寒、温通经络、行气活血、健脾和胃的作用。另外，还可以提高局部温度，加速血液循环。主要用来治疗消化不良、腰背酸痛、肢体麻木、肌肉麻痹和萎缩等。

操作要领 按摩者腕部伸直，前臂与手掌相平，手指自然伸开，整个指掌贴在皮肤上，以肩为支点，上臂带动手掌做长距离的直线往返运动，如拉锯状。按摩的时候掌下的压力不应该太大，但推动的幅度要大，以皮肤不起皱褶为度。擦法的主要治疗部位应该暴露，涂适量按摩乳或配制药膏，这样可以加强药物渗透，也能够防止皮肤损伤。

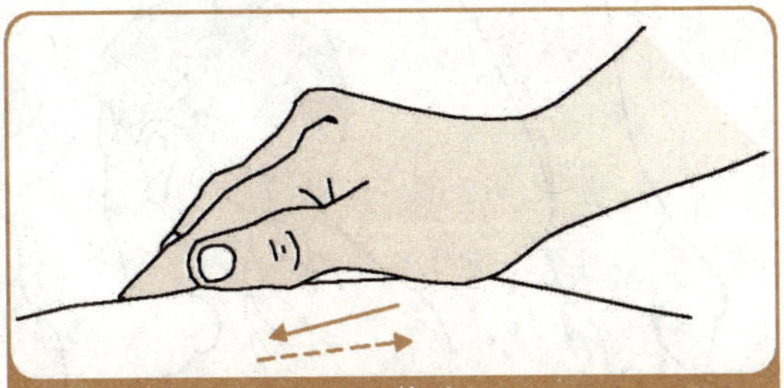
鱼际擦法

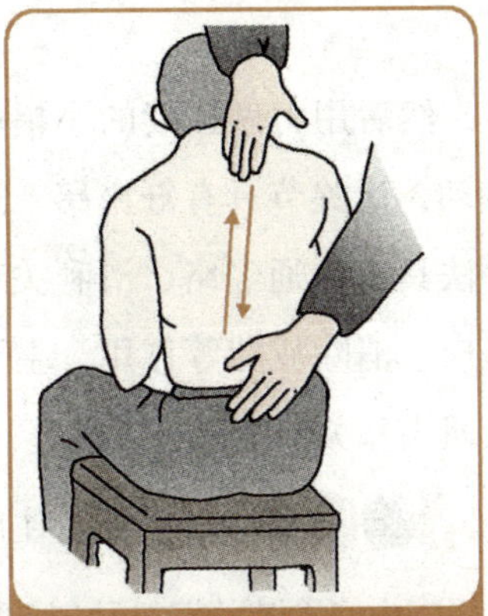
侧擦法

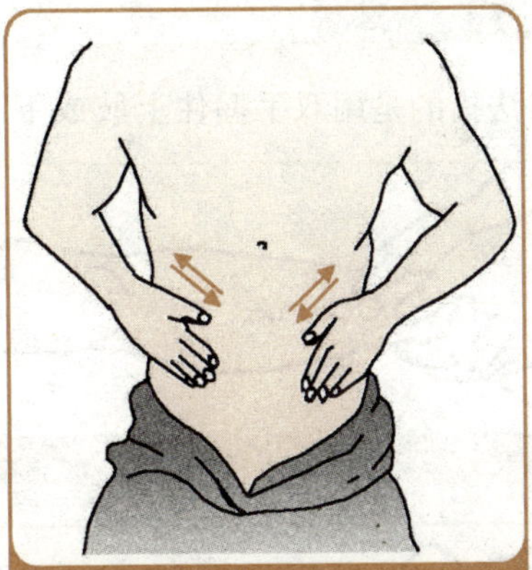
掌擦法

9 捏法

捏法指的是拇指与食指，或者是拇指与其余四指指腹部相对用力挤压，反复、持续、均匀地捏拿皮肉肌筋，通过手的自然转动，使皮肉肌筋从指腹间滑脱出来，这样来回交替捏动，使局部舒适并有温热感。这种按摩手法能通经解痉，促进局部血液循环，促进萎缩肌肉张力的恢复，消除肌肉酸痛。一般多用于颈项、四肢、脊背等部位，通常治疗肢体麻木、肌肉萎缩无力、腰腿疼痛、局部肌肉劳损等病症。

操作要领 按摩者肩部放松，做相对用力挤压时循序而下，一张一收，均匀而有节律性。

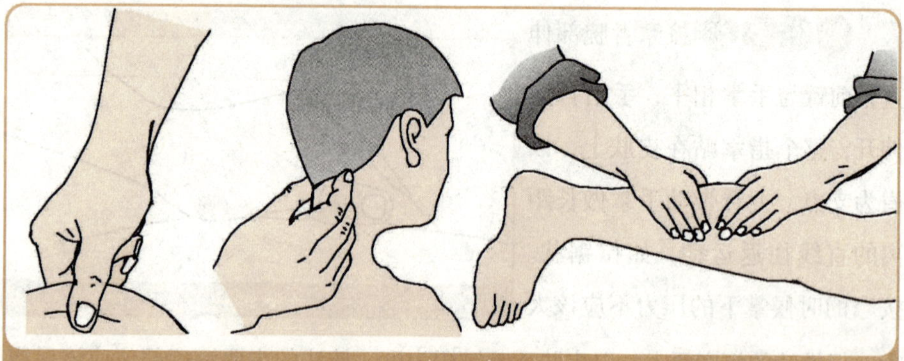

捏　法

10 抖　法

抖法指的是用双手握住上肢或下肢远端，然后用力做连续的小幅度的上下颤动，让关节具有舒松感。这种按摩手法具有疏通经络、滑利关节、松弛肌肉、消除疲劳等作用。主要用于四肢肌肉和关节的损伤、粘连。

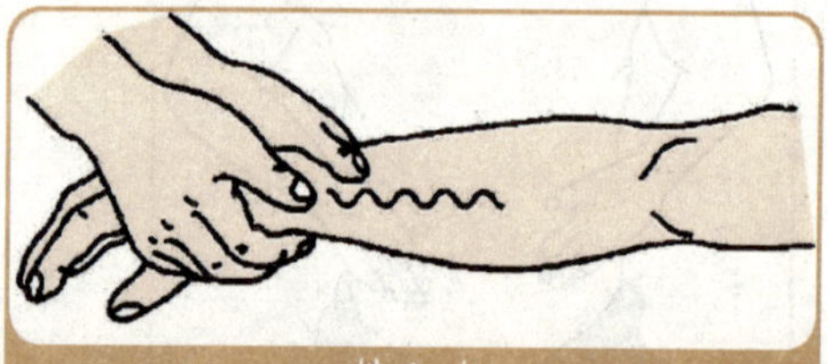

抖上肢

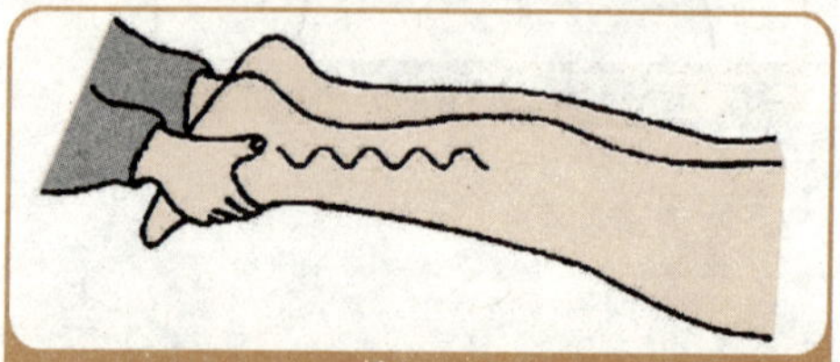

抖下肢

操作要领 按摩者握住患肢末端，用腕力使患肢随着抖动似波浪样起伏，用力均匀有力而持续，节奏由慢到快，抖动幅度要小，并配合拔伸的力量，使抖动的力量能达到远处关节。

11 摇　法

摇法指的是施治者拿住患肢的远端，以关节为轴，使肢体被动地做旋转、摇动。这种方法可以舒筋活血、滑利关节、松解粘连、增加关节活动范围等。主要用于关节粘连、僵硬等功能障碍及痉挛、酸痛等症。

操作要领 施治者根据不同关节选择恰当体位。摇的动作一定要缓和，用力要稳，摇动的方向及幅度应在生理范围内进行，由小到大，适可而止，速度不要太快。

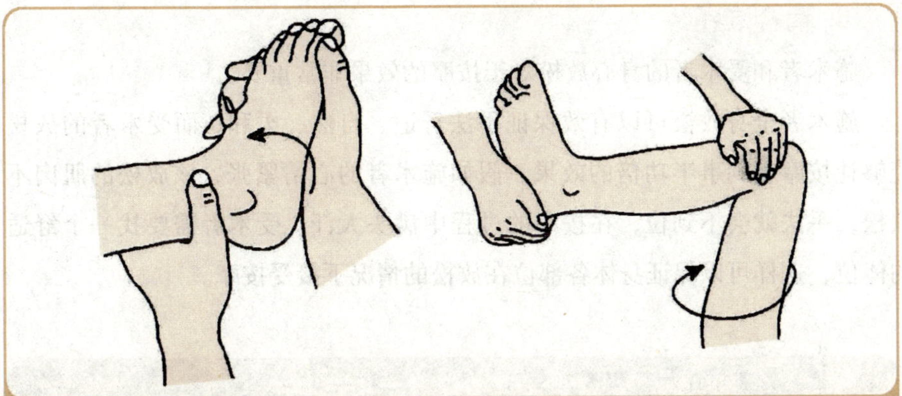

摇 法

按摩前的准备工作

穴位按摩在当今社会非常的流行，是一种通过按摩人体穴位而达到治疗疾病目的的方法。人体总共有 409 个穴位，我们在进行穴位按摩的时候，应该做好哪些准备工作呢？

1. 环境准备

按摩非常的简单，几乎人人可操作，是一种放松及保健的方法。按摩在任何环境下都能够进行，但是，一个幽雅、安静、舒适的环境更有利于被按摩者心理及生理上的放松。在按摩的时候，可以播放轻松的音乐，喷洒少量的香水或空气清洁剂，给按摩营造一种良好的氛围。

2. 物品准备

1 按摩床。通常普通的家庭单人床，或者是地毯都可以。床的高度要适中，低一点的床更有助于施术者按摩的顺利进行。

2 软枕。患者在仰卧位的时候，在颈下垫放软枕，或患者俯卧位时，在胸前、小腿前垫放软枕，能够有效减少固定体位时间过长所引起的局部不适。

3 润滑油。按摩的时候可以用一些按摩油、精油。简单一些的按摩用普通的乳液、滑石粉也行，目的是有利于推法、擦法的操作。

3. 精神准备

施术者和受术者的身心放松对于按摩的效果非常重要。

施术者全身放松可以有效保证手法舒适、自然、柔和；而受术者的放松能够让按摩起到事半功倍的效果。假如施术者的心情紧张，该放松的肌肉不放松，手法就会不到位，在按摩的过程中满头大汗。受术者需要找一个舒适的体位，这样可以保证身体各部位在放松的情况下接受按摩。

人体经络与病症

手太阴肺经

肺在胸腔的位置，上连喉咙，开窍于鼻，是五脏之一。《医贯》中说："喉下为肺，两叶白莹，谓之华盖，以复诸脏，虚如蜂巢，下无透窍，故吸之则满，呼之则虚。"肺的功能主要有主气、司呼吸、通调水道等。肺主一身之气，它可以将自然界的清气吸入，其中包含了丰富的氧气，能够满足身体的基本需要。另外，肺叶的一张一合，能够在肺内形成压力和负压的相互交替，以此来维持正常的呼吸；"肺为水之上源"，肺气充足，能够有效维持全身水道的畅通，以此来避免水道淤积的发生。如果一个人的肺功能失调，就会出现咳嗽、咳痰、胸闷、气喘、咽喉肿痛、鼻塞等呼吸系统的疾病。

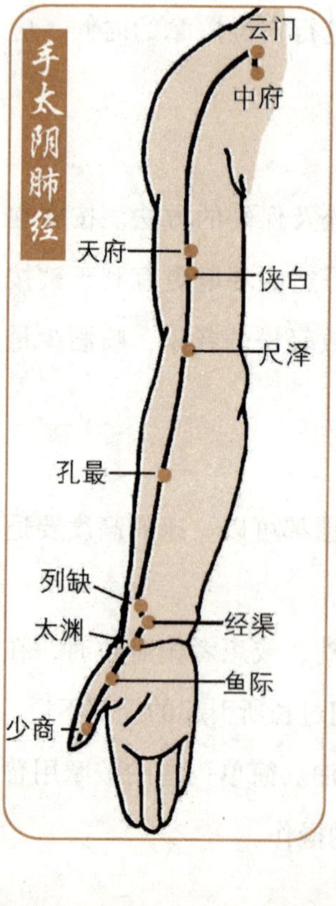

手太阴肺经同呼吸系统的关系非常密切。人体的经脉不断循环，就是从肺经开始运行，然后逐渐环绕全身的。该经属肺，其主要功能是用来帮助肺气宣发以及肃降，进而有效调理全身气血的正常运行。它不只是反映肺脏的疾病和健康，同时可以治疗和保健呼吸系统。

经脉循行 手太阴肺经主要起于中焦，向下联络大肠，回绕过来沿着胃的上口，通过横膈，属于肺脏，从“肺系”（肺与喉咙相联系的部位）横行出来（中府），向下沿上臂内侧，行于手少阴经和手厥阴经的前面，下行到肘窝中，沿着前臂内侧前缘，进入寸口，经过鱼际，沿着鱼际的边缘，出拇指外侧端（少商）。手腕后方的支脉，从列缺处分出，一直走向食指外侧端（商阳），与手阳明大肠经相接。

证候 本经属肺，络大肠，通过横膈，并同胃和肾等有一定的联系。因此，该经病症一般表现为发热恶寒或汗出中风，肩背痛寒，缺盆中痛，肺胀，咳喘，胸部胀满，心烦，小便数少，少气不足以息，手足心热。

手阳明大肠经

大肠上接小肠，下通肛门，是六腑之一。其功能主要是用来传送糟粕、排泄大便，就和垃圾处理厂一样。我们吃到肚子里的食物，经过胃和小肠，剩下的食物残渣最后到了大肠。大肠的功能主要是吸收食物残渣中的水分，让其变成粪便，并最终排出体外。《黄帝内经》中说“大肠者，传导之官，变化出焉”，就是指大肠是负责传导食物残渣的，并把它变成粪便排出体外。

假如大肠有了病变，会出现什么问题呢？一是食物残渣不会被成功处理并排出体外——这就会造成拉肚子；二是粪便在大肠内停留的时间太长，其中的水分大部分被大肠吸收，这样就非常难排出体外，最后造成便秘——这也是导致痔疮的罪魁祸首。因此，大肠经健康，你的肌肤也就健康。大肠主津，有关津液方面出现的病症，基本都是归本经治疗。比如说，津液缺乏引起的眼睛昏黄、口燥咽干、咽喉肿痛，或者津液过多引起的鼻塞流涕、鼻衄等津液病。

经脉循行 手阳明大肠经分布于上肢外侧前缘，从食指末端（商阳）沿食指桡侧，经第一和第二掌骨之间、两筋之间、上肢外侧前缘，经肩峰前面到项部（大椎），再至锁骨上窝入胸中连线的区域；有一分支从锁骨上窝上颈，穿颊，入下齿龈，还出夹口旁，经鼻唇沟（水沟）至对侧鼻孔旁。在体内联系本经之大肠，以及相表里的肺。

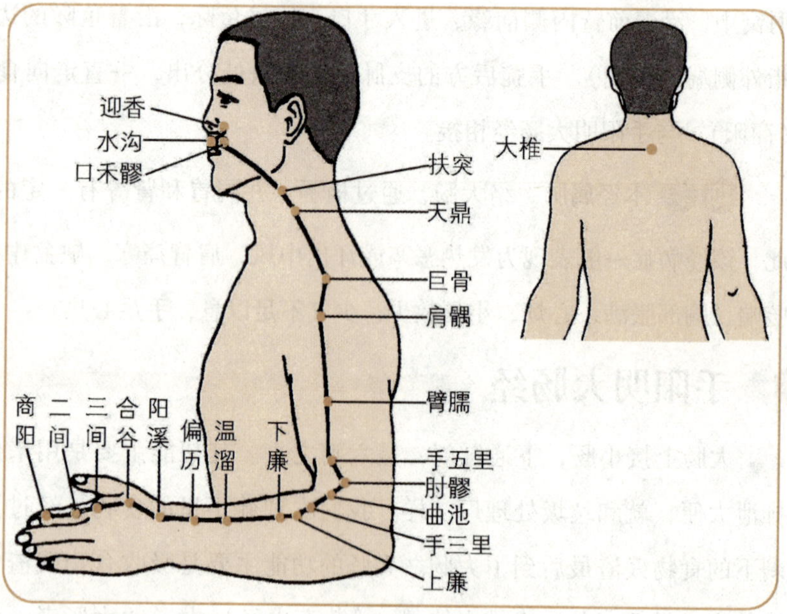

证候 本经属大肠，络肺，并与胃经有直接联系。本经病证主要表现为牙痛，咽喉肿痛，鼻衄，流清涕，颈肿，口干，肩前及上肢伸侧前缘疼痛，大指次指疼痛，麻木，屈伸不利，腹痛，肠鸣，大便泄泻或大便秘结。

手少阴心经

明代著名医学家张介宾所著的《类经》中是这样描述心脏的："心者，君主之官，神明出焉。心为一身之君主，禀虚灵而含造化，具一理而应万机，脏腑百骸，唯所是命，聪明智慧，莫不由之，故曰神明出焉。"非常恰当地说明了心的生理功能。心脏是人体的君主，其主要主宰了人体的各项生理功能，五脏六腑基本上都是唯心命是遵。心脏主要是运行血液的器官，在人体的各部器官组织中具有非常重要的作用，心脏是供给血液的器官。假如心脏出现问题，无法及时地供给各个脏腑器官血液，那么，心脏的生理功能势必会受到影响，严重者会失去生命。所以，古人说“心者，五脏六腑之大主也”，或者说“主不明则十二官危”，这是非常智慧的说法。

经脉循行 手少阴心经起于心中，出属心系（心与其他脏器相联系的部位），通过横膈，联络小肠。

心系向上的脉： 夹着咽喉上行，连系于目系（眼球系于脑的部位）。

心系直行的脉： 上行于肺部，再向下出于腋窝部（极泉），沿着上臂内侧后缘，行于手太阴经和手厥阴经的后面，到达肘窝，沿前臂内侧后缘，至掌后豌豆骨部，进入掌内，沿小指内侧至末端（少冲）与手太阳小肠经相接。

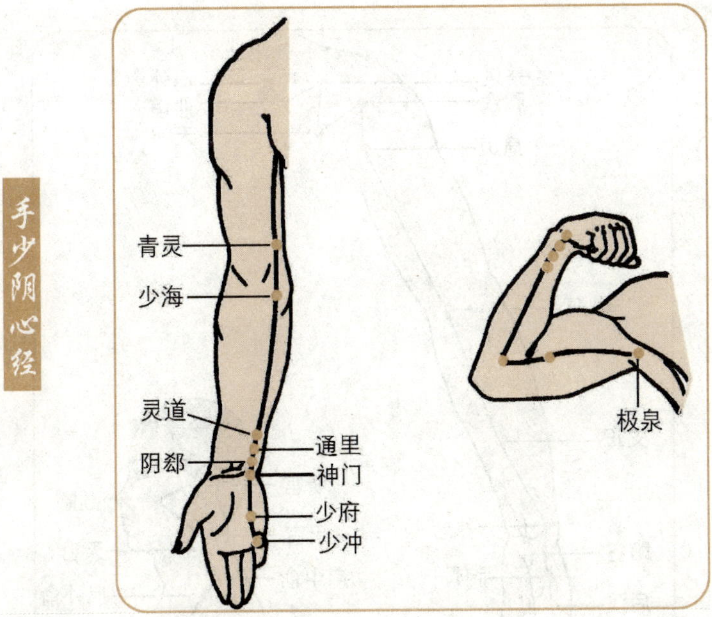

证候 本经属心系下膈，络小肠。连系心、心系、小肠、肺、目系、喉咙等，该经病症主要表现为咽干、心痛、口渴、目黄、胸胁痛，以及上肢前面内侧本经通过处发冷、疼痛，手掌热痛，心痛，心悸，失眠，神志失常等。

手太阳小肠经

小肠和筛网一样，它在人体中起到过滤的作用，从胃部下来的食物清浊混杂，直到小肠这个筛网过滤之后，将清澈的津液以及营养物质都过滤出来，并且吸收，随着血液流遍全身，以此来营养各个脏腑器官；过滤掉的杂质及糟粕物质顺流而下，被带到大肠等待排出体外。

我们吃进去的食物，实际上并不都是对人体有益的，因此，人体才需要小肠这个筛网进行过滤。一旦小肠功能失调，无法过滤，就会影响人体对营养物质的吸收。假如小肠将一些脏东西留下来，就会导致人体出现病变；如果小肠将一些干净的东西也一起过滤掉，人体就吸收不到食物的营养，也会导致疾病发生。

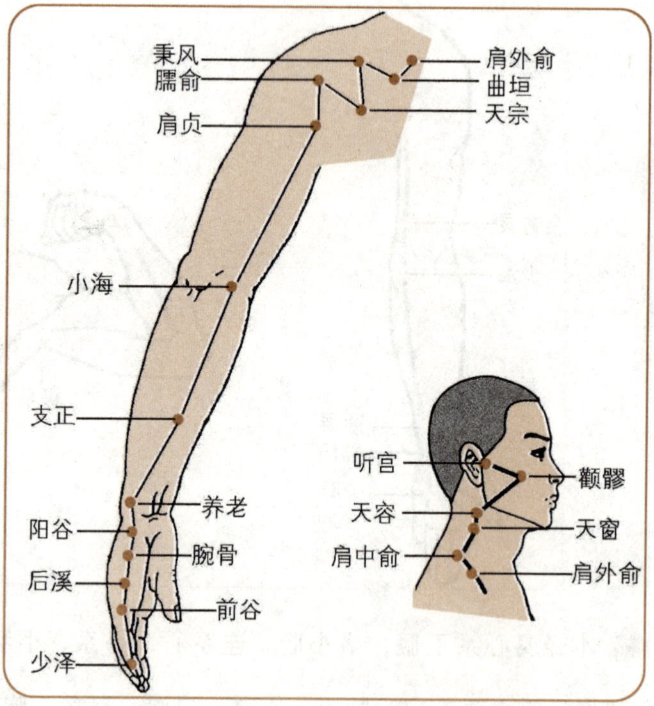

手太阳小肠经

经脉循行 手太阳小肠经起于小指内侧端（少泽），沿着手背外侧至腕部，出于尺骨小头，直上沿着前臂外侧后缘，经尺骨鹰嘴与肱骨内上髁之间

（小海），沿上臂外侧后缘，出于肩关节，绕行肩胛部，交会于大椎（督脉），从大椎向前经足阳明经的缺盆，联络心脏，沿着食管，通过横膈，到达胃部，属于小肠。

缺盆部支脉：沿着颈部，上达面颊（颧髎），至目外眦，转入耳中（听宫）。

颊部支脉：上行目眶下，抵于鼻旁，至目内眦（睛明），与足太阳膀胱经相接。

证候 本经属小肠，络心，与胃连系。病症主要表现为耳聋，目黄，颊肿，咽喉肿痛，颈项转侧不利，肩似拔，臑似折，少腹胀痛，尿频，泄泻或便秘等。

手厥阴心包经

心包是指心外围的包膜，为“心之宫城”“心者，君主之官”，也就是说，君主居住于宫城之内，病邪要想侵犯君主的心，就必须先攻克保护心脏的宫城，这就是心包。《黄帝内经》有曰：“心者，五脏六腑之大主，精神之所舍，其脏坚固，邪弗能容；诸邪之在于心者，皆在心之包络，包络者，心之主脉也。”故，要治心脏疾病，从心包入手方为得法。

心包经与心包是相连的，心包同三焦互为表里，它们都是通过经络相互联系的。心包为里，三焦为表，心包经能够起到协调心脏功能的作用。《灵枢·经脉》有云：“手心热，臂、肘挛急，腋肿；甚则胸胁支满，心中澹澹大动，面赤，目黄，喜笑不休。”说的就是心包的协调心脏功能。

经脉循行 手厥阴心包经起于胸中，出属心包络，向下通过横膈，从胸至腹依次联络上、中、下三焦。

胸部支脉：沿胸中，出于胁部，至腋下 3 寸处（天池），上行抵腋窝中，沿上臂内侧，行于手太阴和手少阴之间，进入肘窝中，向下行于前臂两筋的中间，进入掌中，沿着中指到指端（中冲）。

掌中支脉：从劳宫分出，沿无名指到指端（关冲），与手少阳三焦经相接。

证候 本经病症主要表现为手心热、臂肘挛急、腋下肿胀，严重表现为胸胁胀满、心痛、心中澹澹大动、面赤、烦心、喜笑不休等。

手厥阴心包经

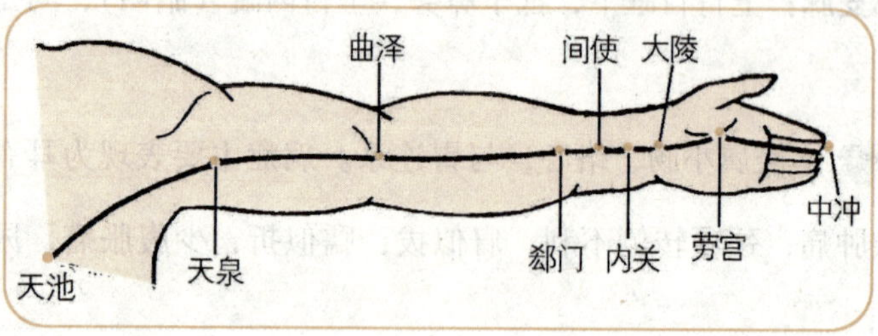

手少阳三焦经

三焦在中医里是一个较为复杂的名词。中医讲究各个脏腑间的联系，又注重每一个脏腑单独的功能，因此，对于三焦的位置就有很多不同的争议，但对于三焦的功能，中医里有着相同的认识。

《难经》中这样讲道："三焦者，元气之别使也，主通行元气，历经于五脏六腑"，现今对三焦的认识也是基于此。三焦中所通行的元气在五脏六腑中都存在过，可见三焦对于五脏六腑是非常重要的。假如三焦的功能出现异常，元气也就无法进入五脏六腑，五脏六腑的功能会受到影响。

三焦还可以"运行水液"，《黄帝内经》中曰："三焦者，决渎之官，水道出焉。"三焦就像人体的水利枢纽，其对人体非常的重要，起到了一定的疏通水道的作用，保证了人体各个组织和器官的正常运行。

经脉循行 手少阳三焦经起于无名指末端（关冲），向上行于小指与无名指之间，沿着手背，出于前臂外侧桡骨和尺骨之间，向上通过肘尖，沿上臂外侧，上达肩部，交出足少阳经的后面，向上进入缺盆部，分布于胸中，散络于心包，向下通过横膈，从胸至腹，属上、中、下三焦。

胸中支脉：从胸向上，出于缺盆，上走颈旁，连系耳后，沿耳后直上，出于耳部，上行额角，再屈而下行至面颊部，到达眼下部。

耳部支脉：从耳后进入耳中，出走耳前，与前脉交叉于面颊部，到达目外眦（丝竹空之下），与足少阳胆经相接。

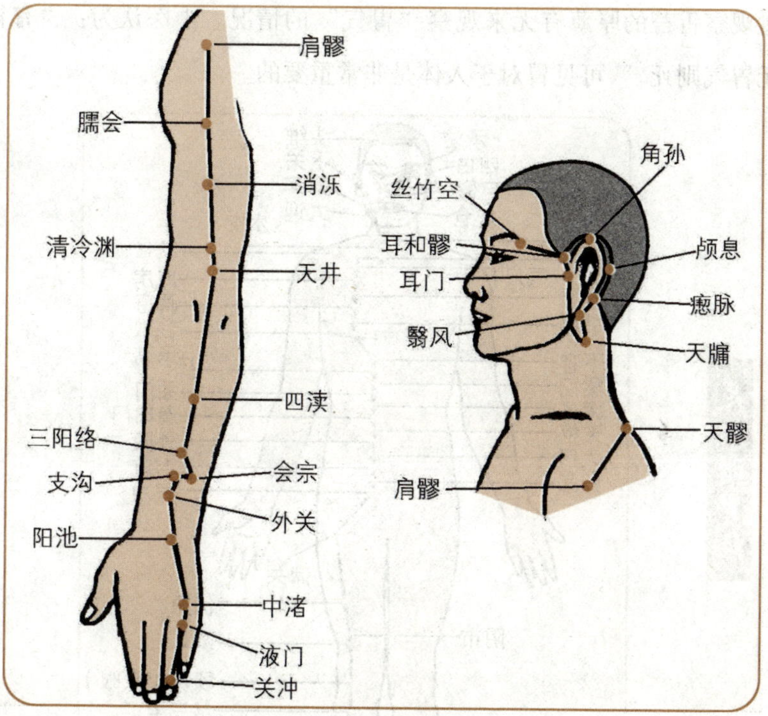

证候 本经病症主要表现为耳聋，耳后疼痛，咽喉肿痛，目外眦痛，面颊肿痛，肩、臂、肘外侧疼痛，腹胀，水肿，遗尿，小便不利等。

足阳明胃经

胃的位置在人体的上腹部偏左，上接食管，下通小肠，是六腑之一。胃的伸缩性非常大，当胃充盈的时候，几乎可以占据大半个上腹部；而当胃缩小的时候，仅仅局限在左侧上腹。这就是为什么有些人吃饱后肚子就变大了，而饿的时候，肚子很瘪。

当人们将食物吃到胃里的时候，胃就像搅拌机一样，将所有的食物都搅碎，然后将其推入小肠，小肠则选择留与不留。中医描述胃“主通降，以降为和”。

胃“主通降”的作用只有得到了正常的发挥，食物才可以顺利地下行，通过大小肠的蠕动，最后将代谢废物排出体外。胃气若不能下降，就会出现打饱嗝、恶心、呕吐、吐酸水、便秘等症状。中医治病的时候，看舌苔，就是通过观察舌苔的厚薄有无来观察“胃气”的情况。中医认为：“有胃气则生，无胃气则死。”可见胃对于人体是非常重要的。

足阳明胃经

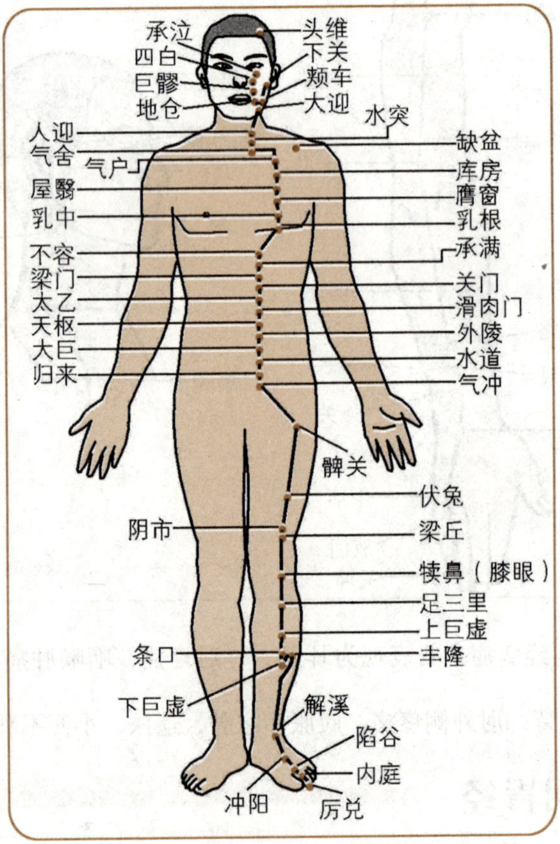

经脉循行 足阳明胃经起于鼻翼两侧（迎香），上行到鼻根部，同旁侧足太阳经交会，向下沿着鼻的外侧（承泣），进入上齿龈内，回出环绕口唇，向下交会于颏唇沟承浆（任脉）处，再向后沿着发际，到达前额（神庭）。

面部支脉：从大迎前下走人迎，沿着喉咙，进入缺盆部，向下通过横膈，属于胃，联络脾脏。

缺盆部直行的脉：经乳头，向下夹脐旁，进入少腹两侧气冲。

胃下口部支脉：沿着腹里向下到气冲会合，再由此下行至髀关，直抵伏兔部；下至膝盖，沿着胫骨外侧前缘。下经足跗，进入第2足趾外侧端（厉兑）。

胫部支脉：从膝下3寸（足三里）处分出，进入足中趾外侧端。

足跗部支脉：从跗上（冲阳）分出，进入足大趾内侧端（隐白），与足太阴脾经相接。

证候 本经属胃，络脾，并与心和小肠有直接联系。该经病症主要有咽喉肿痛，鼻衄，齿痛，口眼㖞斜，胸腹及下肢外侧疼痛，足背痛，足中趾麻木，活动不利，胃脘痛，呕吐，消谷善饥，腹胀满，水肿，惊痫，发狂。

足太阴脾经

脾脏的位置在胃的左下，人体的左侧。中医经常提到的“脾”同西医中的“脾”意义相差非常大。中医认为，脾主统血、主运化。脾可以统摄全身的血液，让人体的血液行其道——行于动、静脉血管内，而不致血液溢出脉管外；脾不但可以运化水谷精微，协助胃，促进胃的消化功能，而且能够将消化后的食物输布到全身。脾脏功能出现问题，就会导致紫癜、血虚、腹胀、腹泻、营养不良、水肿等病症。

脾与胃通过经络相互联系，构成了表里关系，脾经为里，胃经为表。

经脉循行 足太阴脾经起于足大趾末端（隐白），沿着大趾内侧赤白肉际，经过大趾本节后第一跖趾关节后面，上行至内踝的前面，再上腿肚，沿着胫骨后面，交出足厥阴经的前面，经膝股部内侧前缘，进入腹部，属于脾脏，联络胃，通过横膈上行，夹咽部两旁，连系舌根，分散于舌下。

胃部支脉：向上通过横膈，流注于心中，与手少阴心经相接。

证候 本经属脾，络胃，与心、肺等有直接联系。该经病症表现为舌本强痛，食则呕，胃脘痛，腹胀善噫，身重乏力，活动不利，股膝内肿胀厥冷，足大趾麻木，活动欠佳，食不下，烦心，大便溏薄或泄泻，水肿，黄疸等。

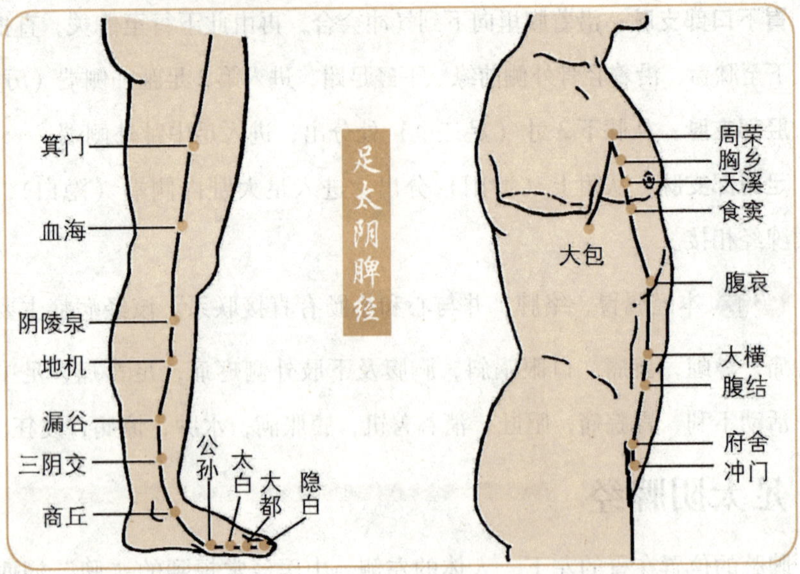

足太阳膀胱经

膀胱的位置在下腹部，向上通过输尿管与肾脏相连，向下通于尿道，是六腑之一。膀胱的功能是化气行水，贮藏和排泄尿液。膀胱可以说是全身唯一一个专门用来储存水液的器官。我们喝进去的水，再经过一系列的代谢，除了很少一部分经过汗液排出体外，剩下的部分都被送到了膀胱，等待排出体外。膀胱就像一个水库一样，可以暂时地储存人体多余的水。

假如说膀胱出现了问题，那么，在膀胱中就无法约束储存在其中的水液，也就会出现“尿裤子”的现象，有些人还有“憋不住尿”的体验。若膀胱过于约束其中的水液，就会出现小便不净的情况，或伴有尿痛的现象发生。以上情况在临床较为常见，困扰了很多的患者，一些患者比较保守，不好意思说出口，结果病情越来越重，发展成为更加棘手的疾病。

经脉循行 足太阳膀胱经起于目内眦（睛明），上过额部，交会于巅顶（百会，属督脉）。

巅顶部支脉：从头顶到颞部。

巅顶部直行的脉：从头顶入里络于脑，复返出来分开下行项后（天柱），沿着肩胛部内侧（大杼始），夹脊柱，到达腰部，从脊旁肌肉进入腹腔，联络肾，属于膀胱。

腰部的支脉：向下通过臀部，进入腘窝中。

后项的支脉：通过肩胛骨内缘直下，经过臀部（环跳，属足少阳胆经）下行，沿大腿后外侧，与腰部下来的支脉会合于腘窝中，从此向下，通过腓肠肌，出于外踝后面（昆仑），沿着第五跖骨粗隆，至小趾外侧端（至阴），与足少阴经相接。

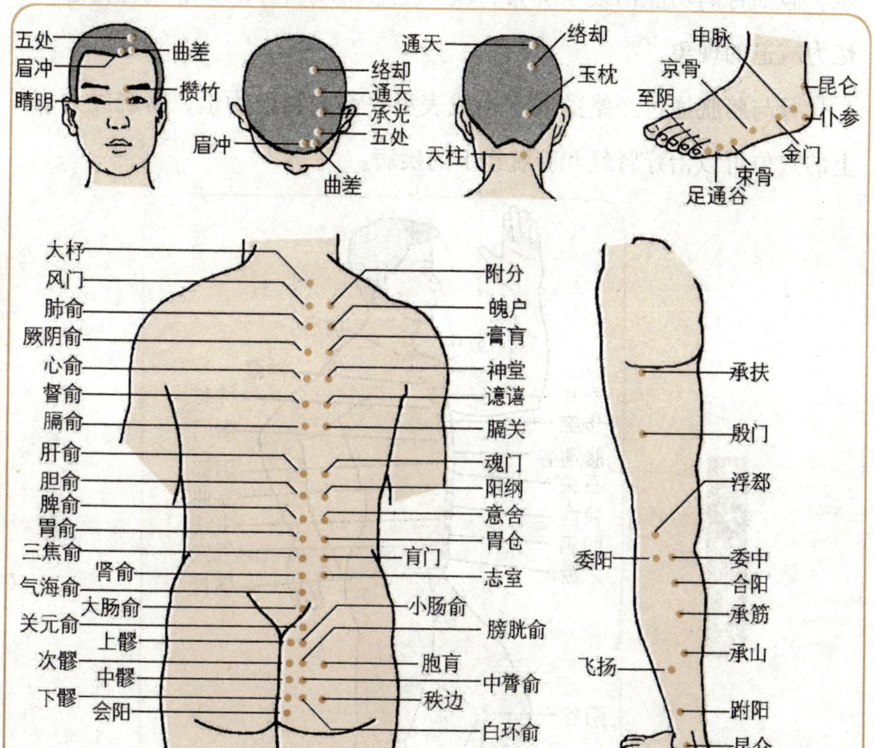

证候 本经属膀胱，络肾，与心、脑连系。本经病证主要表现为恶寒，发热，鼻塞，鼻衄，头痛，目痛，项背、腰、臀部及下肢后侧疼痛，足小趾麻木不用，少腹胀满，小便不利，遗尿。

足少阴肾经

人的生老病死是随着肾的生长、充盈与衰老而变化的，肾的功能越活跃，人的生命力越强。肾的位置在腰部脊柱两侧，左右各一，形如豇豆。在《难经》中这样描写："左者为肾，右者为命门。命门者，元气所系。"肾的功能主要有藏精、主水和纳气，主管人的生长发育，能够起到养骨生髓、调节水液、充盈气机的作用。肾气充盈，人的骨骼就健壮；肾可以将人体内多余的水分以及代谢废物排出体外；肾脏中具有生命的原动力，具有生殖力；肾气充盛，人的肺吸入的气体才可以达到一定的深度，避免喘息、气短的现象发生。假如肾的功能出现了异常，就一定会出现身体乏力、精神倦怠，甚至记忆力减退的现象。

肾与膀胱通过经络的联系构成表里关系，肾经为里，膀胱经为表。肾经上的穴位可以治疗肾经和膀胱经上的疾病。

足少阴肾经

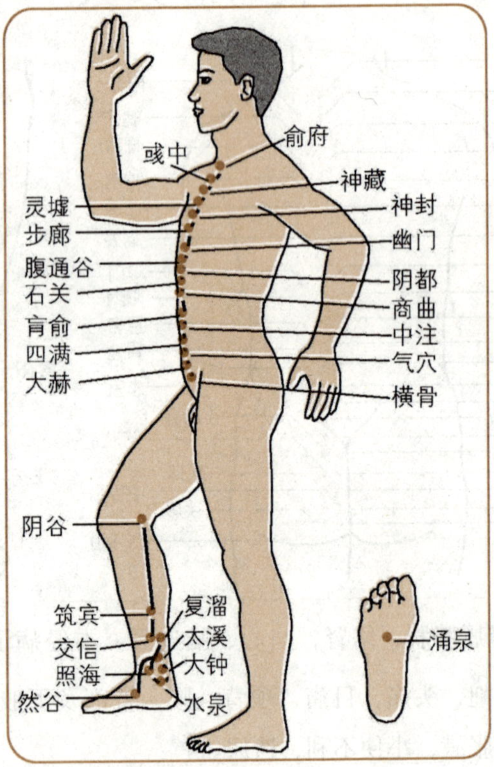

经脉循行 足少阴肾经起于足小趾之下，斜向足心（涌泉），出于舟骨粗隆下（然谷），沿内踝后，进入足跟，再向上行于腿肚内侧，出腘窝内侧，

向上行于股内后缘，通向脊柱（长强，属督脉），属于肾（腧穴通路）还出于前，向上行腹部前正中线旁开0.5寸，胸部前正中线旁开2寸，终止于锁骨下缘俞府穴，联络膀胱。

肾脏部直行的脉：从肾向上通过肝和横膈，进入肺中，沿着喉咙，夹于舌根部。

肺部支脉：从肺部出来，联络心脏，流注于胸中（膻中），与手厥阴心包经相接。

证候 本经属肾，络膀胱，与肝、肺、心有直接连系。本经病证主要表现为脊股内侧后缘疼痛，足心热痛，舌干，咽喉肿痛，心烦疼痛，咳唾有血，气喘，面色黧黑，惊恐不安，遗尿，遗精，月经不调。

足少阳胆经

日常生活中我们经常会用到这样的词语，比如“肝胆相照”“有胆识”，而人体的胆到底是什么器官呢？胆的位置在肝的下方，在肝的短叶之间。胆是人体最小的一个脏腑器官，但它对人体非常重要。没有了胆，人会遇到很多麻烦。胆可以储藏胆汁，肝脏分泌的胆汁都被储藏在胆囊中，当人体摄入的食物需要胆汁帮助消化的时候，胆就会发生作用，这样一来，我们摄入的脂肪就会非常容易消化。

有些老人说：一个“胆”小的人，他的胆也很小。实际上，也不无道理。中医理论认为，胆能够决断脏腑中的事情。

如果胆的功能异常，肝脏分泌的胆汁就无法被储藏，而脾胃在消化食物的时候需要胆汁，这个时候没有胆汁，消化系统就会出现紊乱，人体的代谢就会失常。

经脉循行 足少阳胆经起于眼外角（瞳子髎），上行至额角部，下行至耳后（风池），沿颈旁，行于手少阳三焦经之前，至肩上退后，交出手少阳三焦经之后，向下进入缺盆。

耳部支脉：从耳后（完骨）进入耳中，出走耳前，至眼外角后方。

外眦部支脉：从眼外角分出，下走大迎，会合于少阳经到达眼眶下，下行经颊车，由颈部向下会合前脉于缺盆，然后向下入胸中，通过横膈，联络肝脏，属于胆，沿着胁肋内，出于少腹两侧腹股沟股动脉部，绕阴部毛际，横向入髋关节部（环跳）。

缺盆部直行脉：从缺盆下行腋下，沿胸侧，经季胁，下行会合前脉于髋关节部，再向下沿大腿外侧、膝外侧，下行经腓骨前面，直下到达腓骨下段，下出外踝前面，沿足背部，进入第 4 趾外侧端（足窍阴）。

足背部支脉：从足背（临泣）分出，沿第 1、2 跖骨间，出趾端，回转通过趾甲。出于趾背毫毛部，接足厥阴肝经。

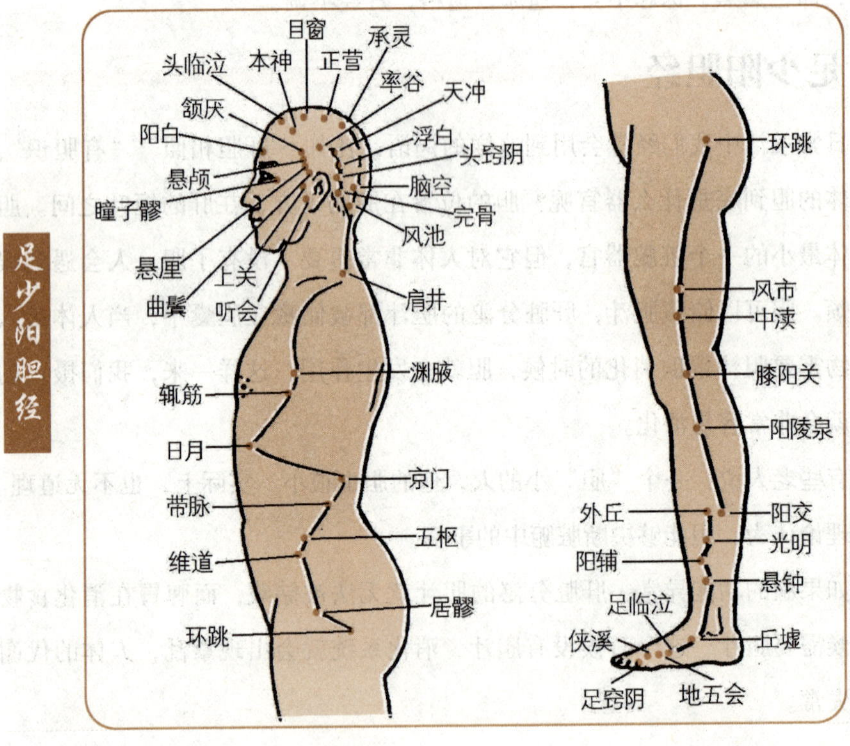

证候 本经属胆，络肝，与心连系。该经病症主要表现为头痛，额痛，目眩，目外眦痛，缺盆部肿痛，腋下肿痛，胸胁、股及下肢外侧痛，足小趾、次趾不用，口苦，黄疸，胁肋疼痛，恼怒，惊悸，虚怯，失眠等。

足厥阴肝经

肝脏的位置在右上腹部，是五脏的“刚脏”，体阴而用阳。肝脏主藏血、主疏泄，开窍于目，少气而多血。人在活动的时候，肝脏会把所藏的血液都供应给人体。而在夜里，人们睡觉的时候全身的血液又会归还给肝脏，这样各个器官才能健康地运行。所以，夜里11点以前睡，有利于身体健康。肝疏通、宣泄气机的功能正常，对于心情的自我调解力也就会加强，心情也容易愉快。如果肝脏受损，就会出现出血、口舌生疮、目赤、癃闭（尿不出）、心情郁郁寡欢等症状。

肝经与胆经互为表里关系，肝经出现异常，会出现肝胆功能异常，易患生殖及泌尿系统的疾病。

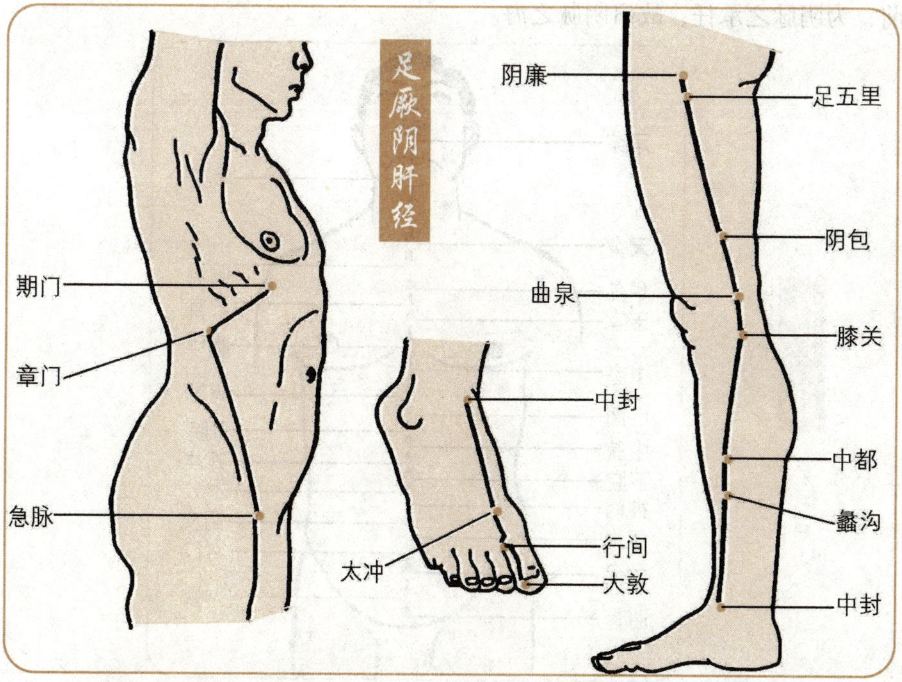

经脉循行 足厥阴肝经起于足大趾上毫毛部（大敦），沿足背内侧上行，经过内踝前1寸处（中封），向上行于小腿内侧（经足太阴脾经的三阴交），至内踝上8寸处交出足太阴脾经的后面，上行于膝内侧，沿着股部内侧（曲泉），进入阴毛中，绕过阴部，上达小腹，挟着胃旁，属于肝，联络胆腑，

向上通过横膈，分布于胁肋，沿喉咙的后面，向上进入鼻咽部，连接于目系（眼球连系于脑的部位），向上出于前额，与督脉会合于巅顶。

目系支脉：从目系下行颊里，环绕唇内。

肝部支脉：从肝分出，通过横膈，向上流注于肺，与手太阴肺经相接。

证候 本经属肝，络胆，与肺、胃、肾、膈、眼、咽喉、脑连系。该经主要病症表现为腰痛不可以俯仰，胸胁胀满，小腹疼痛，疝气，巅顶痛，咽干，眩晕，口苦，情志抑郁或易怒。

任 脉

任脉承担着汇总全身阴经的任务，同时还对阴经之气有一定的调节作用。明代的李时珍在《奇经八脉考》中写道："任脉起于会阴，循腹而行于身之前，为阴脉之承任，故曰阴脉之海。"

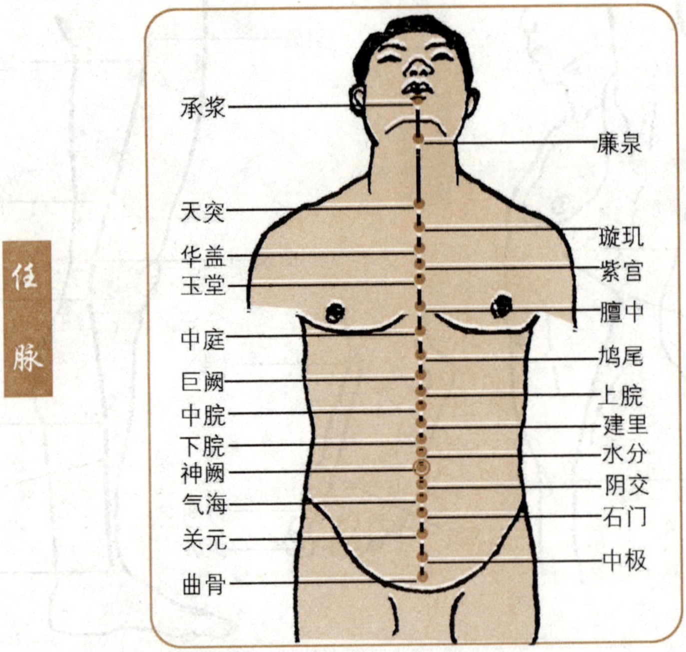

任脉就是"阴脉之海"，与督脉不同，督脉走行于人体的后背部正中，而任脉走行于人体的腹前部正中。这两条经所走行的路线相对，所发挥的作用也是相对的。然而，两者的功能都是调节其他经脉的正常运行，唯一不同的是一阴一阳而已。对于任脉进行保健，能够间接地维护人体的诸条阴经。中医认为，“男为阳，女为阴”，任脉属阴，因此，在临床上主要的作用是调治女性疾病。

经脉循行 任脉起于小腹内，下出会阴部，向上行于阴毛部，沿着腹部和胸部正中线上行，到达咽喉部，经下颌，再上行环绕口唇，经过面颊部，进入眼部中央。

证候 前列腺炎、月经不调、膀胱炎、尿道炎、乳腺炎、胸腹部疼痛、脐腹寒冷、产后中风、腰痛、呕吐、腹泻、胃痛。

督脉

督脉的别称为全身的“阳脉之海”，中医所讲的阳气就是人体生命的动力之气——“有阳气则生，无阳气则死”。阳气充沛的人精力较为旺盛，思维敏捷。李时珍在《奇经八脉考》中说：“督脉起于会阴，循背而行于身之后，为阳脉之总督，故曰阳脉之海。”

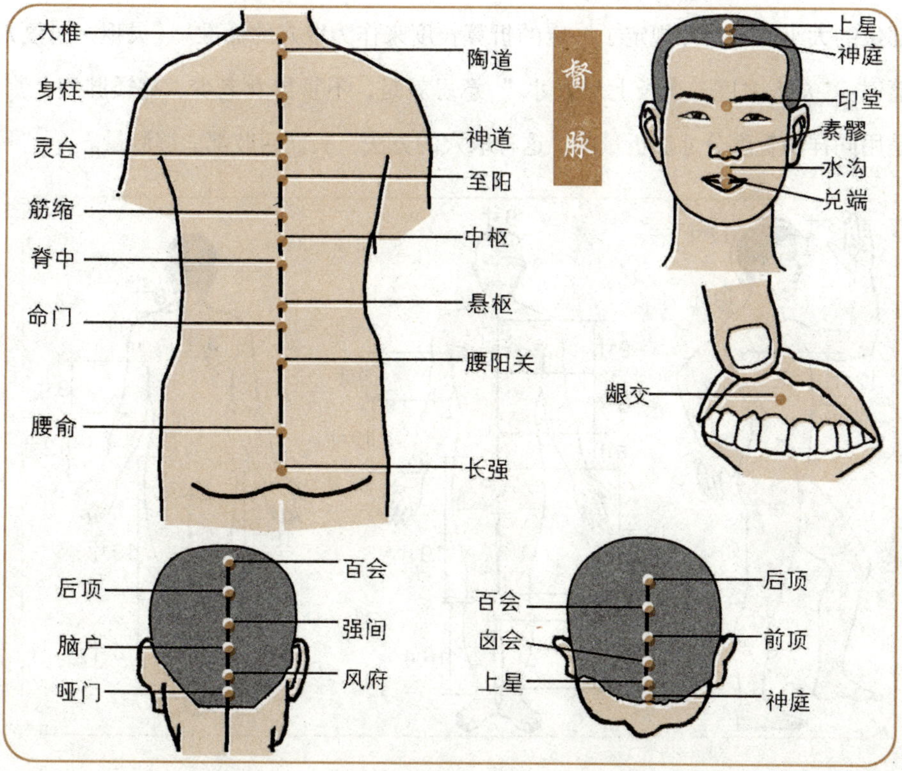

督脉具有调节诸阳经的作用。诸条阳经如同江河一样，督脉就是调节这些江河水流量的湖泊。所以，对督脉进行保健，能够维护人体的诸条阳经。

经脉循行 督脉自骶部（长强），沿背脊正中线上行，经骶部、腰部、背部、项部，沿头部正中线，由项部经头顶、额部、鼻部到达上龈正中（龈交）。

证候 角弓反张、背脊强直、精神失常及泌尿系统疾病。

如何选取穴位

正确的取穴方法可以有效提高按摩的疗效，所以，学习与应用按摩疗法一定要懂得腧穴的定位及取穴方法。临床按摩中，常用的定穴方法有以下几种。

1. 骨度分寸法

骨度分寸法，也称作骨度法。其主要是以骨关节为主要标志来测量全身各部位的大小长短，并规定了一定的折算长度来作为取穴的标准。《灵枢·骨度》篇曰：“众人之度，人长七尺五寸。”意思就是，不管男女老少、高矮胖瘦，都是用同样的骨度分寸法折量的。这种取穴的方法，头面四肢都能够测量。

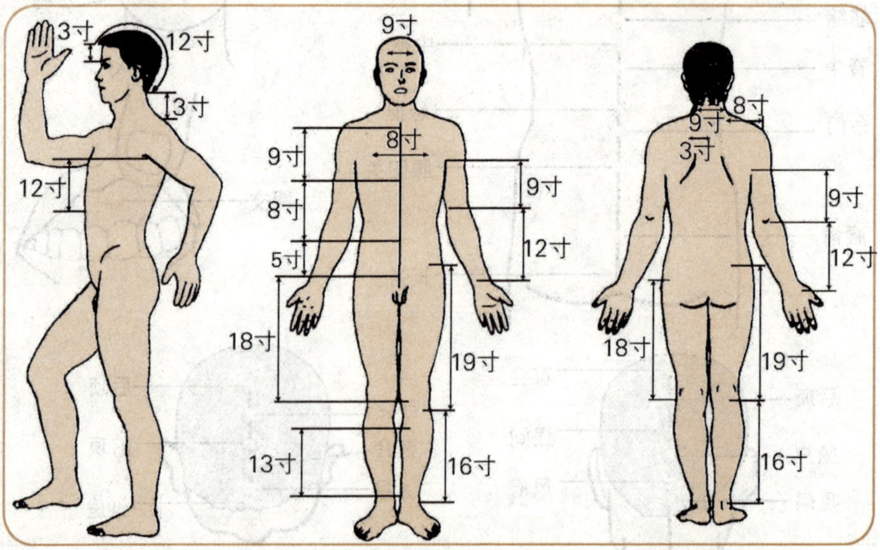

2. 中指同身寸法

中指同身寸法就是以患者的中指中节屈曲的时候，内侧两端横纹头之间作为 1 寸，可以用于四肢部取穴的直寸和背部取穴的横寸。

3. 拇指同身寸法

拇指同身寸法指的是以患者的拇指指关节的横度作为 1 寸，也可以用于四肢部的直寸取穴。

4. 二横指同身寸法

二横指同身寸法指的是以患者的食指和中指的第 1、2 关节处的横度作为 1.5 寸。

5. 四横指同身寸法

四横指同身寸法指的是以患者的食指、中指、无名指和小指并拢，主要是以中指中节横纹处为准，四指的横度作为 3 寸。

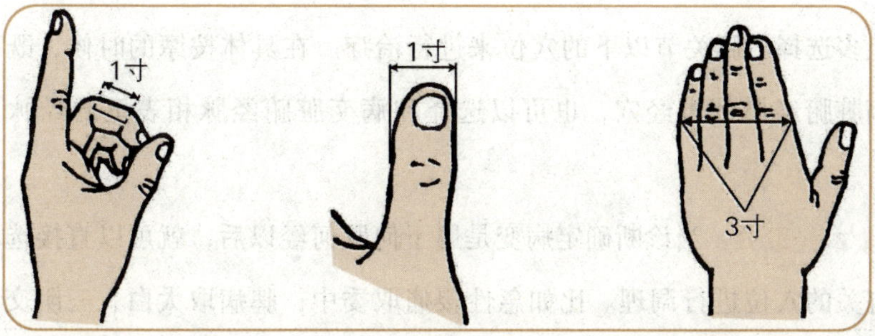

中医按摩选穴原则、配穴的方法

中医按摩的效果非常好，尤其是在养生治病方面。在按摩的穴位选择上，一般是以阴阳、经络、脏腑与气血等学说作为一个依据，并根据“经脉所至，主治所及”的原理进行取穴。取穴原则是“循经取穴”。所以，在“循经取穴”的指导下，取穴包括了近部取穴、远部取穴与随证取穴。依据选穴原理及不同的病症来进行配穴，选择具有协调作用的穴位能够更好地达到按摩效果。

选穴原则

1. 近部取穴

近部取穴指的是在病痛的局部或者邻近的部位进行取穴，这是以穴位的近治作用作为依据的。这种取穴方法应用非常广泛，症状在体表部位，或者是一些反应较为明显的局限病症，都能够按此原则进行取穴。比如，肾病取肾俞、志室；肩病取肩髎、臑俞；面颊病取颧髎、颊车；口齿病取大迎、承浆等穴。这种方法在临床上的应用非常广泛，不仅可以单取一经，也可以数经同用，这样能够调节好发病经络、器官的阴阳气血，从而让机体达到平衡。

2. 远部取穴

远部取穴指的是在距离病痛较远的部位进行取穴，主要是以穴位的远治作用作为依据的。这种方法也适合针灸处方选穴。远部取穴的运用也很广泛，临床上多选择肘膝关节以下的穴位来进行治疗。在具体按摩的时候，既可以取所病脏腑经脉的本经穴，也可以选择和病变脏腑经脉相表里的经脉上的穴位。

1 本经取穴： 当诊断确定病变是属于何脏何经以后，就可以直接选取与该经有关的穴位进行调理。比如急性腰痛取委中；脾病取太白、三阴交；肺病取太渊、鱼际等穴。

2 异经取穴： 有很多疾病的病理变化是相互关联的，在脏腑之间相互影响。所以，调理就要统筹兼顾。比如说，呕吐属胃病，就取中脘、足三里。假如由肝气上逆导致胃气不降而呕吐者，就要同时取太冲、肝俞以平肝降逆。异经取穴的方法能够有效处理错综复杂的病例，应用非常广泛。

3. 随证取穴

随证取穴，也叫作对证取穴，或称辨证取穴，是针对个别症状的调理措施，一般属于治标的范畴。由于在临床上有许多病症，如发热、失眠、多梦、自汗、盗汗、虚脱、昏迷等全身性疾病，常常很难辨位，不适合上述的取穴方法，这个时候就需要根据病症自身的性质特征进行辨证分析，把病症归属于某一脏腑与经脉，然后按照随证取穴的原则选取适合的穴位进行相应的治疗，例如大椎退热、神门安神、关元温阳等。

配穴方法

1. 前后配穴法

应用此方法的时候，一定要先用手在胸腹部探明痛点，再向腰背部画一平行弧线直对痛点，对这两点进行刮拭。通常来说，一般治疗脏腑疾患，均可采用此法。例如，胃痛前取中脘、梁门，后取胃俞、胃仓；哮喘前取天突、膻中，后取肺俞、定喘等。

2. 左右配穴法

这种配穴的方法是以经络循行交叉的特点为取穴依据的。在临床上，通常左右穴一起取用，例如心病取双侧心俞、内关，胃痛取双侧胃俞、足三里等。除此之外，左右不同名的腧穴也可以同时并用，比如说左侧偏头痛，取左侧头维、曲鬓，配合右侧阳陵泉、侠溪等；左侧面瘫，取左侧颊车、地仓，配合右侧合谷等。

3. 上下配穴法

上下配穴法指的是将腰部以上或上肢穴位与腰部以下或下肢穴位配合应用的方法。上，就是上肢和腰部以上；下，就是下肢和腰部以下。上下配穴的方法在临床上的应用非常广泛，比如胃病，取内关配足三里；牙痛，取合谷配内庭；脱肛或子宫脱垂，取百会配长强。

4. 远近配穴法

远近配穴法指的是选穴原则中的“远部选穴”和“近部选穴”配合使用

的方法。比如说，胃病取内关、足三里、公孙等是远取法，取中脘、胃俞等为近取法。

5. 表里配穴法

这种方法是以脏腑、经脉的阴阳表里相合关系作为依据的。阴经的病变，能够同时在其相表里的阳经取穴；阳经的病变，也可以同时在其相表里的阴经取穴。比如说，胃痛可取足阳明胃经穴，配以足太阴脾经穴；肝病可选足厥阴肝经的太冲配合其相表里的足少阳胆经的阳陵泉。

按摩常用穴位及其功效

按摩不仅可以养生，也能够起到防治疾病的作用。因此，无论防治疾病还是保健身体，人们都应该经常按摩。在人体的每一条经络上有一些穴位要经常用到，这些穴位被称为常用穴位。每个常用穴位的按摩都会起到独特的疗效。下面我们来详细解读下这些穴位。

1. 手太阴肺经上的常用按摩穴位

天府 治疗过敏性鼻炎。

尺泽 治疗高血压、哮喘等。

孔最 治疗鼻出血、痔疮的要穴。另外，感冒时按摩此穴也能够起到发汗的作用，还能够治疗急性咳嗽、急性咽喉痛。

列缺 治疗小儿遗尿、偏头痛。

经渠 治疗咳嗽，不管是虚寒引起的还是肺热引起的均有效果。

太渊 太渊是肺经的原穴，可用于治疗静脉曲张。

鱼际 治疗咳嗽、喘促、心中烦热、小儿疳积等。

少商 治疗咽喉痛。

2. 手阳明大肠经上的常用按摩穴位

商阳 可用于调节便秘。

合谷 可以止痛，如面部的疼痛、牙痛等。

温溜 可补阳气，用于治疗痤疮。

曲池 可降血压，也可用于治疗皮肤病、便秘。

迎香 有通鼻窍的功效，可治疗鼻炎、鼻出血。

3. 足阳明胃经上的常用按摩穴位

四白 治疗眼袋、黑眼圈。

天枢 治疗大肠功能失调，可双向调节腹泻、便秘。

梁丘 治疗急性胃痛。

足三里 治疗慢性胃痛，增强免疫力，补益人体。

上巨虚 治疗大肠疾患。

下巨虚 治疗小肠疾患及小腹痛等。

丰隆 可降血脂。

4. 足太阴脾经上的常用按摩穴位

隐白 治疗鼻出血、月经不调、痛经等，具有止血的疗效。

太白 治疗胃痛、腹胀、吐泻、痢疾等。

公孙 促进肠道蠕动，对消化不良、腹胀效果明显。

血海 治疗出血症、血瘀症、贫血，并可缓解脾胃功能不调。

5. 手少阴心经上的常用按摩穴位

极泉 可调节心率，治疗两胁痛，是探知心血管功能的要穴。

少海 可调节心脏功能，降低血压。

灵道 可减缓心率、心脏期前收缩，治疗慢性心脏病。

阴郄 可防治五心烦热、小便频数。

神门 可安定心神，增强睡眠，泻心火，用于防治老年痴呆、晕车、便秘等。

少府 主治先天性心脏病，还可治疗女性阴道瘙痒、男子阴囊湿疹，以及中风不语。

少冲 可防治急症、癫狂、昏厥等。

6. 手太阳小肠经上的常用按摩穴位

少泽 治疗热证。

后溪 治疗后背督脉病症，如腰椎间盘突出、腰痛，还可治疗落枕、肩痛。

养老 治疗老眼昏花、耳聋、耳鸣、高血压等症。

支正 治疗人体的赘生物、瘊子（传染性软疣）、扁平疣、脂肪瘤。

小海 可增强消化能力，去人体燥火，又可健脾。

天宗 可防治妇女乳腺问题，以及肩痛、心血管疾病、肺部疾病等。

听宫 治疗耳部疾患，如耳聋、耳鸣、听力下降等。

7. 足太阳膀胱经上的常用按摩穴位

睛明 可使眼睛明亮，消除视疲劳。

厥阴俞 治疗胸闷，预防心肌梗死、心绞痛、冠心病等。

肾俞 治疗腰痛的要穴。

委中 治疗腰背酸痛、腰肌劳损等，还是排毒的出口。

承山 治疗腰腿痛、痔疾。

飞扬 治疗慢性腰痛。

昆仑 可以降血压，增强大肠的蠕动，治疗便秘，另外，对腰痛也有很好的治疗效果。

申脉 治疗胯骨两边腰痛效果显著。

金门 治疗急性腰扭伤和急性头痛的要穴。

至阴 可以矫正胎位。

8. 足少阴肾经上的常用按摩穴位

涌泉 可调节高血压。

太溪 肾经的原穴，是补肾的大穴。

大钟 治疗慢性疾患，还可治疗咽喉痛、失音症等。

复溜 治疗瘀血症，可通月经；可滋肾阴，治疗干咳、哮喘。

阴谷 可通膀胱、利尿，治疗女性的阴道瘙痒、不孕症以及男性的阴囊湿疹。

俞府 可调动肾经的气血，治疗饥不欲食、女性的梅核气等。

9. 手厥阴心包经上的常用按摩穴位

天泉 治疗胸痛、心悸、突然害怕等。

曲泽 治疗诸多心血管方面的疾病，可以调节心血供应。

郄门 可用于急救，治疗突发性的心绞痛。

内关 治疗因心理压力大而引起的失眠等症状，也可调节心率。

大陵 治疗因压力引起的头痛，并可预防由于心血管瘀阻产生的口臭等。

劳宫 可大补，揉这个穴可使心情放松。

中冲 可泻心火，治口疮。

10. 手少阳三焦经上的常用按摩穴位

关冲 可防止晕车。

液门 治疗口干舌燥，夜里口渴的症状。

阳池 可激发人体阳气，对身体虚寒怕冷有缓解作用。

支沟 治疗肋间神经痛、气郁不舒等症状，按摩支沟穴还可通便。

翳风 治疗急性耳聋、耳鸣。

丝竹空 可防治黄褐斑、鱼尾纹的产生。

11. 足少阳胆经上的常用按摩穴位

瞳子髎 主治眼疾，对青光眼、眼压过高、眼睛胀痛有治疗作用。

率谷 治疗偏头痛。

风池 对眼睛酸涩、头部眩晕有治疗作用。

肩井 主治痛症，对头痛、眼痛、肩膀痛、乳腺痛、牙痛等上半身痛均有缓解作用。

京门 有调节肾气的功效，对肾虚、腰痛有缓解作用。

带脉 治疗妇女肥胖，预防乳腺增生等女性疾病。

风市 是治疗一切皮肤急症的要穴，可治疗斑疹、疔疮、皮肤瘙痒等皮肤病。

阳陵泉 对中风、脑血管后遗症等有治疗作用，还可预防强直性脊柱炎、腰椎间盘突出、小儿多动症等。

光明 可防治眼疾，经常按摩可使眼睛明亮。

丘墟 可治疗和预防腿抽筋、经常崴脚的症状，对肢体和脏腑的各种炎症也有很好的效果，如眼睛发炎、中耳炎等。

12. 足厥阴肝经上的常用按摩穴位

太冲 揉太冲可以给心脏供血，对情绪压抑有宣泄作用。

行间 配合太冲穴向行间方向推，可消除肝脏郁积，使肝血源源不断地供到心脏。

蠡沟 可治疗女性阴道瘙痒、月经不调、赤白带下、功能性子宫出血等。

章门 可协调五脏、疏肝健脾，防治乳腺增生以及妇科病。

按摩的注意事项

快节奏的生活常让人觉得疲惫，在劳累的时候通常会选择按摩来放松，而按摩师傅的手法不同，所取得的效果也不一样。实际上，按摩是有讲究的，每个人的体质都是不同的，所以按摩的时候一定要特别注意。

1. 按摩前的注意事项

（1）要明确治疗的目的，根据实际情况确定治疗方案。

（2）要特别注意按摩疗法的禁忌证，对于那些不适宜此法的患者，一定要禁用。

（3）施术者在按摩前最好保持手的温暖和清洁，必要的话，可以修整指甲，用热水洗手。另外，如果有妨碍操作的物品，一定要预先摘掉。

（4）按摩的时候，要特别注意室温，防止着凉。最好不要在当风之处按摩。同时要保持室内空气的流通。

2. 按摩时的注意事项

（1）受术者需要宽衣解带，并且选择好舒适的体位，让全身放松，方便按摩。在选择坐卧姿势的时候，一定要选择既舒适又便于操作的体位。

（2）施术的部位应该适当地涂抹一些按摩的介质，以此来润滑、保护皮肤，从而起到增强按摩效果的作用。常用介质有滑石粉、按摩乳、冬青膏及水等。

（3）治疗的时候要选位准确，运用熟练的手法，由浅入深，自上而下，从前到后，按摩手法不要太轻，也不要太重，最好可以循序渐进，以防误伤。

（4）按摩时间不要太长，每次以 20 ~ 30 分钟为宜，而按摩的次数最好以 12 次为 1 个疗程。

（5）在一个人大怒、大喜、大恐、大悲等情绪激动的情况下，最好不要立即按摩。

（6）在刚刚吃饱饭后，不要急于按摩。最好是在饭后 2 小时左右按摩。

第二章 摆脱病痛，自我按摩效果好

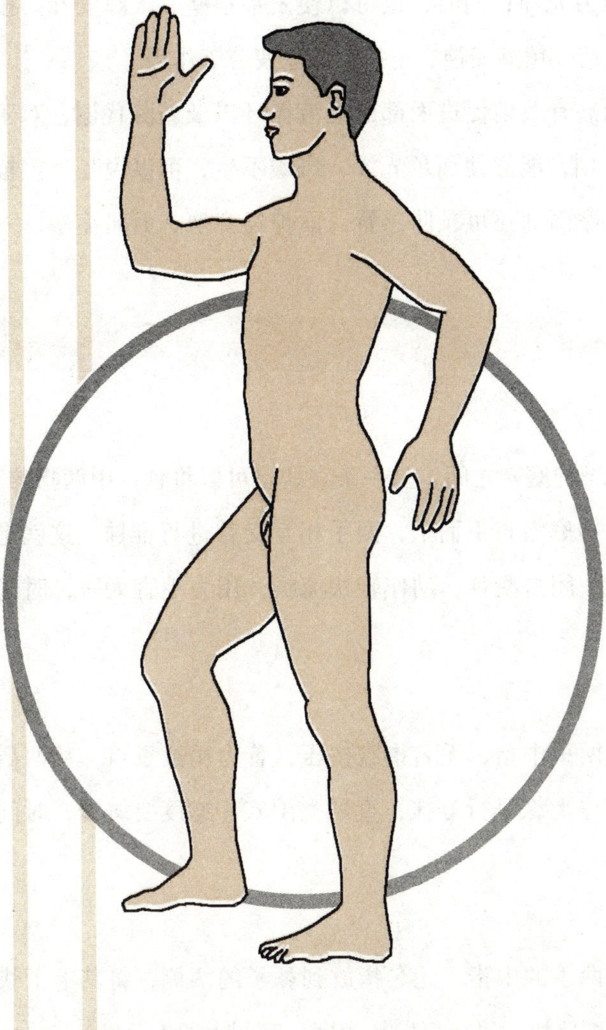

头面部保健自我按摩

头是诸阳的交汇处，阳经基本上聚于头部，按摩头部能够起到安神定志、行气活血的作用。另外，头部自我保健按摩也可以改善头及脑部血液循环，让人感到神清气爽、精力充沛；同时，也可以使发乌根坚，入睡安和。按摩头部还能够起到清脑开窍、镇静安神、止痛、消除疲劳等作用。

面部的自我按摩能够有效地促进面部的血液循环以及新陈代谢，对于面部肌肤有很好的保健作用，能够使面色光泽，斑皱不生，可以说是美容抗衰的必用方法。另外，按摩面部还可预防感冒、面神经麻痹、面肌痉挛、三叉神经痛等病症。

操作方法

1. 抹开天门

天门的位置在印堂至神庭穴之间，呈一条直线。可以将食、中两指伸直，然后并拢，从印堂穴至神庭穴自下而上，两手相互交替进行推抹，这就是抹开天门。在操作的时候，闭目凝神，动作轻快流畅，用力不宜太重，时间大约 1 分钟。

2. 分推前额

分推前额主要是以两手中指、无名指腹按压，着力稍微重点，从两眉间印堂穴开始，然后沿眉弓上缘进行分抹，直到太阳穴。速度要缓慢，时间大约 2 分钟。

3. 通利鼻窍

通利鼻窍指的是以两手的中指、无名指放到鼻子的两侧，将其上下快速地推动，用力要轻，速度要快，以鼻部发热为度，时间大约 1 分钟。

4. 推按额部

将两拇指按在前发际，再用食指的第二节内侧面，从两眉头开始，至眉稍向上推按额部10次。接着再用拇指按太阳穴处，并且用食指的第二节内侧面，从前正中线开始，向着两侧推按额部10次即可。

5. 浴面熨目

将两掌互相进行摩擦，搓热之后两手掌轻轻地在面部抚摸，顺序是：口角→鼻旁→前额→太阳→面颊→口角，这样反复进行5~10次。接着将两手掌心放在两眼之上，让眼部有温热的舒适感，时间大约2分钟。若在熨目后用手指轻轻按压眼球片刻，效果会更好。

头部保健操

1. 手指梳头法

将两手的十指放松并弯曲，十指指腹用中等稍强的力量，从前发根一直外梳到后发根处，这样反复做15~20次。用力不宜太大，感到头皮微微发热即可。由于头部的穴位比较多，通过手的梳理按摩，就能够充分按摩到各个穴位，让气血流畅，头发光润乌黑。

2. 点按经络法

用两大拇指的指端沿头部的经络线依次进行点按。按摩顺序是：从头发发际前开始，沿正中到发际；正中线旁开一横指作为第二线；自额角开始，平行于正中线直到发际后沿为第三线；从太阳穴起，绕耳郭直到发际后沿为第四线。点按的时候一定要注意力度，不能用力过重。

3. 揉搓头皮法

用双手的十指指腹揉搓整个头部的发根，所用方法就像平时挠头一样，但是不能够用指尖，要用指腹。按摩的顺序是：先沿前发际，从前额向头顶开始揉，然后揉向后脑，最后由两鬓向头顶按摩，之后转向后脑部。揉、擦的力度要均匀，切忌不要太重。每次按摩大约3分钟。

4. 开天眼

开天眼就是按摩印堂穴。印堂穴是人体的经外奇穴，其位置在两眉间连线的中点处。用大拇指的指面来按印堂穴，以前臂带动手指自下而上，进行双手交替、有节律的抹。双手一共 20 次，要特别注意力量的轻柔。

面部保健操

1. 额头

额头是非常容易出现皱纹的地方。在按摩的时候，要先由下往上，再由内侧向外侧，接着用手指由发际滑至太阳穴，用力按压太阳穴。按压时，一般会感到轻微的疼痛。每次按压 20 次。

2. 眼部

眼睛周围的皮肤非常容易出现皱纹以及水肿，此处的皮肤如果松弛，就非常难恢复其本来的状态了。按摩的时候一般会用无名指，只有在进行重点刺激的时候，才会用到中指。用无名指从眼端进行按摩。然后，慢慢滑动到眼尾的周围，再滑动手指直到眼端处，并进行按压。在眼睛疲劳的时候施行此法，能缓解眼部的疲劳。

3. 鼻子

鼻子与两眼之间是非常容易产生横皱纹的。为了可以更好地伸展鼻梁，要由下往上进行按摩，然后用手指夹住鼻子，做出压迫的动作即可。

4. 双颊

将手指从下往上，就像画圈一样移动。首先，按摩下颏直到耳下的部分，接着由嘴角到耳中央；然后是鼻的周围到太阳穴，再依次按摩脸颊的下方，也就是眼睛正下方 3 厘米处、鼻子两侧 1 厘米处及下颏部分。

5. 嘴角

嘴角容易干燥，也容易产生皱纹。在按摩的时候，两手中指要沿着嘴唇边画圈。之后，分别由中间向两侧嘴角轻抹。上唇主要是由人中沟抹至嘴角，下唇则是由下颏的中部开始抹到嘴角。如此重复 20 次。

6. 下颏

脸型是一个人年龄的体现，一定要紧缩下颏，预防双下颏的出现。在按摩的时候，最好抬高下颏，然后用两手由下向上轻抹颈部，由左至右，再由右至左。如此重复20次，能够有效防止颈部皱纹的产生，防止因肌肉下垂导致双下颏的产生。

7. 颈部

颈部的按摩要用到所有的手指，是由下往上进行揉搓的。重点按揉颈部的后侧发际部分，这会让人感到非常的舒适，还能够改善头部及肩部的血液循环。

8. 整个头部

用指腹进行按摩，按摩的时候，应该模仿弹琴的动作，用手指轻轻地弹压，但不能太用力。头部的穴位主要是用两手的中指按压，因为头部的穴位比较分散，所以，采用抱住头部的方式按摩，效果会非常好。

眼部保健自我按摩

有一双明亮的眼睛是每个人的心愿。对于眼部的按摩来说，不只是简单易行、经济实惠就可以，同时还要没有副作用。眼周肌肤可以说是面部最薄的部位了，同时也是最脆弱、最容易出现问题的部位。随着年龄的增长，眼部慢慢会出现松弛、细纹等一系列的问题，如果想让眼睛变得明亮，就一定要了解眼部的按摩法。

眼部按摩法非常实用，通过按摩眼周围的穴位，以消除视疲劳。在《诸病源候论》中有“鸡鸣，以两手相摩令热，以熨目三行，以指抑目，左右有神光，令目明不病痛”的说法，眼部按摩法具有清脑明目、增加视力、消除皱纹、健美双眼的作用。

操作方法

1. 按揉四白

将左、右食指和中指并拢，然后靠紧鼻翼的两侧，用大拇指放在下颌内凹陷处，再慢慢放下中指，以食指在面颊中央部进行缓慢的按揉。

2. 挤按睛明

用左手或右手的食指挤按睛明，先是往下按，然后往上挤。

3. 揉天应

用左、右大拇指的指腹分别按左右眉头下面的上眶角处，剩下的四指散开如弓状，这样来支撑在前额上。所按揉的面积不要太大。

4. 按太阳和轮刮眼眶

拳起四指，然后用左、右大拇指的指腹将左、右太阳穴按住，用左、右食指的第二节内侧面轮刮眼眶，先上后下。

眼部保健操

1. 运转眼球

端坐好，凝视，双眼珠先按逆时针方向旋转10次，然后向前凝视片刻，按顺时针方向旋转10次，再向前凝视片刻，接着将双眼轻闭，两手食、中指轻轻地按摩同侧的眼皮，1～2分钟。

2. 按揉穴位

将两手拇指放在睛明穴，揉按大约30次。然后，将两手食指的指腹着力按压太阳穴，有了酸胀感后，再按揉30次。然后两手的食指指端按揉同侧的攒竹穴30次。再用两手的食指指端按压四白穴，有了酸胀感后，再按揉30次。

3. 分抹眼睑

微闭双眼，将两手指并拢后，用中指与无名指指腹一起放在睛明穴上，向外分抹到瞳子髎穴，如此重复30～50次。

4. 分刮眼区

将两手握拳，然后用食指的近侧指间关节紧压眼眶，做由内到外的刮动，分刮上下眼眶各15次，直到出现酸胀感。

牙齿保健自我按摩

“牙好，胃口就好”，这句话说得非常有道理。牙齿不仅会影响肠胃的健康，还可以反映一个人的脏腑精气的情况。中医认为，牙痛实际上是上火所引起的，就像胃火上攻、虚火上炎、风火外袭、肾阴不足等。在治疗牙痛的时候，通常会用到内庭、颊车、下关、合谷、二间这些穴位。对牙齿进行适当的按摩，不仅可以强牙护齿，还能益肾固精。

操作方法

1. 轻叩牙齿

上下、左右轻叩牙齿，大约20次。

2. 活动两腮

咬紧牙关，将两腮鼓起，坚持30秒。然后松弛两腮，如此反复2~3次。但一定要注意，如果口内有异物，必须清理干净。

3. 轻拍面颊

用手轻拍面部的两颊，这样可以加速血液的流通，有助于减缓压力。

牙部保健操

1. 鼓漱方法

先咬紧牙，用两腮与舌做动作，如此反复几十次，在鼓漱的时候，口内会产生唾液，等到唾液满口的时候，再分几次慢慢地咽下。鼓漱实际上就是让口腔内多生津液，这样可以清洁口腔、利于消化。

2. 运舌方法

用舌头在口腔里、牙齿外进行上下左右的来回转动，这样等到津液增多的时候，鼓漱十余下，再分几次咽下津液。运舌对于防治老年性口腔黏膜病、舌体萎缩有非常好的效果，可以刺激唾液的分泌，并且滋润胃肠。

3. 叩齿方法

先静心聚神，然后将眼睛微闭，再上下牙齿相互叩击数十次，等到所有的牙都接触后，用力不要太大，以免咬舌。经常叩齿会让牙齿更加坚固。

4. 牙龈按摩法

在刷牙的时候，将刷毛压在牙龈上，牙龈会暂时缺血，放松刷毛时则局部血管扩张充血。如此反复数次，可以加速血液循环，增强抵抗力。另外，也可以用食指做牙龈按摩，漱口之后，将干净的右手食指放在牙龈的黏膜上，然后自牙根向牙冠上下和沿牙龈水平前后方向揉按，如此按摩数分钟。

鼻部保健自我按摩

鼻子在脸的正中央，是气体进出非常重要的一个门户。鼻部的按摩一般是通过疏通经络来促进血液循环的，如此可以改善呼吸系统的功能，通畅鼻道，增强五官功能，清醒头脑。鼻子还是非常重要的呼吸器官，与口、眼、耳相通，所以，古人很早就认为只有鼻道畅通，才可以“七窍通”。经常按摩鼻部可以让人气血流通，令鼻部的皮肤光泽。《黄帝内经》指出：“肺气通于鼻。”所以，鼻的保健非常重要。

操作方法

1. 食指摩擦鼻侧

将两手握成拳，然后伸出食指，放在鼻侧。用食指背面沿着鼻梁骨，并且从鼻翼到鼻根部，这样由下到上反复操作30次。

2. 拇指揉擦鼻部

用拇指快速地揉擦鼻尖、鼻端以及水沟穴，效果非常好。

鼻部保健操

1. 推擦鼻梁

首先用右手食指指腹放在鼻尖处，然后以顺时针与逆时针方向来回交替揉动，接着从鼻尖向鼻根、从鼻根向鼻尖来回揉动，反复 20～30 次。以手指或屈曲拇指的指节背部揩擦鼻旁两侧，从迎香到鼻根部，再按揉到迎香。

2. 按揉掐水沟

用一指尖轻轻掐按水沟，并且以逆时针方向揉转 20～30 次，然后按顺时针方向揉转 20～30 次，再以指腹点按 10 次。日常保健中，力道要轻。对突然昏迷的人，手法力道要重且马上送医院，不要贻误治疗时机。

3. 擦鼻根

鼻根也叫下极，通常称为鼻梁。在两目之间，鼻柱的上凹陷处。用拇指和食指轻轻地捏起鼻根，会感到有一点酸胀。之后用食指快速来回擦鼻根，大约 20 次。

耳部保健自我按摩

耳部大约有 6 厘米长，它的外形像是一个母亲子宫中的胎儿。耳朵是听觉器官的组成部分。耳不是一个孤立的器官，它同全身经络以及五脏六腑都有着非常密切的联系。中医认为“肾主藏精，开窍于耳”，耳是“肾”的外在表现，“耳坚者肾坚，耳薄不坚者肾脆”，通常来说，耳郭较长、耳垂组织丰满的人肾气盛健。因此，经常按摩双耳，可以起到健肾壮腰、养身延年的作用。

操作方法

1. 搓热掌心

将身体放松，然后用双手掌心相对摩擦，直到掌心发热。

2. 双手搓耳

搓热手掌后，分别放在两边耳朵上并搓耳，反复20次，直到耳朵发热。

3. 食指插进耳孔

用食指插进耳孔，力度要轻，然后稍微转动手指，接着快速抽出手指，反复10次。

耳部保健操

1. 提拉耳尖

用双手的拇指和食指捏住耳朵的上部，先揉捏这个地方，再往上提拉，直至该处充血并且发热为止，重复15～20次。

2. 上下按摩耳轮，并向外拉

拇指和食指沿着耳轮上下进行多次按压、揉捏，直到感觉发热，再向外拉耳朵15～20次。

3. 下拉耳垂

先把耳垂揉捏搓热，再向下拉耳垂15～20次，直到耳垂发热。

4. 按压耳窝

先按压外耳道的开口边凹陷处，这个部位有与心、肺、气管等部位有关的穴位，在此按压15～20下，有非常明显的发热感，之后再按压上边的凹陷处，来回按压15～20次。

颈部保健自我按摩

颈部自我按摩能够有效改善颈部的血液循环，同时可以增加颈部肌肉的力量，让颈项部更加灵活。按摩颈项部，可以有效防治颈椎病、落枕、颈肩背痛等病症。

操作方法

1. 拍打颈部

将四指并拢，用指腹柔和均匀地拍打同侧颈部前的皮肤 20～30 下。

2. 推摩大椎

将双手的四指指腹从左右两侧枕骨处推摩至大椎穴，如此重复 30 次。

3. 拿捏颈后部

用拇指及其余四指拿捏颈后部，大约 1 分钟。

4. 按揉翳风

用拇指指端用力按揉翳风穴，大约 1 分钟。

颈部保健操

1. 按摩百会

用中指或食指在头顶的百会穴进行按摩，用力要由轻到重，按揉 20～30 次，具有健脑宁神、益气固脱的作用。

2. 对按头部

双手拇指分别放在头部两侧的太阳穴，将其余的四指都分开，并且放在两侧头顶，双手同时用力揉动 20～30 次，具有清脑明目、提神的功效。

3. 按揉风池

将两手的拇指分别放按在同侧风池穴，其余的手指附在头的两侧，由轻到重按揉 20～30 次，具有疏风散寒、开窍镇痛的功效。

4. 拿捏颈肌

将左（右）手上举置于颈后，拇指放置于同侧颈外侧，其余四指放在颈肌对侧，双手用力对合，将颈肌向上提起后放松，沿风池穴向下拿捏至大椎穴 20～30 次，具有解痉止痛、调和气血的功效。

5. 按揉肩颈

将左手中指指腹按在对侧肩井穴，之后由轻到重按压 10 ~ 20 次，反之，右手中指指腹按在对侧肩井穴，方法同上。两侧交替进行，能够起到通经活络、散寒止痛的作用。

6. 对按内外关

左手拇指放在右手内关穴，中指放在对侧外关穴，用力按揉 1 分钟，反之，右手拇指放在左手内关穴，中指放在对侧外关穴，方法同上。双手交替进行，能够起到宁心通络、宽胸行气的功效。

7. 掐揉合谷

将左手拇指放在右手合谷穴，如此用力掐揉大约 1 分钟，然后双手交替进行，能够起到疏风解表、开窍醒神的功效。

腹部保健自我按摩

中医认为："背为阳，腹为阴。"腹部是五脏六腑所居之处，不仅有肝、肾、脾、胃、胆、大肠、小肠、膀胱等分布，还有足少阴肾经、足少阳胆经、足阳明胃肠、足太阴脾经、足厥阴肝经与任脉等经脉通过，所以说，腹部是"五脏六腑之宫城，阴阳气血之发源"。坚持对腹部的按摩，可以起到去旧纳新、分理阴阳、充实五脏、祛外感之病邪、消内生之瘀痰的作用。按摩腹部还能够很好地促进腹部肌肉与胃肠道的血液及淋巴液循环，有助于防治消化不良、慢性结肠炎、胃炎、胃下垂与便秘等疾病。

操作方法

1. 揉膻中

用左右手的拇指指腹揉膻中穴，各 20 次。

2. 揉气海

用左右手的拇指指腹揉气海穴，各 30 次。

3. 擦腹部

搓热掌心，用双手手掌摩擦腹部 30 次。

4. 摩腹

用手掌和掌根在腹部按揉 2 ~ 3 分钟，感觉腹部有温热感即可。

腹部保健操

（1）四肢着地，面朝地面，以手肘与脚尖来支持身体。维持这个姿势 20 ~ 30 秒。

（2）平躺于地面，将双手置于臀部的两侧。将双腿向上举起，同上半身成 90°，以腹部的力量把臀部向上移动，回落。重复 10 ~ 15 次。

（3）双腿以及上半身成 90°，然后用腹部的力量抬起下半身，这个时候用手接触脚踝的位置，微微停留 1 ~ 3 秒，然后将上半身落下。重复 10 ~ 15 次。

（4）先平躺在地面，然后将大腿抬起 60°左右，并且将小腿和地面保持平行。双手交叉放到脑后，头部离开地面。保持这样的姿势，慢慢地伸展腿部一直到和地面平行。重复 15 ~ 20 次。

（5）站立，将双脚微微分开，并且右手叉在腰间，左手持哑铃，自然下垂。这之后身体往左侧屈曲，左手尽力下垂，之后拉直身体。重复 20 次。

腰部保健自我按摩

五脏六腑在腰部脊柱两侧有一特定的与之相通的腧穴，这个位置和本脏腑相近，能够很好地反映各脏腑的病症，因此在治疗、保健中经常会用到。腰部的经络循行可以将“阴阳”“标本”互相联系起来，从而让它们成为一个整体。所以，对腰部的相应部位、穴位施以刺激，能够起到经气旺盛、防病健身的作用。

操作方法

1. 推搓腰部

在对腰部进行推搓的时候，要先把两手掌擦热，之后将手掌放到腰的部位，对腰部进行上下快速的推搓，这样就可以让推搓所产生的热量透达到深层组织。推搓的时候速度要快，时间在 3~5 分钟最好。

2. 横擦腰髓

在横擦腰髓的时候，要先搓热掌心，之后置于腰髓部位，对腰髓部进行横擦。横擦的时候用力要重，只有这样才有效果，时间大约在 3 分钟。

3. 轻叩命门

将两只手都握成拳状，用拳眼处分别对两侧的肾俞、命门穴做轻叩。

腰部保健操

1. 前屈后伸

把两腿开立，然后保持与肩同宽，并且双手叉腰，稳健地做好腰部的前屈和后伸，各 5~10 次。运动时，让腰部的肌肉放松。

2. 转胯回旋

将两腿开立，然后稍宽于肩，并且将双手叉腰，调匀呼吸。以腰为中轴，胯先按顺时针方向做水平旋转运动，然后按逆时针方向做同样的转动，速度要逐渐加快，旋转的幅度由小到大，如此各做 10~20 次。

3. 交替叩击

将两腿开立，保持与肩同宽，让两腿微微弯曲，两臂慢慢地下垂，双手半握拳。先向左转腰，再向右转腰。并且，两臂随腰部的左右转动也进行前后的自然摆动，除此之外，借摆动的力，双手一前一后，交替叩击腰背部和小腹。力量不宜太大，如此做 30 次左右。

4. 双手攀足

将身体直立放松，然后，两腿微微分开，先将两臂上举，然后将身体随之后仰，尽量达到后仰的最大限度。稍停片刻后，随即身体前屈，将双手下移，并且让手尽可能地触及双脚，稍停后，恢复原来体位。如此连续做10~15次。注意身体在前屈的时候，两腿不能够弯曲。

5. 拱桥式

仰卧在床，将双腿屈曲，以双足、双肘以及后头部作为支点，用力将臀部抬高，像一个拱桥。在锻炼的过程中，可将双臂放于胸前，然后以双足和后头部作为支点来进行锻炼。如此10~20次。

臀部保健自我按摩

对女性来说，一个完美的臀部是提升整体曲线的重要部分。如果你的身材足够纤细，臀部却扁平无亮点，就算你走在街上也不会引人注意。那么如何打造一个吸引人眼球的完美臀部呢？按摩是很好的办法。

操作方法

1. 按揉臀部

将掌根按揉臀部大约3分钟。

2. 拿捏臀部

自下而上拿捏臀部的两侧，左右各20~30次。

3. 拍打臀部

将双手的十指并拢，两手掌心微微拱起，自上而下拍打臀部，重复3~5遍。

臀部保健操

1. 掌揉臀部

就是对臀部的肌肉做按揉。在按压的时候，环形揉动臀部肌肉5~10分钟，从上到下，从内到外，让臀部肌肉放松。

2. 拇指揉臀部四条线

先运用指揉法对臀部做一个放松，同时要寻找到压痛点。第一条线是沿骶骨的外侧缘，从上到下，看看臀大肌外侧缘的按压处是否有压痛；第二条线则是从髂后上嵴的外侧、髂嵴下，可以沿臀中肌的外侧按压处，同时揉臀大肌与臀中肌的间隙；第三条线是从尾骨尖至髂后上棘连线的中点，然后到大转子间画梨状肌；第四条线是按揉环跳穴到承扶穴一线。

3. 点按、拨压痛点

通常来说，在四条线上可以找到压痛点，同时，这些压痛点一般都在臀大肌骶骨外侧缘的附着处、臀大肌与臀中肌的间隙、臀中肌肌腹及臀中肌在股骨大转子的附着处。可以点按、拨痛点 3～5 次，力量不宜太大。

4. 点按、弹拨环跳穴

环跳穴的深层是梨状肌、坐骨神经所在，可以点按环跳穴来解除梨状肌的劳损；另外，坐骨结节上有臀部深层肌肉附着，可以点按此处，让肌肉得到放松。

5. 掌推顺筋

运用掌推法沿着臀大肌、臀中肌的走行自上向下地推，大约 5 次，使局部产生舒适感即可。

脚部保健自我按摩

人体通过新陈代谢排除体内废物，这其中包括五脏六腑、淋巴系统、皮肤组织等都是排毒的重要途径。由于人体的特殊构造，很多器官都有经络连接到足部。如果我们的身体有了异样，足部反射区会形成痛点，每个痛点的触觉反应都是不同的，有的像颗粒，有些像沙子，有些只有肿胀的感觉。对足部进行一定的按摩刺激，能够加快排除沉积在组织周围的毒素与废物，从而有效达到治疗的目的。

操作方法

1. 拇指指腹按压法

拇指指腹按压法就是用拇指指腹来按压内肋骨、外肋骨、气管、腹股沟等反射区。

2. 单食指钩掌法

将中指、无名指、小指的第 1、2 指关节屈曲 90°，然后紧扣在掌心，食指第 1 指关节最好屈曲至 90°，第 2 指关节最好屈曲至 45°，食指末节指腹要指向掌心，拇指指关节微屈，虎口开大，这样可以形成与食指对峙，形状像镰刀状。

3. 拇指推掌法

先将食指、中指、无名指、小指的第 1、2 指关节微屈，然后将拇指指腹与其他 4 指对掌，虎口开大。拇指指腹的桡侧是发力的要点。

4. 双食指刮压法

双手食指弯曲，以双手食指桡侧缘（靠近拇指侧）同时施力刮压。主要适用于足背的膈反射区。

5. 双拇指指腹推压法

将双手拇指指腹放到被按摩脚部的相应反射区上，然后用食指将双脚固定好，其余的 6 指握成拳状，用双手拇指指腹为施力点进行按压。

脚部保健操

1. 敲击脚底

每天晚上在临睡前时候，用拳头“咚咚”地敲击脚底。通过敲击给予脚底一定的刺激，以加强全身血液循环。以脚掌为中心，有节奏地进行敲击，等到有了稍微的疼痛感即可。

2. 暖风刺激

用电吹风机吹脚底，能够有效消除脚部疲劳，还可以预防感冒、肩周炎和腰痛等疾病。边吹边用另一只手做脚底按摩，每次 3 ~5 分钟。电吹风的温度要适宜，不可烫伤脚。

3. 揉搓脚趾

揉搓脚趾能够起到增强记忆力的效果。用双手抓住双脚的脚趾，做圆周揉搓运动，每日揉搓 2 ~3 分钟。

4. 晒、捶双脚

早晨的时候，将两脚心朝向太阳，晒 20 ~30 分钟。这种方法的好处就是令阳光中的紫外线直射脚心，加快血液循环，有效促进全身代谢。另外，还可用一根按摩棒轻轻地捶击脚心，每次 50 ~100 下，让其产生热、酸、麻、胀的感觉，以达目的。

第三章

养护身心，内科疾病按摩法

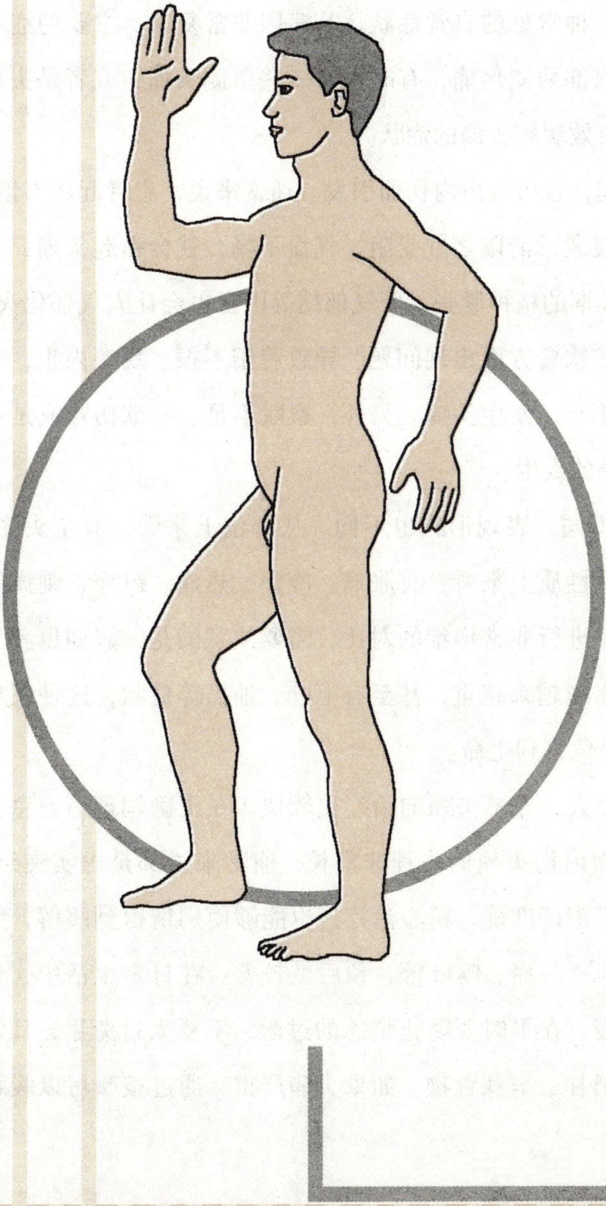

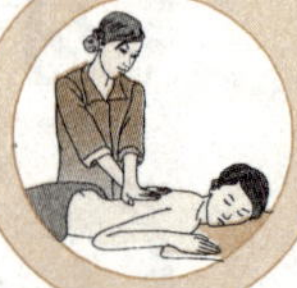

头 痛

头痛是一种常见的自觉症状，其病因非常复杂。主要的症状有持续性的头部疼痛、头部两侧疼痛，有时也有一些单侧头痛，或者是头部出现沉重感。按摩能够有效缓解头痛的症状。

头痛可以由外感引起，也可以由内伤而引发。通常来说，患者起居不慎，或者受到了风寒湿热等侵袭，清阳之气受阻，气血不畅，就会引起头痛，其中以风邪为主。另外，长期的精神紧张、肝气郁结等因素也会让人气郁化火，导致清阳受扰而头痛。在饮食方面出现问题，导致脾阳不振、痰湿内生，也非常容易导致气血化生不足，发生头痛。另外，禀赋不足、劳欲伤肾或是一些慢性病，都会导致头痛的发生。

头痛的部位和性质不同，表现形式也不同。从部位上来看，有全头痛、头顶痛、前额痛之分；从性质上来看，有胀痛、冷痛、热痛、窜痛、刺痛的区别，在实际鉴别中需要进行非常详细的对比。需要注意的是，假如患者突然出现剧烈头痛，而且疼痛越来越重，甚至有呕吐、抽搐等症状，这种头痛的后果非常严重，甚至会危害到生命。

头痛的预后差异非常大，外感头痛的治疗比较快，在正确调理后，患者基本上可以解除痛苦；而内伤头痛的病程非常长，通常来说都是虚实夹杂，治疗很困难，不过，只要辨证准确、精心治疗，也能够使病情得到缓解，并且治愈。若头痛并发中风、心痛、呕吐等，预后就较差。在日常生活中，要特别注意避免外邪的入侵。在平时要防止情志的过激，不要太过劳累，日常饮食还要特别避免过食肥甘、辛辣食物。如果头痛严重，通过按摩可以缓解头痛。

特效穴位 头面部的百会、率谷、神庭、太阳、印堂、攒竹、迎香，后颈部的风池、天柱，手腕附近的列缺、合谷，肘部的曲池，脚部的行间，肩部的肩井等穴。

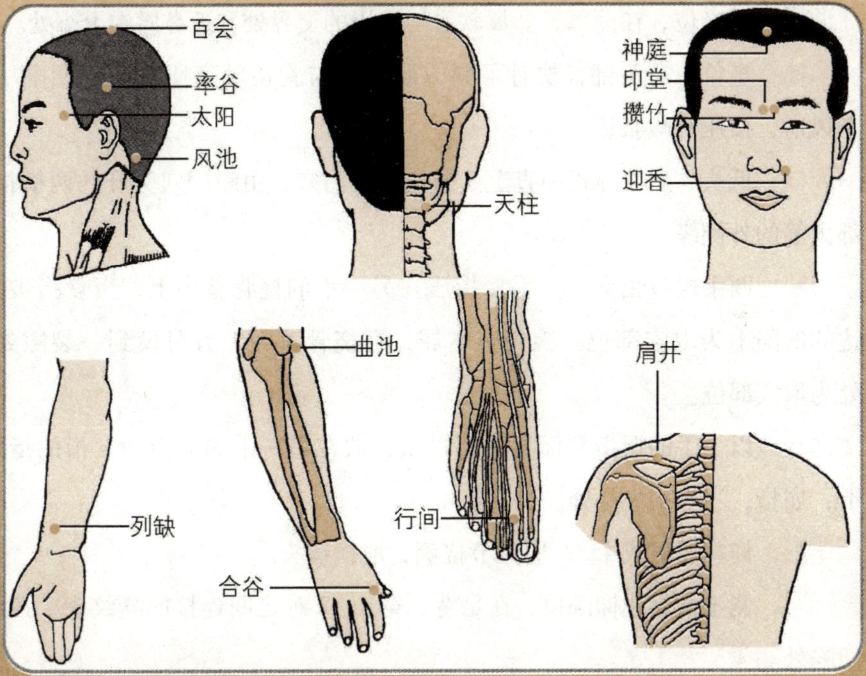

取穴要点

百会： 正坐位或仰卧位，在头部，两耳尖连线中点与眉间的中心线交汇处的凹陷中，用指尖按压有疼痛感。

率谷： 侧坐位，将耳部向前折，于耳尖直上入发际 1.5 寸处，咀嚼时，按压有肌肉鼓动。

神庭： 正坐位或仰卧位，在头前部，前发际正中直上量约半横指处，按压有酸胀感。

太阳： 正坐或侧坐位，在头部，眉梢与目外眦之间，向后约一横指的凹陷处。

印堂： 正坐或仰靠、仰卧姿势，位于面部，在两眉头连线中点凹陷处，按压有酸胀感。

攒竹： 正坐位，目视前方，在眉毛内侧端有一隆起处，按压有酸胀感。在眉头处上下移动时，会感觉到有一条细筋，攒竹穴就在此处。

迎香： 侧坐位，在面部，鼻翼软骨与鼻甲的交界处，近鼻唇沟上端处。

风池： 坐位，在头部，枕骨下斜方肌上端与胸锁乳突肌之间的凹陷中，约平风府，按压有酸胀感。

天柱： 低头，后发际正中直上5分处是哑门穴，由哑门穴旁开约两横指，项部大筋的外侧缘。

列缺： 两手虎口相交，一手食指压在另一手的桡骨茎突上，当食指尖端到达的凹陷中为取穴部位。腕关节掌屈，在桡骨茎突上方可摸到一裂隙处，此处为取穴部位。

合谷： 以一手的拇指掌面指关节横纹，放在另一手的拇指和食指的指蹼缘上，屈指，当拇指尖尽处。

曲池： 仰掌屈肘成45°，肘关节桡侧，肘横纹头。

行间： 侧坐伸足或仰卧位，在足背，第1、2趾之间连接的缝纹头，按压有凹陷处。

肩井： 坐位，在肩上，大椎与肩峰端连线的中点上，向下直对乳头。

按摩手法

（1）用双手拇指的背节处，交替推印堂至神庭穴，大约30次。

（2）用双手拇指的指腹，分别推攒竹至两侧太阳穴，30次。

（3）用拇指的指腹按揉百会、迎香、合谷、曲池、列缺、行间穴，各30～50次。

（4）用拇指指腹按揉太阳穴30次，并且向前向后各转15次。

（5）以率谷为重点，轻轻按揉头侧面，左、右各30次。

（6）用力拿捏天柱、风池，各10次。以局部有强烈的酸胀感为宜。

（7）用力拿捏肩井穴，10～20次。

贴心提醒

（1）足部按摩可以缓解头痛，而且，对于一般的感冒头痛和血管神经性头痛、偏头痛都有非常好的治疗效果。

（2）注意饮食起居，饮食宜清淡，忌油腻生冷，戒烟酒。生活要有规律，适当进行体育锻炼，这样有助于改善体质，减轻头痛的发生。

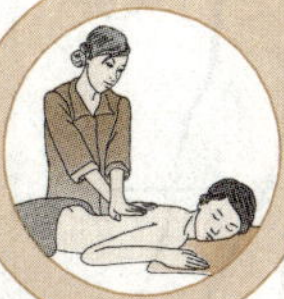

发 热

发热指的是人体的体温升高超过了正常的范围。一般健康人体温保持在36.2～37.2℃，而当温度超过37.3℃时，就是发热了。发热分为：低热主要指体温在37.4～38℃，而中等热度指体温在38.1～39℃，高热指体温超过了39.1℃。

根据致热原的性质以及来源的不同，可以将发热分为感染性发热和非感染性发热两大类。通常来说，感染性发热是急性起病，缓缓起病，最后形成了慢性感染。而非感染性发热的范围非常广。变态反应性疾病，比如说血清病、药物热、结缔组织病及某些恶性肿瘤等均可有发热表现。日常生活中，通过按摩治疗发热，能够有效缓解头痛、头昏等具有全身其他症状的疾病。

缓解发热的方法很多，一般是用化学方法和物理方法来进行缓解。跑步能够让人身体出汗，实际上这就是物理方法，针灸也是物理方法。而我们所谓的化学方法就是吃药。另外，喝开水、吃热汤面等，这些都是化学方法。所以，很多人淋雨之后，喝一碗姜汤，就可以起到祛除风邪的作用。除此之外，按摩也可以起到一定的治疗效果。

特效穴位 头部的神庭、攒竹、印堂、迎香、水沟、太阳、率谷、安眠、百会、风池，颈部的大椎，肩部的肩井，脊部的夹脊，手部的少商、十宣、合谷，腿部的委中、太溪等穴。

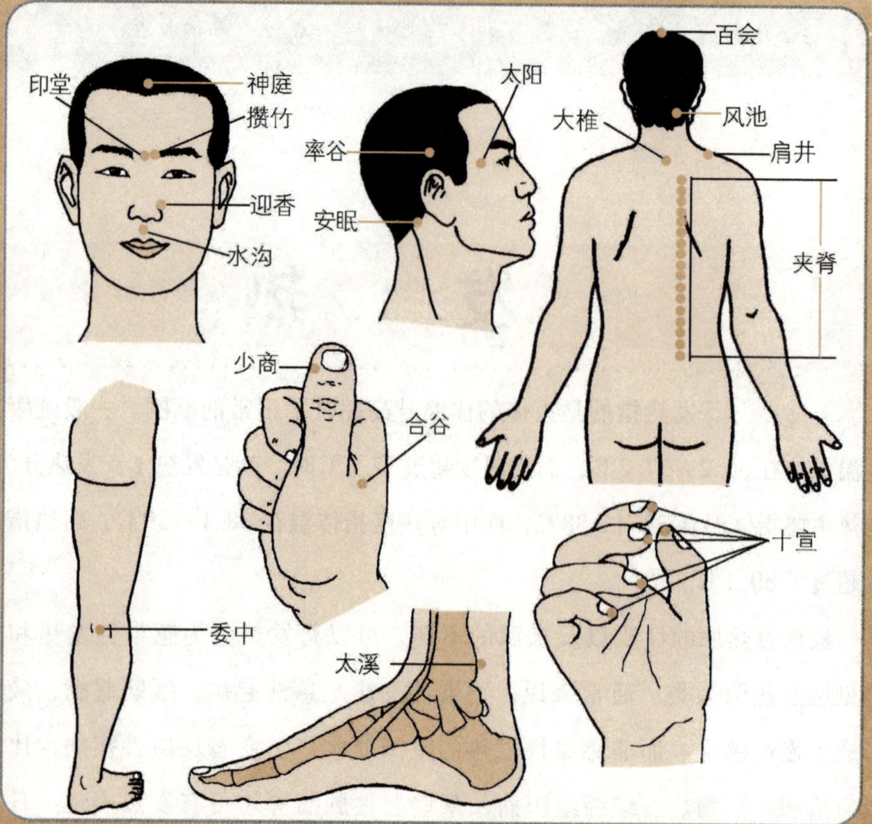

取穴要点

神庭： 正坐位或仰卧位，在头前部，前发际正中直上量约半横指处，按压有酸胀感。

攒竹： 正坐位，目视前方，在眉毛内侧端有一隆起处，按压有酸胀感。在眉头处上下移动时，会感觉到有一条细筋，攒竹穴就在此处。

印堂： 正坐或仰靠、仰卧姿势，位于面部，在两眉头连线中点凹陷处，按压有酸胀感。

迎香：正坐位，用手指从鼻翼沿鼻唇沟向上推，至鼻唇沟中点处可触及一凹陷，按之有酸胀感。

水沟：位于人体的面部，当人中沟的上1/3与中1/3交点处。

太阳：正坐或侧坐位，在头部，眉梢与目外眦之间，向后约1横指的凹陷处。

率谷：侧坐位，将耳部向前折，于耳尖直上入发际1.5寸处，咀嚼时，按压有肌肉鼓动。

安眠：侧坐位或侧卧位，在项部，在翳风与风池连线中点处。

百会：正坐位或仰卧位，在头部，两耳尖连线中点与眉间的中心线交汇处的凹陷中，用指尖按压有疼痛感。

风池：坐位，在头部，枕骨下斜方肌上端与胸锁乳突肌之间的凹陷中，约平风府，按压有酸胀感。

大椎：取坐位，在颈背交界处椎骨的最高点即为第7颈椎，它的下缘凹陷处，按压有酸胀感。

肩井：坐位，在肩上，大椎与肩峰端连线的中点上，向下直对乳头。

夹脊：坐位低头，在脊柱区，第1胸椎至第5腰椎棘突下，后正中线旁开0.5寸。

少商：拇指桡侧指甲根角侧上方0.1寸处。相当于沿爪甲桡侧画一直线与爪甲基底缘水平线交点处取穴。

十宣：仰掌，十指微屈，在十指尖端，距指甲游离缘0.1寸处。

合谷：以一手的拇指掌面指关节横纹，放在另一手的拇指和食指的指蹼缘上，屈指，当拇指尖尽处为取穴部位。

委中：俯卧位，稍屈膝，在大腿后面即可显示股二头肌腱和半腱肌腱，在其中间，按压有动脉搏动处。

太溪：坐位或仰卧位，由足内踝尖向后推至与跟腱之间的凹陷处，大约相当于内踝尖与跟腱之间的中点，按压有酸胀感。

按摩手法

（1）用双手拇指背节的地方交替推印堂至神庭穴，大约30次。

（2）用双手拇指指腹分推攒竹至两侧太阳穴30遍。

（3）用拇指指腹按揉百会、迎香、水沟、安眠穴各30~50次。

（4）用大鱼际按揉太阳穴30次，即向前向后各转15次。

（5）以率谷为重点轻揉头侧面左右各30遍。

（6）按揉大椎穴50~100次。

（7）用力拿捏风池穴10次。以局部有强烈的酸胀感为宜。

（8）用掌根由上向下推擦夹脊穴20~30次，至背部发热为止。

（9）拿肩井、风池、合谷、委中、太溪穴各10~20次。

（10）掐少商、十宣穴各10次。

贴心提醒

（1）每日2次按摩，直至热退身凉。

（2）发热期间需要休息，饮食宜清淡，多吃蔬菜、水果，忌食油腻、辛辣之品，多饮开水。

（3）应经常锻炼身体，增强机体的抵抗力。室内空气宜常流通，气候变化时随时增减衣服，切勿汗出当风。

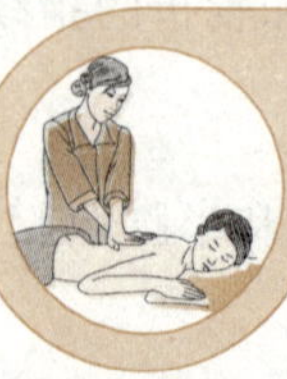

感冒

感冒是非常常见的一种疾病，在冬、春季比较易发，特别是气候骤变的时候最多。感冒的发生通常是因为体虚、抗病力减弱，在气候异常的情况下，会发生冷热失调，此时风邪乘虚而入，最终导致了病毒入侵。其主要的症状有头痛、四肢酸楚、咽痒咳嗽、口渴、鼻流清涕、喷嚏、无汗、咽红肿、胸部发闷、气短、胃脘部胀满、心烦意乱、恶心呕吐、头晕等。

上呼吸道感染有70%～80%都是由于病毒的入侵而导致的，包括鼻病毒、冠状病毒、腺病毒、流感病毒等病毒。另外，还有通过细菌所引起的感冒。细菌感染能够直接感染或继发于病毒感染，以溶血性链球菌最常见。

受凉、淋雨、气候突变、过度疲劳等，都可以使存在于上呼吸道或从外界侵入的病毒迅速繁殖，从而导致疾病。感冒会导致呼吸道局部防御功能的降低，对于老幼体弱、免疫功能低下的患者，更容易感冒。

中医认为，人体肺气不足，抗病能力就会减弱。如果气候剧变，防御功能就无法适应，这个时候邪气乘虚而入，导致感冒的发生。感冒表现为一系列的肺经疾病症状，比如咳嗽、鼻塞等。穴位按摩对于感冒有非常好的治疗效果。按摩相应的穴位，不仅能增强免疫功能，还可以增强机体的各项生理功能，从而提高机体的抗病能力。

按摩特定的经络和穴位能够激发人体内部的正气，从而更有效地抵御外邪、缩短感冒的病程。

特效穴位 太阳、风池、印堂、大椎、肺俞、膈俞穴。

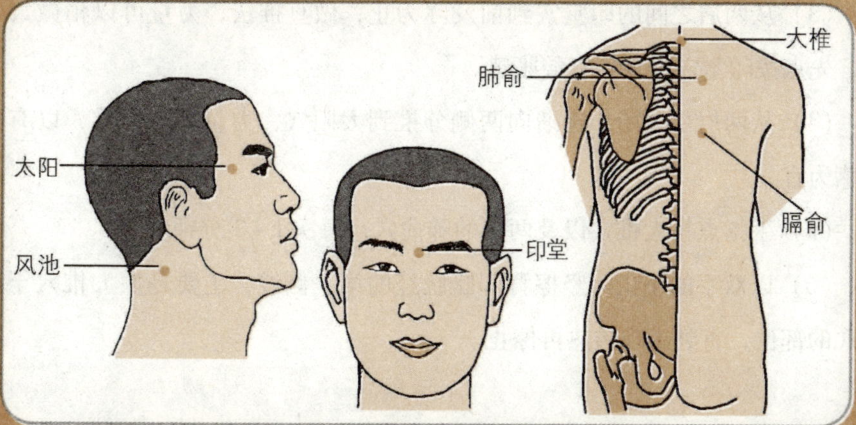

取穴要点

太阳：正坐或侧坐位，在头部，眉梢与目外眦之间，向后约一横指的凹陷处。

风池：坐位，在头部，枕骨下斜方肌上端与胸锁乳突肌之间的凹陷中，约平风府，按压有酸胀感。

印堂：正坐或仰靠、仰卧姿势，位于面部，在两眉头连线中点凹陷处，按压有酸胀感。

大椎：取坐位，在颈背交界处椎骨的最高点即为第7颈椎，它的下缘凹陷处，按压有酸胀感。

肺俞：大椎穴往下3个椎骨，即第3胸椎，其下缘旁开约两横指（食指、中指）处。

膈俞：由平双肩胛骨下角之椎骨（第7胸椎），其棘突下缘旁开约两横指（食指、中指）处。

按摩手法

（1）用指腹放在患者的太阳穴，按揉约30次。

（2）将拇指放在患者枕后的风池穴，按揉力度不宜太重，每次按摩1~2分钟，直到患者微出汗。

（3）从两眉之间的印堂穴到前发际为止，做直推法，力量可以稍微大一点，先点按印堂穴，直到有酸胀感。

（4）从两眉弓开始，逐渐向两侧分推到太阳穴，力量不宜太重，以有微热感为宜。

（5）手指点揉大椎穴以及两侧的肺俞穴，每次1~2分钟。

（6）以双手的小鱼际竖擦背部膀胱经的第一侧线，主要是擦大椎穴至膈俞穴的部位，直到出现透热再停止。

贴心提醒

（1）要特别注意日常出行避风，多饮开水，适当休息。

（2）尤其是对老年人、婴幼儿、体弱患者，一定要给予重视，注意有无特殊情况，防止发生转变或同时夹杂其他疾病。

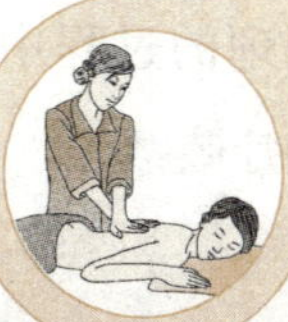

咳 嗽

咳嗽是肺系疾病最主要的症状之一，是由于六淫外邪侵袭肺系，导致脏腑功能失调而形成的。其中有声无痰为咳，有痰无声为嗽。咳嗽一般都会伴有气喘、咽痛、声音嘶哑、咳痰或声低气怯的症状。适当的按摩能够有效地减轻咳嗽的症状。咳嗽的形成以及反复发病，是由于很多复杂的因素而导致的。

吸入物通常分为特异性以及非特异性两种。前者是一些花粉、真菌、动物毛屑等物质；而非特异性的吸入物，包括硫酸、二氧化硫、氯氨等。

咳嗽的形成以及发作同反复呼吸道感染有很大的关系。通常来说，在病毒感染之后，能够直接损害呼吸道的上皮，最后导致呼吸道反应性的增高。有的学者认为，病毒感染会产生一些干扰素，让疾病更加严重。在乳儿期，机体被呼吸道病毒感染后，通常会有咳嗽等症状的出现。这是由于寄生虫，比如说蛔虫、钩虫所导致的。

由饮食所引起的咳嗽发作是我们经常可以见到的，特别是婴幼儿，食物过敏较为严重，不过，随年龄的增长会慢慢减少。引起过敏的食物有鱼类、虾蟹、蛋类、牛奶等。如果气温、气压和空气中离子发生改变，也非常容易诱发咳嗽，所以，在寒冷的季节，咳嗽较容易发生。

患者如果情绪激动，或者是紧张不安、易怒等，都非常容易导致咳嗽发作。一般来说，咳嗽是由于大脑皮质和迷走神经反射或过度换气而导致的。有很大一部分患者，在剧烈运动之后会诱发咳嗽，且临床表现为胸闷、气急，听诊可闻及哮鸣音。还有的患者虽然在运动后没有非常明显的哮喘表现，但是，从运动前后的肺功能测定可以看到他们有支气管痉挛。另外，一些药物也会引起咳嗽发作。

咳嗽一般很容易治疗，特别是外感咳嗽，如果及时治疗，在很短的时间内就可以治愈。假如治疗不及时，也很容易成为内伤咳嗽。内伤咳嗽一般是慢性反复发作，治疗很难达到速效，但是，只要对症治疗也可以治愈。所以说，罹患咳嗽要进行及时的调理，以免延误病情。特别是在调理的过程中，一定要注意防寒保暖、戒烟。另外，多进行按摩保健，也可以治疗咳嗽。

特效穴位 天突、膻中、中脘、肩井、肺俞、足三里、丰隆等穴。

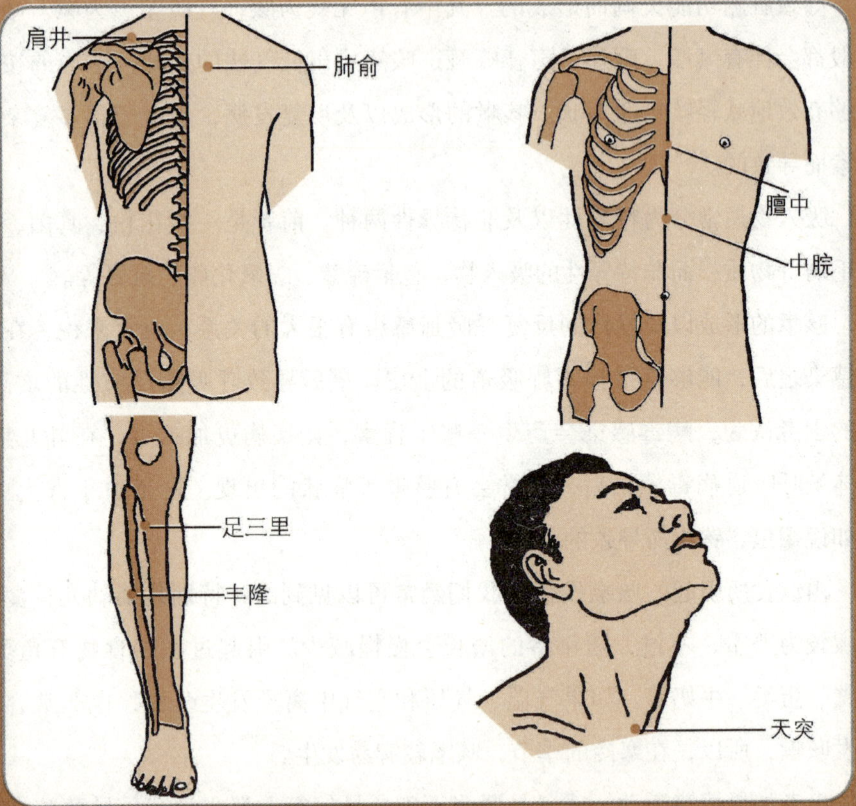

取穴要点

天突：仰卧位，在前正中线上，两锁骨中间，胸骨上窝中央。

膻中：正坐或仰卧位，在人体胸部的正中线上，两乳头之间连线的中点，平第4肋间，按压有酸胀感。

中脘：仰卧位，在上腹部，神阙与胸剑结合点连线的中点处，按压有酸胀感。

肩井：坐位，在肩上，大椎与肩峰端连线的中点上，向下直对乳头。

肺俞：大椎穴往下3个椎骨，即第三胸椎，其下缘旁开约两横指（食指、中指）处为取穴部位。

足三里：站位，用同侧手张开虎口围住髌骨上外缘，余四指向下，中指尖处为取穴部位。

丰隆：平腘横纹与足腕横纹连线之中点，在小腿前外侧，距胫骨前嵴约二横指处为取穴部位。

按摩手法

（1）将食、中二指按在胸骨柄上缘，然后向内揉3～5分钟。

（2）双手相对放到膻中穴，同时向两侧推抹，大约30次。

（3）从肩部向下，持续按揉3～5次。

（4）用一指禅推法，在双侧肺俞穴进行按摩，各3～5分钟。

（5）将双手轮流在中脘穴处放好，向下按揉50次。

（6）用拇指按揉足三里、丰隆穴，各3～5分钟。

（7）提拿肩井穴8～10次，之后轻轻搓揉被拿的部位即可。

贴心提醒

（1）在日常生活中，要加强体育锻炼，增强体质，提高抗病能力。

（2）注意气候的变化，适时做好防寒保暖，避免受凉。

（3）戒烟，少吃生冷、油腻的食物，保持精神愉快、乐观。

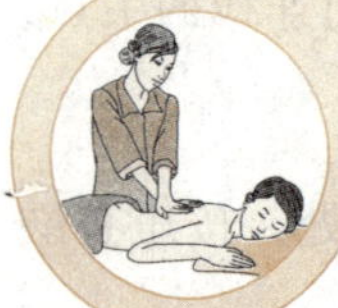

中暑

人体在高热的环境中，或者是长时间曝晒在烈日下，体内的热量散发不出，就会导致中暑的发生。尤其是那些年老体虚的人，更容易发生中暑。主要症状表现为晕眩、面色苍白、出汗、尿量减少、血压降低等。有的时候肌肉有痉挛性疼痛。严重者体温通常会在40℃以上，并失去知觉。按摩能够用于急救，但还是要以药物治疗为主。

夏天出门一定要记得备好防晒用具，最好不要在烈日下行走，否则极容易发生中暑。如果必须要外出，就做好防护工作，比如打遮阳伞、戴遮阳帽、戴太阳镜等。另外，还要准备好充足的水和饮料。此外，在炎热的夏季，防暑降温的药品也要经常备用，以供应急之用。老年人、孕妇、有慢性疾病的人，最好不要在高温天气外出活动。

在天气炎热的季节，要多喝水，不要等到口渴了才喝。一般情况下，根据气温的高低，每天喝1.5～2升的水。出汗比较多的时候，可以适当补充一些盐水，这样能够有效补充人体由于出汗而失去的盐分。另外，在夏季，人体非常容易缺钾，这会让人感到倦怠，所以，要多喝含钾的茶水。

另外，夏天日长夜短，气温又非常高，这个时候人体的新陈代谢旺盛，消耗量也非常大，人很容易感到疲劳。所以，要特别注意保证充足的睡眠，这样可以让大脑和身体的不同系统都得到放松，也能够预防中暑。如果不幸中暑了，通过按摩的方法也能够起到非常好的治疗效果。

特效穴位 头部的印堂、水沟、百会、风池，上肢的曲池，手部的合谷、十宣，下肢的足三里、太冲等穴。

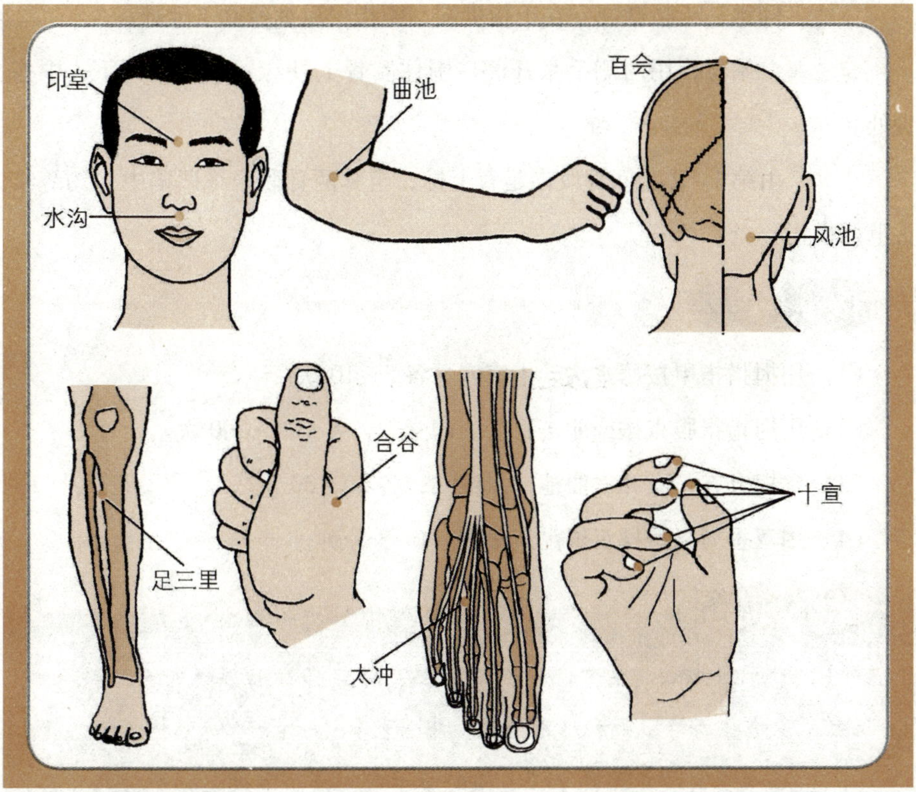

取穴要点

印堂：正坐或仰靠、仰卧姿势，位于面部，在两眉头连线中点凹陷处，按压有酸胀感。

水沟：位于人体的面部，当人中沟的上 1/3 与中 1/3 交点处。

百会：正坐位或仰卧位，在头部，两耳尖连线中点与眉间的中心线交汇处的凹陷中，用指尖按压有疼痛感。

风池：坐位，在头部，枕骨下斜方肌上端与胸锁乳突肌之间的凹陷中，按压有酸胀感。

曲池：仰掌屈肘成 45°，肘关节桡侧，肘横纹头为取穴部位。

合谷：以一手的拇指掌面指关节横纹，放在另一手的拇指和食指的指蹼缘上，屈指，当拇指尖尽处为取穴部位。

十宣：仰掌，十指微屈，在十指尖端，距指甲游离缘0.1寸处。

足三里：站位，用同侧手张开虎口围住髌骨上外缘，余四指向下，中指尖处。

太冲：由第1、2趾间缝纹向足背上推，至其两骨联合缘凹陷中（约缝纹头上两横指）处。

按摩手法

（1）用拇指指甲按压水沟、十宣穴，各5~10次。

（2）用拇指指腹点按或叩击百会、印堂穴，各100~200次。

（3）拿捏合谷、太冲、曲池、风池穴，各20~30次。

（4）用双手拇指按揉双侧足三里穴，1~3分钟。

贴心提醒

（1）补充维生素。夏天，人体维生素需要量比普通标准要高一倍或一倍以上，多吃些新鲜蔬菜和水果能预防中暑。

（2）补充蛋白质。在夏季，人体的营养消耗量非常大，代谢功能旺盛，因此，要常吃些富含优质蛋白质，同时易于消化的食品。

（3）多喝汤。当人出汗太多的时候，体液损耗量比较大，这个时候多喝汤不仅可以及时补充水分，也利于消化吸收。

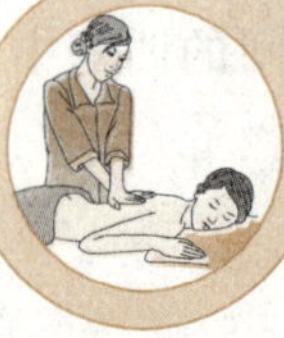

昏厥

昏厥指的是一种突然发生的、短暂的意识丧失的状态。它同昏迷是不同的，昏迷是一种高级神经活动，一般会受到非常严重的抑制，患者的意识丧失持久，并且很难恢复。昏厥与中风也是不同的，中风后一般会有偏瘫、失语、口眼㖞斜等后遗症。

通常来说，当大脑功能暂时出现严重的障碍时，就非常容易发生昏厥。由于脑部缺血所引起的氧供应不足，或者是由血液化学成分的改变而导致的，如低血糖、碱中毒，以及其他的脑组织本身的损伤，这些都是非常容易产生昏厥的。按发生的原因，昏厥也会分成血管神经性昏厥、心源性昏厥、脑性昏厥和代谢性昏厥等。昏厥发作之前，患者经常会感到头昏、软弱无力、恶心、眼前发黑以及冒金星等，另外，还会有面色苍白、四肢发冷、脉搏微弱的症状。在刚刚走动的时候，心跳加速、血压降低，如果是在坐位或立位发生，非常容易失去知觉。一般在躺下几分钟后就能够快速苏醒。发作后没有太多的后遗症。

晕厥的发生和人的心理因素有关，人的紧张和恐惧是造成晕厥的主要因素，特别是曾经发生过晕厥的患者，更会有心理阴影，非常害怕再次发生晕厥，完成日常生活活动的自信心下降。在完成日常生活活动的过程中，自信心在实际表现中会起到主要的决定性作用，所以说，一个人的自信心下降是导致晕厥发生的一个因素。护理人员要及时评估晕厥患者的心理状况以及日常生活的活动能力，最好能够有针对性地进行心理护理，这样可以有效分散患者的注意力，从而有效鼓励患者多与他人交往，参加社会活动。另外，也可以指导患者循序渐进地完成力所能及的日常生活活动，这对于治疗患者的晕厥有很好的帮助。

特效穴位 头部的太阳、印堂、水沟、百会、风池，上肢的曲池、合谷、十宣，背部的肩井、肾俞，下肢的委中、足三里、太冲等穴。

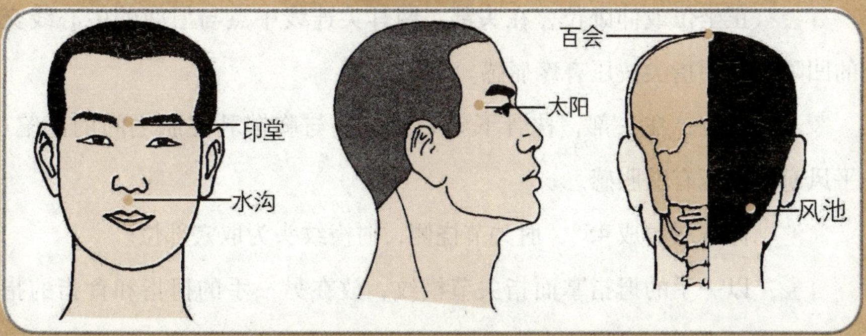

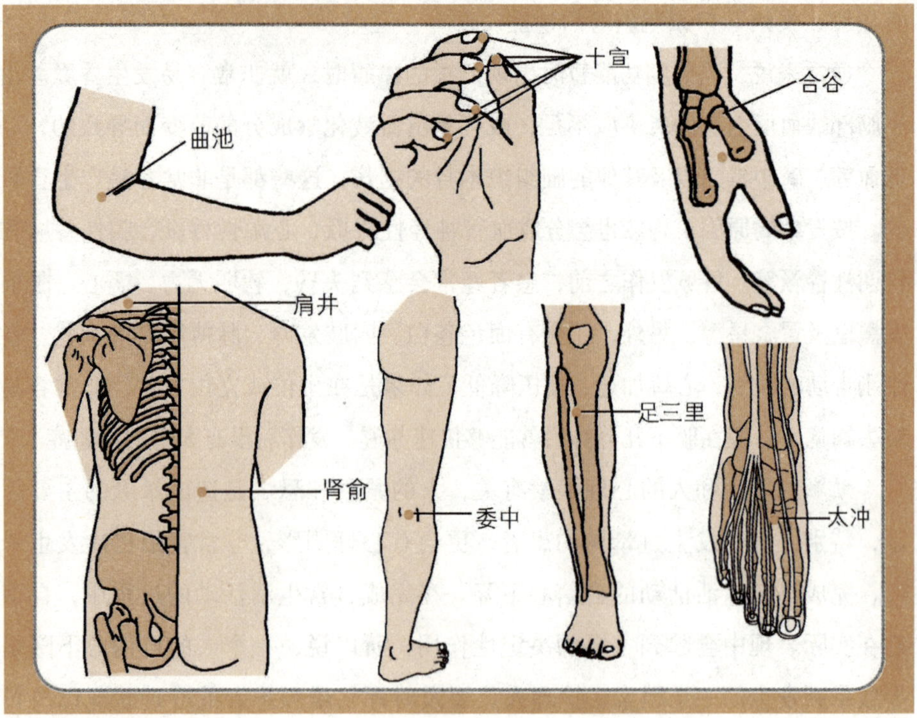

取穴要点

太阳： 正坐位或侧坐位，在头部，眉梢与目外眦之间，向后约一横指的凹陷处。

印堂： 正坐或仰靠、仰卧姿势，位于面部，在两眉头连线中点凹陷处，按压有酸胀感。

水沟： 位于人体的面部，在人中沟的上 1/3 与中 1/3 交点处。

百会： 正坐位或仰卧位，在头部，两耳尖连线中点与眉间的中心线交汇处的凹陷中，用指尖按压有疼痛感。

风池： 坐位，在头部，枕骨下斜方肌上端与胸锁乳突肌之间的凹陷中，约平风府，按压有酸胀感。

曲池： 仰掌屈肘成 45°，肘关节桡侧，肘横纹头为取穴部位。

合谷： 以一手的拇指掌面指关节横纹，放在另一手的拇指和食指的指蹼缘上，屈指，当拇指尖尽处为取穴部位。

十宣： 仰掌，十指微屈，在十指尖端，距指甲游离缘0.1寸处。

肩井： 坐位，在肩上，大椎与肩峰端连线的中点上，向下直对乳头。

肾俞： 与肚脐中相对应处即第2腰椎，其棘突下缘旁开约两横指（食指、中指）处。

委中： 俯卧位，稍屈膝，在大腿后面即可显示股二头肌腱和半腱肌腱，在其中间，按压有动脉搏动处。

足三里： 站位，用同侧手张开虎口围住髌骨上外缘，余四指向下，中指尖处。

太冲： 由第1、2趾间缝纹向足背上推，至其两骨联合缘凹陷中（约缝纹头上两横指）。

按摩手法

（1）用拇指指甲掐按人中、十宣、印堂各穴，不限次数，交替进行，主要是以水沟、十宣为主，直到患者苏醒为止。

（2）用双手的大鱼际按揉太阳穴，大约30次。

（3）用拇指指端叩击百会穴，大约50次。

（4）拿捏风池、合谷、曲池、肩井、委中、太冲穴，各10~20次。

（5）用双手的大鱼际从印堂抹向太阳穴，往返大约10次。

（6）按揉足三里、肾俞穴，各30~50次。

贴心提醒

（1）饮食要清淡，如果身体素质差，在运动前要多喝葡萄糖水，戒烟酒。

（2）戒郁怒、节忧思，避免情志相激导致疾病的发生。

（3）偶然发病的患者，苏醒后一定要特别注意调理，避免再次发生。而经常反复发作的患者，要找出病因，并给予积极的治疗。

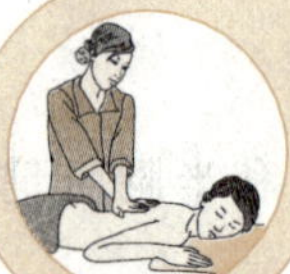

贫血

贫血指的是单位容积血液内红细胞数量和血红蛋白量低于正常的病理状态。其主要症状为头昏、眼花、耳鸣、面色苍白或萎黄、气短、心悸、身体消瘦、夜寐不安、疲乏无力、指甲变平变凹易脆裂、注意力不集中、食欲不佳、月经失调等。贫血发生的原因有缺铁、失血、溶血、造血功能障碍等。缺铁通常会引起缺铁性贫血，常见于营养不良、长期小量出血，治疗上应该去除病因，服用铁剂。急性大量失血会引起失血性贫血，这个时候就需要输血或手术抢救。另外，还有红细胞过度破坏引起的溶血性贫血、缺乏红细胞成熟因素而导致的巨幼红细胞成熟性贫血、缺乏内因子的巨幼红细胞而导致的恶性贫血以及造血功能障碍所引起的再生障碍性贫血。

在日常生活中，要多吃含铁丰富的食物，如瘦肉、猪肝、蛋黄、海带、发菜、紫菜、木耳、香菇、豆类等。另外，还要特别注意饮食的合理搭配，如餐后适当吃些水果。这是因为水果中含有丰富的维生素 C 和果酸，可以有效地促进铁的吸收。除此之外，用铁锅烹调食物也能够有效预防贫血。需注意的是在餐后饮用浓茶，铁与茶中的鞣酸结合会生成沉淀，这样会影响铁的吸收。叶酸和维生素 B_{12} 也对贫血有很大的好处。另外，一些新鲜的绿色蔬菜、水果、瓜类、豆类及肉食中，都含有非常多的叶酸，肉类及肝、肾、心等内脏中，还含有丰富的维生素 B_{12}，然而，通常在经高温烹调后，就会损失大量的维生素 B_{12}。所以说，在生活中要特别注意饮食的多样化。

中医认为“心主血、肝藏血、脾统血”。实际上，这些脏腑功能的充分发挥，同时也和肾脏的温煦功能有着非常密切的联系。因此，心、肝、脾、肾功能的衰弱，均会导致人体血虚造成贫血。在按摩治疗的时候，主要以益气补血、调养脏腑为主，通过按摩人体的一些重要穴位，能够有效调整脏腑功能，从而达到消除造血器官功能障碍，改善人体造血功能，有效缓解人体贫血现象的目的。

特效穴位 头部的百会、率谷、神庭、攒竹、太阳、印堂、安眠，以及肾、肝、脾、三焦、内分泌等耳穴，上肢的内关、神门，下肢的太溪、三阴交、涌泉等穴位。

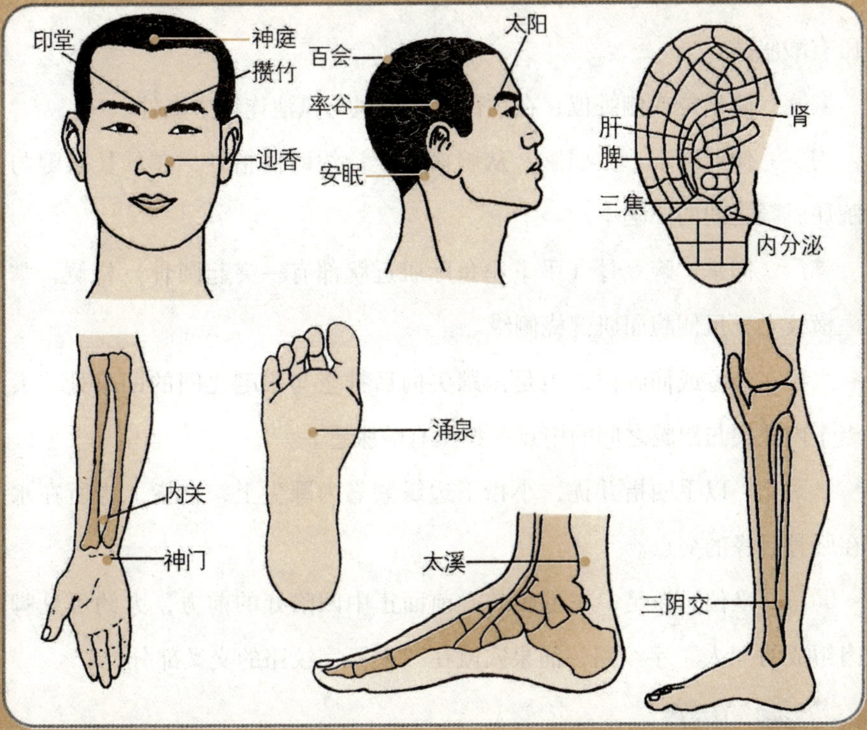

取穴要点

百会：正坐位或仰卧位，在头部，两耳尖连线中点与眉间的中心线交汇处的凹陷中，用指尖按压有疼痛感。

率谷：侧坐位，将耳部向前折，于耳尖直上入发际 1.5 寸处，咀嚼时，按压有肌肉鼓动。

神庭：正坐位或仰卧位，在头前部，前发际正中直上量约半横指处，按压有酸胀感。

攒竹：正坐位，目视前方，在眉毛内侧端有一隆起处，按压有酸胀感。在眉头处上下移动时，会感觉到有一条细筋，攒竹穴就在此处。

太阳：正坐或侧坐位，在头部，眉梢与目外眦之间，向后约一横指的凹陷处。

印堂：正坐或仰靠、仰卧姿势，位于面部，在两眉头连线中点凹陷处，按压有酸胀感。

安眠：侧坐位或侧卧位，在项部，在翳风与风池连线中点处。

内关：伸肘仰掌，微屈腕，从腕横纹上量约两横指处，在掌长肌腱与桡侧腕屈肌腱之间的凹陷中。

神门：仰掌，豌豆骨（手掌小鱼际肌近腕部有一突起圆骨）桡侧，掌后第一横纹上，尺侧腕屈肌腱桡侧缘。

太溪：坐位或仰卧位，由足内踝尖向后推至与跟腱之间的凹陷处，大约相当于内踝尖与跟腱之间的中点，按压有酸胀感。

三阴交：以手四指并拢，小指下边缘紧靠内踝尖上，食指上缘所在水平线在胫骨后缘的交点。

涌泉：坐位，卷足，在足底掌心前面正中凹陷处的前方，大约可见脚底肌肉组成的“人”字纹路，涌泉穴就在“人”字纹路的交叉部分。

按摩手法

（1）用双手的拇指按揉太阳穴，30～50次，力度以产生胀痛感为度。

（2）按揉百会、印堂、率谷、安眠穴，各30～50次，以产生酸痛感为度。

（3）交替推印堂至神庭穴，30～50次，力度以产生胀痛感为度。

（4）用双手拇指指端分推攒竹至两侧太阳穴，大约30次。

（5）以率谷为中心，然后按压头侧面左右，各30～50次，力度以产生胀痛感为度。

(6) 指揉耳部肾穴、肝穴、脾穴各3分钟，频率最好控制在每分钟75次，力度适中。

(7) 揉捏内分泌穴3分钟，频率最好控制在每分钟90次，力度轻缓柔和。

(8) 棒点三焦穴3分钟，频率最好控制在每分钟75次，力度适中。

(9) 点揉内关、神门穴各50～100次，力度适中，以产生酸痛为度。

(10) 推压手50～100次，力度稍重。

(11) 点按太溪、三阴交穴各30～50次。

(12) 揉擦涌泉穴50～100次。

贴心提醒

(1) 贫血患者最好不要过多喝茶，否则会使贫血症状加重。

(2) 多吃含铁丰富的食物，包括肝脏、肾脏、心脏、胃肠和海带、紫菜、黄豆、菠菜、芹菜、油菜、番茄、杏、枣、橘子等。

(3) 生活中不仅要注意饮食的多样化，也要讲究烹饪技术，尽量避免过度蒸煮食物。

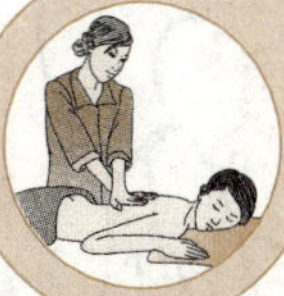

呃 逆

呃逆俗称打嗝，是胃气上逆所导致的。西医认为，呃逆主要是因为膈肌的反射性阵发性痉挛而导致的。由于其多突然发作，声短而频，无法自制，轻者能够通过屏气、喝水等方法制止；而重者通常持续不断，无法制止。

日常生活中，进食过快、过饱，或者食用生冷的食物，都会导致寒气蓄积于胃，胃失和降，使膈肌气机不利，气逆上冲于喉，发生呃逆。有的是因为情志不遂、恼怒伤肝等原因，最终导致胃失和降，胃气上逆出现了呃逆的症状。有的是因为年老体弱、大病久病，人的正气还没有恢复，使脾胃虚弱、胃失和降或胃阴不足，最后导致呃逆的发生。其病位在膈，主要病变脏腑为胃。

呃逆在临床中主要是关注其病程的长短、呃声的性质还有伴随症状。如果表现为呃声沉缓有力、胸膈及胃脘不舒、进食减少、口淡不渴、舌苔白、脉迟缓，则为寒邪犯胃证；如果表现为呃声洪亮有力、冲逆而出、口臭烦渴、多喜饮冷、脘腹满闷、大便秘结、小便短赤、苔黄燥、脉滑数，则可辨证为胃火上逆证。另外，如果表现为呃逆连声、因情志不畅诱发或加重、胸胁满闷、脘腹胀满、食欲下降、嗳气、肠鸣矢气、苔薄白、脉弦，则可辨证为气机郁滞证。

呃逆有轻重的区别，轻者一般是不需治疗，重者才需治疗。一时性的呃逆通常不治而愈，患者只不过有轻微的不适，假如呃逆为持续性或反复发作，就需要进行适当的治疗，如果慢性危重病症后期出现了呃逆，一般会导致病情的恶化。反复呃逆的患者最好保持精神的舒畅，同时要清淡饮食。适当的按摩也能够帮助治疗呃逆的症状。

特效穴位 缺盆、膻中、中脘、章门、大椎、膈俞。

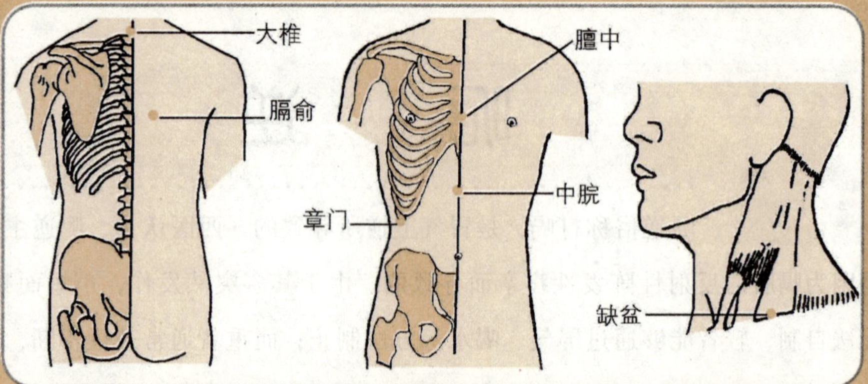

取穴要点

缺盆： 正坐，在乳中线上，锁骨上窝中点处，即为本穴。

膻中： 正坐或仰卧位，在人体的胸部正中线上，两乳头之间连线的中点，平第 4 肋间，按压有酸胀感。

中脘： 仰卧位，在上腹部，神阙与胸剑结合点连线的中点处，按压有酸胀感。

章门： 由腋前线往下循摸肋弓下第一游离肋之前下缘处，为取穴部位。

膈俞： 由平双肩胛骨下角之椎骨（第 7 胸椎），其棘突下缘旁开约两横指（食指、中指）处，为取穴部位。

大椎： 取坐位，在颈背交界处椎骨的最高点即为第 7 颈椎，它的下缘凹陷处，按压有酸胀感。

按摩手法

（1）用拇指指端按压膻中穴。

（2）用拇指按揉缺盆穴，大约 50 次，达到酸胀即可。

（3）以中脘穴为中心，然后按照顺时针的方向按摩上腹部，大约 100 次，腹部发热的时候，呃逆就会停止。

（4）将两手相叠放在腹部团揉 100 次，能够起到调和气血、健脾益胃、祛瘀行滞的作用。

（5）将手指放到章门穴按揉，大约 50 次。

（6）使患者俯卧位，按摩者将双手拇指放在膈俞穴进行按压。

（7）用双手小鱼际竖擦背部的膀胱经第一侧线，主要是擦大椎至膈俞穴的部位，以达到透热为度。

（8）用双掌擦法擦两肋，大约 100 次。

贴心提醒

（1）适当吃一些具有疏肝、健脾和胃作用的食物。如含有维生素的蔬菜以及顺气通便的水果等。

（2）忌吃肥腻的肉食，以及海鲜和辛辣品。

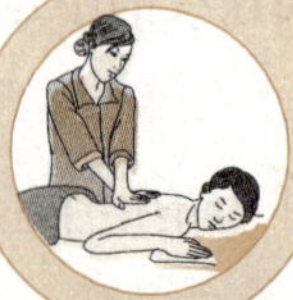

胃脘痛

胃脘痛也叫作胃痛，是以上腹部经常发生疼痛为主要表现的消化道病症。中医认为，胃脘痛的发生主要是因为气机不畅、脉络痹阻、脏腑功能失调等导致的，由寒邪犯胃、肝气郁结、饮食停滞或脾胃虚寒等所引起。通过按摩治疗可以取得较好的效果。

很多胃病患者经常会有久治不愈的情况，这是伴有胃自主神经功能紊乱的缘故，只要治疗好了胃自主神经功能紊乱，胃病自然就会好。

中医认为，小腿内侧是足太阴脾经、足厥阴肝经和足少阴肾经的循行之处，按捏这一部位，可以有效地刺激上述经络所在的穴位。

特效穴位 内关、足三里、公孙等穴。

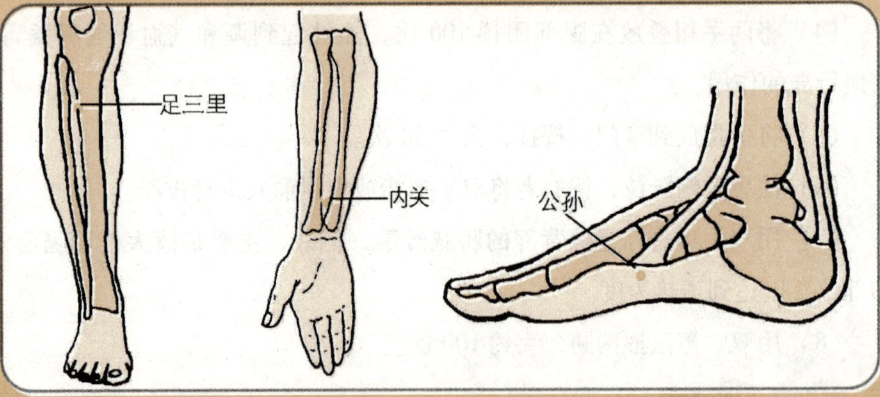

取穴要点

内关： 在腕横纹正中上2寸（约两横指），两筋腱中间。

足三里： 在外膝眼（犊鼻穴）下3寸（约四横指），胫骨外缘一横指处。

公孙： 在足内侧，第一跖骨底前缘。

按摩手法

（1）轻揉内关穴2~3分钟。

（2）按揉足三里穴2~3分钟。

（3）按揉公孙穴2~3分钟。

贴心提醒

（1）饮食要有节制，防止暴饮暴食，可进食一些易消化的食物。不要吃生冷、粗硬、酸辣刺激性的食物。

（2）一定要避免烦恼、忧虑，在生活、工作中保持乐观的情绪。

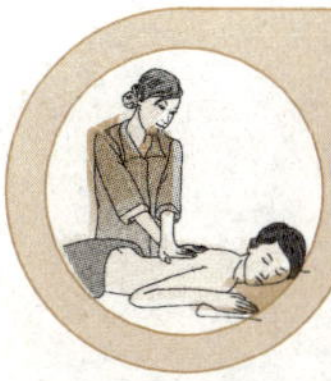

呕　吐

胃中之物上逆，经口而出，称之为呕吐。呕吐不是一种独立的疾病，而是一种伴随的症状。主要是由胃肠道梗阻、神经调节障碍、药物或食物中毒、代谢紊乱、急性传染病、高血压、脑出血、脑外伤、脑瘤等多种因素所引起的。

呕吐的病因非常复杂，而且其发生以及持续的时间是不同的，所以，对人体产生的影响也会不一样。通常来说，轻者是没有任何影响的，仅仅是短时间的不适。而长期的慢性呕吐会发生消化性食管炎、低血容量、低钾、低钠、碱中毒等代谢紊乱。如此，再进一步发生贫血、营养不良、生长发育停滞等病症。严重的话，会导致水电解质平衡紊乱、休克或误吸、窒息。由于外科原因所引起的患者呕吐甚至会导致消化道穿孔、弥漫性腹膜炎、休克、败血症等的出现，后果非常严重。

另外，呕吐的发生还伴有头痛。而伴有眩晕的患者则可能是梅尼埃病、迷路炎等病症，这个时候就需要了解是否由硫酸链霉素、卡那霉素、新霉素或庆大霉素等药物引起。除此之外，对恶心呕吐伴有厌食、疲乏，甚至出现黄疸，需要特别警惕病毒性肝炎的发生，如果及时就诊，并有所隔离，病情会得到一定的控制。对于育龄女性一定要了解月经的情况，假如说未经避孕而超过 4 周，还没有行经，就可能是早孕所引起的恶心、呕吐。

呕吐在临床上比较常见。大多数是由于消化系统本身病变所致的，也有的是由于消化系统以外的全身性疾病而导致的。要想对恶心与呕吐做出正确的诊断，最好是去医院进行全面系统的检查。

中医认为，呕吐的病机为胃失和降、气逆于上，其病因主要是外邪侵袭、胃失和降，饮食不节、伤胃滞脾，情志失调、肝失调达，脾胃虚弱、阳气不振，胃阴不足、失其润泽等，而疾病的发生和胃与肝脾的关系非常密切。按摩可以起到非常好的降逆止呕作用。

特效穴位 头部的印堂、太阳、攒竹，胸部的天突、中脘，腕部的内关，背部的脾俞、胃俞，下肢的梁丘、足三里、涌泉等穴。

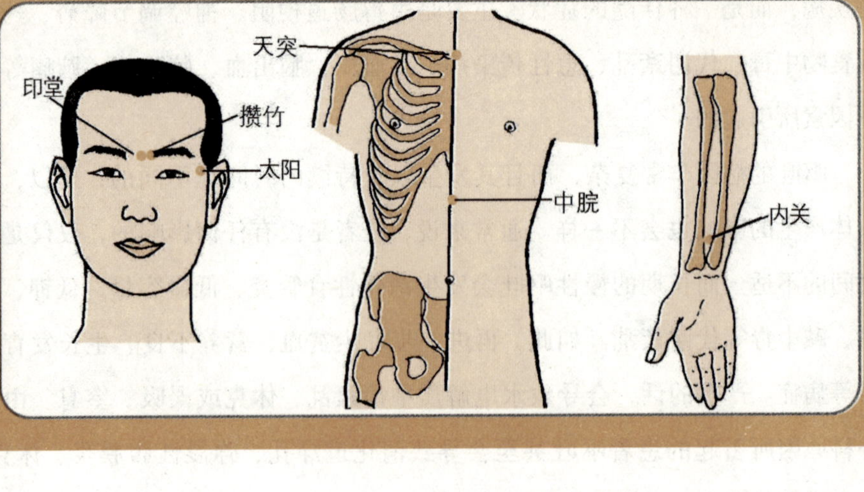

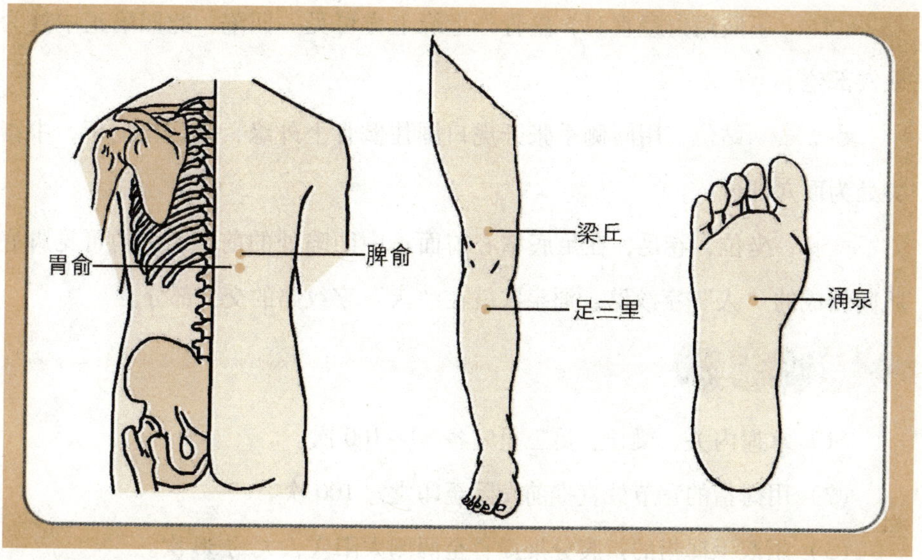

取穴要点

印堂： 正坐或仰靠、仰卧姿势，位于面部，在两眉头连线中点凹陷处，按压有酸胀感。

太阳： 正坐或侧坐位，在头部，眉梢与目外眦之间，向后约一横指的凹陷处。

攒竹： 正坐位，目视前方，在眉毛内侧端有一隆起处，按压有酸胀感。在眉头处上下移动时，会感觉到有一条细筋，攒竹穴就在此处。

天突： 仰卧位，在前正中线上，两锁骨中间，胸骨上窝中央。

中脘： 仰卧位，在上腹部，神阙与胸剑结合点连线的中点处，按压有酸胀感。

内关： 伸肘仰掌，微屈腕，从腕横纹上量约两横指处，在掌长肌腱与桡侧腕屈肌腱之间的凹陷中。

脾俞： 与肚脐中相对应处即第 2 腰椎，由第 2 腰椎往上 3 个椎体，即第 11 胸椎，其棘突下缘旁开约两横指（食指、中指）处。

胃俞： 与肚脐中相对应处即为第 2 腰椎，由第 2 腰椎往上 2 个椎体，即第 12 胸椎，其棘突下缘旁开约两横指（食指、中指）处。

梁丘：下肢用力蹬直时，髌骨外上缘上方可见一凹陷，此凹陷正中处为取穴部位。

足三里：站位，用同侧手张开虎口围住髌骨上外缘，余四指向下，中指尖处为取穴部位。

涌泉：坐位，卷足，在足底掌心前面正中凹陷处的前方，大约可见脚底肌肉组成的“人”字纹路，涌泉穴就在“人”字纹路的交叉部分。

按摩手法

（1）拿捏内关、梁丘、足三里穴各50～100次。

（2）用拇指的背节处直推前发际至印堂穴100次。

（3）用双手拇指的指腹分推攒竹至两侧太阳穴，大约30次。

（4）按揉脾俞、胃俞、中脘、天突、涌泉穴各20～30次。

（5）顺时针摩腹3～5分钟。

贴心提醒

（1）禁食、禁饮水4～6小时，这样可以防止污物误入气管。在呕吐停止之后，可以开始进食。

（2）一般的呕吐，只要给予镇静药、止吐药治疗即可，如地西泮（安定）、甲氧氯普胺（胃复安）、阿托品、多潘立酮（吗丁啉）等。

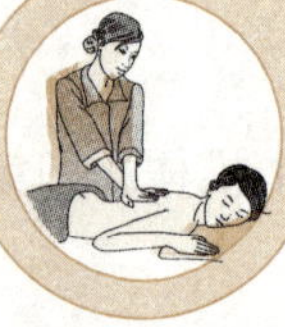

慢性胃炎

慢性胃炎指的是由于不同的原因导致的胃黏膜慢性炎症。胃黏膜的任何部位都会发生慢性炎症。根据发病部位的不同，可以分为胃窦炎、胃体炎、全胃炎。这种病的发病率会随年龄的增长而升高，通常50岁以上的老人，其发病率为50%以上。

目前来说，慢性胃炎的病因还不是非常清楚，但与以下因素有关：急性胃炎迁延不愈，会慢慢发展成为慢性胃炎；长期食用一些有化学性刺激作用的食物，如过冷、过热、浓茶、浓咖啡、烈酒等，都会对胃黏膜产生刺激，容易导致胃黏膜的慢性炎症；还有一些幽门螺杆菌的感染，也容易破坏胃黏膜。

慢性胃炎的症状轻重同胃黏膜的病变程度实际上是不一样的。大部分的患者没有症状或有轻微的消化不良症状，如上腹隐痛、食欲减退、餐后饱胀、反酸等。而慢性萎缩性胃炎患者会发生贫血、消瘦、舌炎、腹泻等病症。症状一般会反复发作，疼痛也会发生于进食过程中或餐后，而且会有剧烈的绞痛。

慢性胃炎属中医学“胃脘痛”“痞满”“吞酸”“嘈杂”“纳呆”的范畴。中医认为，慢性胃炎大多数是由于长期情志不畅、饮食不节、劳逸失常，导致肝气郁结、脾失健运、胃脘失和所致。所以说，调理慢性胃炎的关键是养胃健脾、疏肝理气。对于胃黏膜上的炎性病变，基本上是由于体内瘀毒日久积聚所致，所以说，在按摩治疗的时候，要注意清热排毒。

特效穴位 胸腹部的膻中、中脘、气海、天枢，腕部的内关，下肢的足三里、内庭、委中、承山，背部的肝俞、脾俞、胃俞等穴。

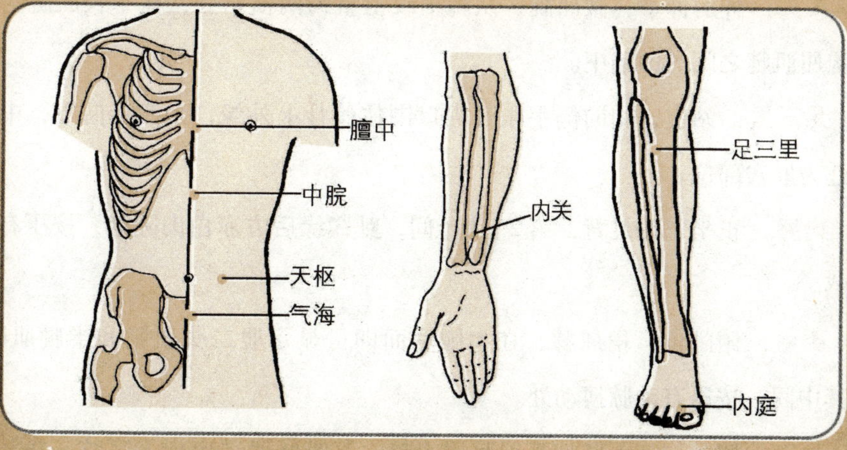

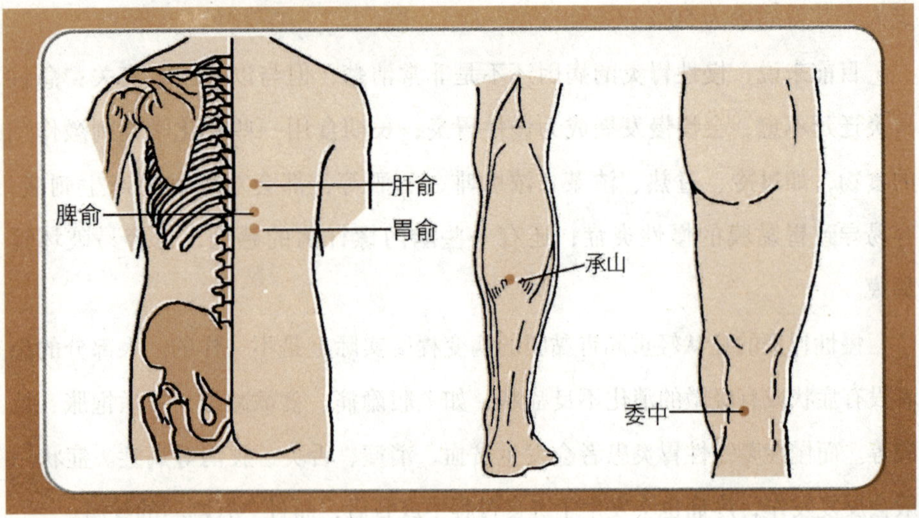

取穴要点

膻中： 正坐或仰卧位，在人体的胸部正中线上，两乳头之间连线的中点，平第4肋间，按压有酸胀感。

中脘： 仰卧位，在上腹部，神阙与胸剑结合点连线的中点处，按压有酸胀感。

气海： 仰卧位，在下腹部，前正中线上，当脐中下1.5寸。

天枢： 坐位或仰卧位，肚脐旁开约两横指处，按压有酸胀感。

内关： 伸肘仰掌，微屈腕，从腕横纹上量约两横指处，在掌长肌腱与桡侧腕屈肌腱之间的凹陷中。

足三里： 站位，用同侧手张开虎口围住髌骨上外缘，余四指向下，中指尖处为取穴部位。

内庭： 正坐，在足背，第2、3趾间，趾蹼缘后方赤白肉际处，按压有酸胀感。

委中： 俯卧位，稍屈膝，在大腿后面即可显示股二头肌腱和半腱肌腱，在其中间，按压有动脉搏动处。

承山： 俯卧位，下肢伸直或足跟上提，其腓肠肌部出现人字纹，在其下可触及一凹陷处，按压有酸胀感。

肝俞：由平双肩胛骨下角之椎骨（第7胸椎），往下2个椎骨，即第9胸椎棘突下缘，旁开约两横指（食指、中指）处。

脾俞：与肚脐中相对应处即第2腰椎，由第2腰椎往上3个椎体，即第11胸椎，其棘突下缘旁开约两横指（食指、中指）处。

胃俞：与肚脐中相对应处即为第2腰椎，由第2腰椎往上2个椎体，即第12胸椎，其棘突下缘旁开约两横指（食指、中指）处。

按摩手法

（1）用食指指腹从膻中推至脐中穴，大约8次。然后按揉中脘、气海、天枢穴，各50次。

（2）用顺时针摩腹，大约200圈。

（3）用擦法在背脊部进行往返操作，5～10遍。

（4）按揉肝俞、脾俞、胃俞、内关、足三里等穴，各30～50次。

（5）点按承山、委中穴，各30～50次。

贴心提醒

（1）注意饮食的调摄，避免酸、辣、辛、燥等刺激性的食物，戒烟酒。

（2）坚持做腹部的自我按摩，同时要保持心情愉快，适当进行体育锻炼。

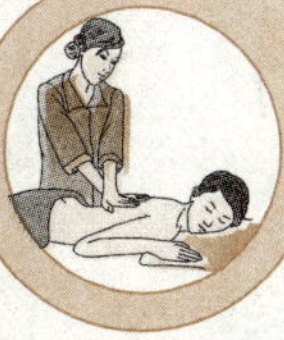

胃下垂

胃下垂主要是由于胃膈韧带与胃肝韧带无力松弛以及腹壁肌肉松弛而导致的整个胃位置下移的疾病。胃的平滑肌及其周围韧带具有一定的张力，加之腹部肌肉还有腰背肌所形成的腹压，会让人在直立时，胃的最低点不会超过脐下两横指（约3厘米），如果因胃的肌肉与韧带松弛或腹压降低，胃就会垂向腹腔下部，有的甚至会低于脐下。

胃下垂的病因主要分为先天和后天两大类。先天因素主要是禀赋薄弱，体质亏虚；而后天因素则是饮食失调，久病或者是产育过多，七情违和等。这种病的病位在脾胃，主要病机就是虚、瘀，而尤以虚为主。有的也因为禀赋素亏，思虑伤脾，最后导致脾虚气陷、健运失司，甚至是肌肉不坚、胃腑失固而导致的下垂；而有的是因为体虚、嗜茶多饮、过食寒凉，导致中焦升降失调，气血无生、经筋失养导致胃下垂。

按摩疗法以健脾和胃、强肾益气、养血生精为原则，通过按摩特定的穴位，能够有效调整消化系统，增强膈肌悬吊力，从而有效改善肝胃、膈胃韧带的功能，全面提高腹内压，缓解胃下垂。

特效穴位 头部的百会，胸腹部的中脘、气海、关元，背部的脾俞、胃俞、肾俞，下肢的足三里等穴。

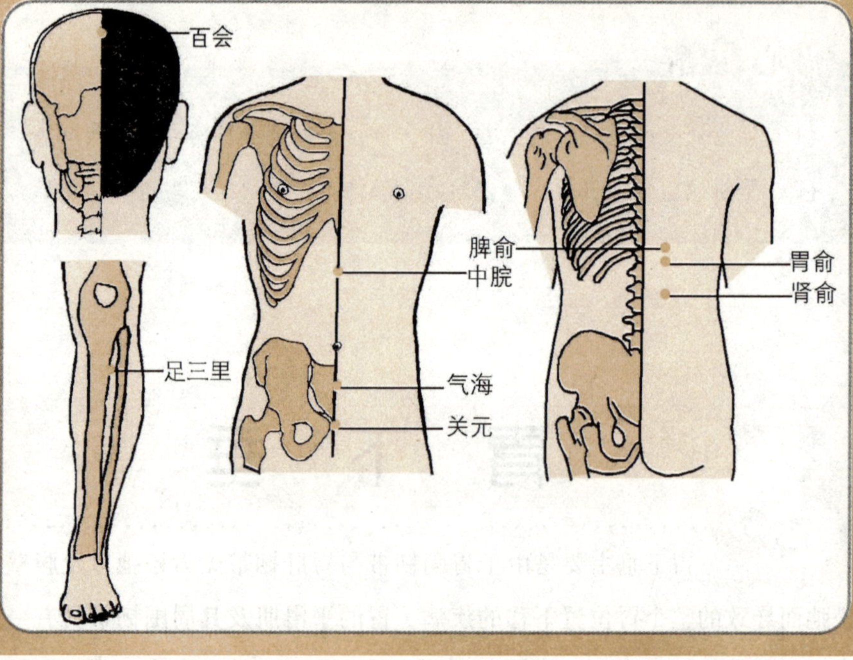

取穴要点

百会：正坐位或仰卧位，在头部，两耳尖连线中点与眉间的中心线交汇处的凹陷中，用指尖按压有疼痛感。

中脘：仰卧位，在上腹部，神阙与胸剑结合点连线的中点处，按压有酸胀感。

气海：仰卧位，在下腹部，前正中线上，当脐中下 1.5 寸。

关元：仰卧位，在下腹部，前正中线上，当脐中下 3 寸。

脾俞：与肚脐中相对应处即第 2 腰椎，由第 2 腰椎往上 3 个椎体，即第 11 胸椎，其棘突下缘旁开约两横指（食指、中指）处。

胃俞：与肚脐中相对应处即为第 2 腰椎，由第 2 腰椎往上 2 个椎体，即第 12 胸椎，其棘突下缘旁开约两横指（食指、中指）处。

肾俞：与肚脐中相对应处即第 2 腰椎，其棘突下缘旁开约两横指（食指、中指）处。

足三里：站位，用同侧手张开虎口围住髌骨上外缘，余四指向下，中指尖处为取穴部位。

按摩手法

（1）以百会穴为中心，用拇指指端叩击头部，大约 3 分钟。

（2）按揉脾俞、胃俞、肾俞、中脘、气海、关元、足三里穴，各 50 次。

（3）轻轻拍腹部，1～2 分钟。

（4）用手按住肩胛骨的肩峰端，然后用另一手掌心向外，从肩胛骨的下端开始，斜向上方用力按摩肩胛骨与肋骨之间，左右各 5 次。

（5）用手掌摩腹部，3～5 分钟。

（6）按揉足三里穴，大约 30 次。

贴心提醒

(1) 避免暴饮暴食。在日常生活中，选用的食品一定要是富有营养、容易消化、体积小的。那些高热量、高蛋白质、高脂肪的食品要多于蔬菜、水果，这样可以增加腹部脂肪积累而托住胃体。要少食多餐，减轻胃的负担。

(2) 不适合久站以及剧烈跳动。在饭后最好平卧半小时。卧床的时候头低脚高，可以在腿下放些东西如被子，保持腿部抬高。

(3) 性生活通常对体质衰弱者的负担较大，所以要尽量减少房事次数。

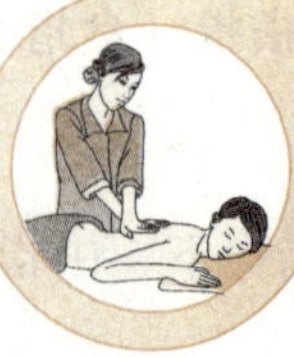

腹 泻

腹泻也叫泄泻，指的是排便次数增多，粪便稀薄或者伴有黏液、脓血、未消化的食物。腹泻分为急性腹泻与慢性腹泻两种。其主要病因是起病急，而整个病程在 2 个月以内的就属于急性腹泻，通常是由于急性肠道传染病、食物中毒、胃肠道功能紊乱等所导致的。对于起病缓慢，经常反复发作，病程超过 2 个月的，为慢性腹泻，通常是由胃部疾病、慢性肠道疾病、内分泌及代谢性疾病、神经功能紊乱等疾病导致。对于那些腹泻严重的患者，其胃肠分泌液容易大量丢失，水与电解质平衡也会紊乱，导致营养物质的缺乏也会带来不同的后果。

细菌感染是造成腹泻的重要因素。人们在食用了一些被大肠杆菌、沙门菌、志贺菌等污染的食品，或者说饮用了被细菌污染的饮料后，就会发生肠炎或菌痢，出现不同程度的腹痛、腹泻、呕吐、里急后重、发热等症状。病毒通常会通过食物或其他途径感染人体，如轮状病毒、柯萨奇病毒、埃可病毒等。一旦感染这些病毒就会出现腹痛、腹泻、恶心、呕吐、发热及全身不适等症状。

通常来说，食物中毒是导致腹泻的主要因素。当进食被细菌及其毒素污染的食物，或者是食用了未煮熟的扁豆等食物时，很容易会导致腹泻的。那些变质的食品、污染水源都是主要的传染源，饭前不洗手、餐具未洗干净和苍蝇蚊虫就是主要的传播途径。

另外，食物滞留会出现消化不良，以及饮食无规律、进食过多等，这些都是因为胃动力不足而引起的食物在胃内滞留，最终导致腹胀、腹泻、恶心、呕吐、反酸、烧心、嗳气（打嗝）等症状。在夏季，天气炎热，人们通常会在空调房内睡觉，如贪图凉快，又不盖被子，腹部很容易受凉，导致肠蠕动加快，引起腹泻。

中医认为，本病同脾、胃、肾和大小肠功能失调有非常大的关系，大部分是由于长期情志或饮食失调、久病体弱等原因所引起的。所以说，在采用按摩治疗的时候，要以健脾和胃、补肾益气为原则，对身体相关穴位进行按摩，从而有效调整消化功能，消除消化器官不适，达到止泻的目的。

特效穴位 中脘、神阙、关元、天枢、脾俞、胃俞、大肠俞、足三里、上巨虚、阴陵泉、百会。

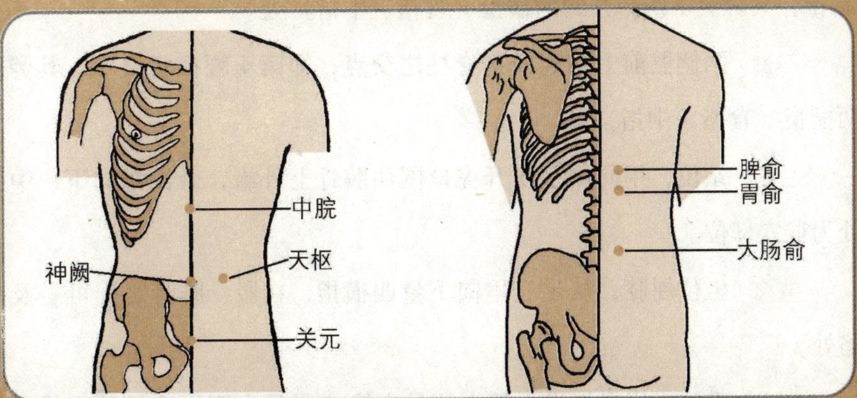

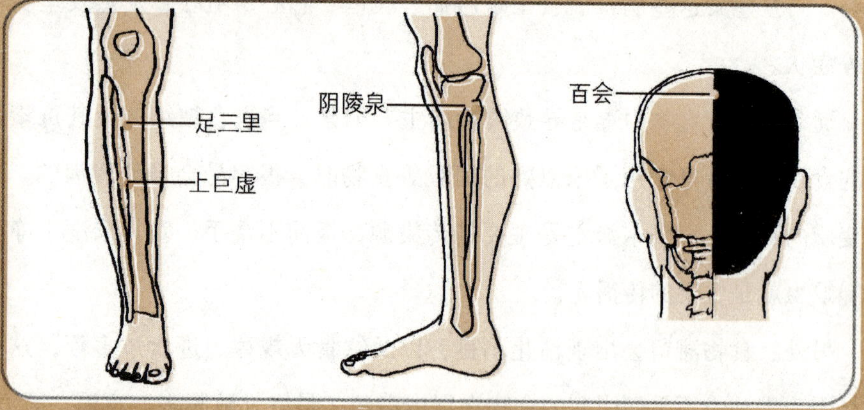

取穴要点

中脘：仰卧位，在上腹部，神阙与胸骨剑突结合点连线的中点处，按压有酸胀感。

神阙：仰卧位，在腹中部，肚脐中央，按压有酸胀感。

关元：仰卧位，在下腹部，前正中线上，当脐中下3寸。

天枢：坐位或仰卧位，肚脐旁开约两横指处，按压有酸胀感。

脾俞：与肚脐中相对应处即第2腰椎，由第2腰椎往上3个椎体，即第11胸椎，其棘突下缘旁开约两横指（食指、中指）处。

胃俞：与肚脐中相对应处即为第2腰椎，由第2腰椎往上2个椎体，即第12胸椎，其棘突下缘旁开约两横指（食指、中指）处。

大肠俞：两侧髂前上棘连线与脊柱之交点，即第4腰椎棘突下，其旁开约两横指（食指、中指）处。

足三里：站位，用同侧手张开虎口围住髌骨上外缘，余四指向下，中指尖处为取穴部位。

上巨虚：坐位屈膝，从足三里向下量四横指，在胫、腓骨之间可触及一凹陷处。

阴陵泉：坐位，用拇指沿小腿内侧骨内缘（胫骨内侧）由下往上推，至拇指抵膝关节下时，胫骨向内上弯曲之凹陷处为取穴部位。

百会：正坐位或仰卧位，在头部，两耳尖连线中点与眉间的中心线交汇处的凹陷处，用指尖按压有疼痛感。

按摩手法

（1）以拇指按揉足三里、上巨虚穴各2~3分钟。

（2）用手掌摩腹3~5分钟。

（3）按揉中脘穴3~5分钟。

（4）推或按揉两侧的大肠俞穴各2~3分钟。

（5）对寒湿型腹泻来说，适合加掌振脐部2~3分钟；按揉阴陵泉2~3分钟；用双手掌小鱼际擦腰骶部，以热透腹部为好。

（6）对湿热型腹泻来说，适合分推中脘穴30~50次：捏拿天枢穴3~5次；指振神阙穴2~3分钟；按揉阴陵泉穴2~3分钟。

（7）对伤食型腹泻来说，适合顺时针摩腹；分推上脘至下脘穴30~50次，捏脊5~7遍。

（8）对肝脾不和型腹泻来说，适合加搓摩两胁1~2分钟，并且按揉阴陵泉、太冲、行间穴各1~2分钟；按揉肝俞、胆俞、脾俞穴3~5分钟。

（9）对脾胃虚弱型腹泻来说，适合一指禅推中脘穴2~3分钟，掌振中脘穴3~5分钟；按揉脾俞、胃俞穴各2~3分钟；捏脊3~5遍。

（10）对肾阳虚弱型腹泻来说，适合按揉百会穴1~2分钟，掌振关元穴3~5分钟；揉肾俞、命门穴各2~3分钟。

贴心提醒

（1）特别注意饮食卫生，少吃辛辣、寒凉、油炸类的食品，要饥饱有度。

（2）保持心情的舒畅，避免过度劳累。

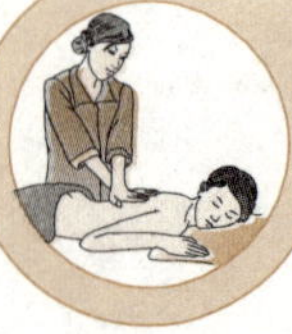

便　　秘

便秘指的是粪便在肠腔滞留过久，而大量的水分被肠壁吸收，这样就导致了粪便干燥、坚硬，不易排出的情况发生。便秘的原因有很多。通常来说，短期便秘对人体的影响不大，但是，长期便秘无法得到解决，就会导致直肠内的有害物质不能及时排除，这样会对人体产生非常大的影响。这些影响会慢慢导致人体出现其他的疾病。有些人认为便秘不是病，所以不会特别的重视，其实，便秘能够引起早衰、营养不良、肥胖、肠癌及某些精神障碍等疾病。老年人便秘甚至会诱发和加重心绞痛、脑出血、肺气肿、痔疮、肛裂等。

便秘的病位主要在大肠，同时和人体的脾、胃、肺、肝、肾等脏器有着非常密切的关系。在日常生活中，引起便秘的病因非常多，如素体阳盛，热病之后，或肺燥下移大肠，或过食醇酒厚味辛辣等都会导致肠胃积热，耗伤津液，肠道干涩失润，粪质干燥难以排出的情况发生。而忧思伤脾以及郁怒伤肝，或者是久坐少动、气机不利等都非常容易导致腑气郁滞，传导失职，糟粕内停，最终形成“气秘”。有的人喜欢食生冷或外感寒邪的食物，这些都会导致身体功能传导失常，糟粕不行，而成“冷秘”；素体阳虚或年老体弱、气虚阳衰或久病产后也会成为便秘的重要原因。

现代医学认为，大肠的蠕动功能失调，往往和饮食、排便、生活习惯有着非常大的联系。由于身体体质或者是精神因素，最终导致了肠腑传导功能失常，这是便秘最为主要的原因。所以说，在按摩治疗的时候，通过对相关穴位进行按摩，可以改善肠腑功能，促进排便。

特效穴位 中脘、天枢、大横、大椎、膈俞、肾俞、大肠俞、足三里、三阴交、承山、神门、合谷、手三里。

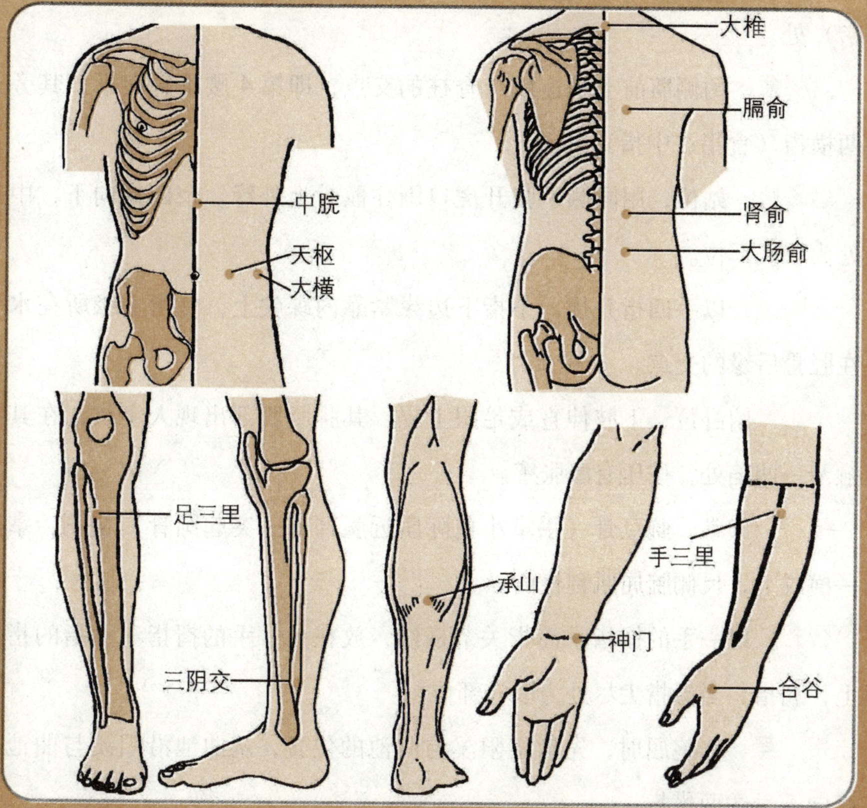

取穴要点

中脘：仰卧位，在上腹部，神阙与胸剑结合点连线的中点处，按压有酸胀感。

天枢：坐位或仰卧位，肚脐旁开约两横指处，按压有酸胀感。

大横：仰卧位，由两乳头向下做与前正中线的平行线，再由脐中央做一水平线，三线之两个交点为取穴部位。

大椎：取坐位，在颈背交界处椎骨的最高点即为第 7 颈椎，它的下缘凹陷处，按压有酸胀感。

膈俞：由平双肩胛骨下角之椎骨（第7胸椎），其棘突下缘旁开约两横指（食指、中指）处。

肾俞：与肚脐中相对应处即第2腰椎，其棘突下缘旁开约两横指（食指、中指）处。

大肠俞：两侧髂前上棘连线与脊柱的交点，即第4腰椎棘突下，其旁开约两横指（食指、中指）处。

足三里：站位，用同侧手张开虎口围住髌骨上外缘，余四指向下，中指尖处为取穴部位。

三阴交：以手四指并拢，小指下边缘紧靠内踝尖上，食指上缘所在水平线在胫骨后缘的交点。

承山：俯卧位，下肢伸直或足跟上提，其腓肠肌部出现人字纹，在其下可触及一凹陷处，按压有酸胀感。

神门：仰掌，豌豆骨（手掌小鱼际肌近腕部有一突起圆骨）桡侧，掌后第一横纹上，尺侧腕屈肌腱桡侧缘。

合谷：以一手的拇指掌面指关节横纹，放在另一手的拇指和食指的指蹼缘上，屈指，当拇指尖尽处为取穴部位。

手三里：侧腕屈肘，先确定阳溪与曲池的位置，从曲池沿阳溪与曲池的连线向下量约两横指。

按摩手法

（1）患者取仰卧位，按摩者使用一指禅推法在中脘、天枢、大横穴进行治疗，每穴1分钟。

（2）以脐为中心，按照顺时针方向摩腹8分钟。

（3）通过腹部运揉法，将两手相叠，在腹部做团揉100次，能够起到调和气血、健脾益胃、祛瘀行滞的作用。

（4）患者取俯卧位，按摩者通过揉法在患者的腰背部进行治疗，大约5分钟。

（5）按揉肾俞、大肠俞穴，每穴100次。

（6）用手指指腹按揉足三里、三阴交、承山穴，各50次。

（7）用拇指按揉神门、合谷、手三里穴，各1分钟。

（8）用双掌擦法同时擦两胁，大约100次。

（9）用双手小鱼际竖擦背部膀胱经的第一侧线，主要是擦大椎至膈俞穴的地方，以透热为度。

贴心提醒

（1）养成每天定时排大便的习惯，不管是否能够排出大便，都必须定时如厕，这样可以建立良好的排便条件反射。

（2）饮食过少的人要吃如绿叶蔬菜、黄豆、红薯等通便食物，少吃一些辛辣刺激性的食物。多喝开水。

（3）日常生活要有规律，避免精神刺激。要辨明便秘的性质，采取不同的措施进行治疗。

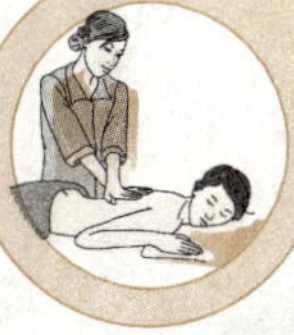

消化不良

消化不良实际上是由胃动力障碍所导致的一种疾病，主要包括胃轻瘫以及食管反流病。消化不良可以分为功能性消化不良和器质性消化不良两种。功能性消化不良属于中医“脘痞”“胃痛”“嘈杂”等范畴，其病位主要在胃，涉及肝、脾等脏器，宜辨证施治，以健脾和胃、疏肝理气、消食导滞为治疗原则。

引起消化不良的原因非常多，其中包括胃和十二指肠部位的慢性炎症，这会让食管、胃、十二指肠的正常蠕动功能失调。而患者的情志不畅、长期闷闷不乐，或者是突然受到猛烈刺激都会导致疾病的发生。胃轻瘫主要是由于糖尿病、原发性神经性厌食以及胃切除术所导致的。老年人的消化功能减退，非常容易受到情绪的影响，有的时候吃一些粗糙的食物也会导致疾病的发生。

需要注意的是，一些轻型的消化不良，基本上是由于情绪不好、工作过于紧张、天寒受凉或多食不易消化食物所引起的，在家中通过自我按摩就能够起到有效的治疗效果。

特效穴位 膈俞、肝俞、脾俞、胃俞、期门、章门、天枢、印堂、囟会、支沟、内关、足三里。

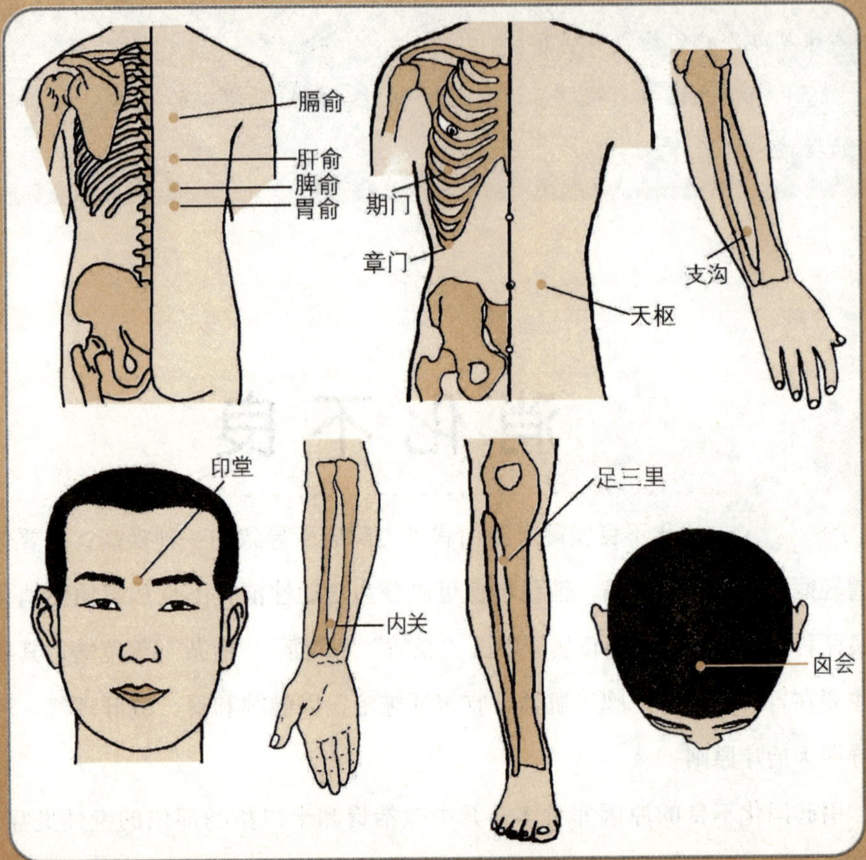

取穴要点

膈俞： 由平双肩胛骨下角之椎骨（第7胸椎），其棘突下缘旁开约两横指（食指、中指）处。

肝俞： 由平双肩胛骨下角之椎骨（第7胸椎），往下2个椎骨，即第9胸椎棘突下缘，旁开约两横指（食指、中指）处。

脾俞： 与肚脐中相对应处即第2腰椎，由第2腰椎往上3个椎体，即第11胸椎，其棘突下缘旁开约两横指（食指、中指）处。

胃俞： 与肚脐中相对应处即为第2腰椎，由第2腰椎往上2个椎体，即第12胸椎，其棘突下缘旁开约两横指（食指、中指）处。

期门： 仰卧或正坐位，在胸部锁骨中线上，前正中线旁开4寸，男性沿乳头向下推2个肋间隙，女性则是锁骨中线的第6肋间隙处。

章门： 由腋前线往下循摸肋弓下之第一游离肋之前下缘处，为取穴部位。

天枢： 坐位或仰卧位，肚脐旁开约两横指处，按压有酸胀感。

印堂： 正坐或仰靠、仰卧姿势，位于面部，在两眉头连线中点凹陷处，按压有酸胀感。

囟会： 正坐位或仰卧位，在头顶部，从前发际向上量约两横指处，按后有痛感。

支沟： 抬臂，从腕背横纹中点直上量四横指（即3寸）处，在前臂尺骨与桡骨间隙中点，与间使相对，用力按压有酸胀感。

内关： 伸肘仰掌，微屈腕，从腕横纹上量约两横指处，在掌长肌腱与桡侧腕屈肌腱之间的凹陷中。

足三里： 站位，用同侧手张开虎口围住髌骨上外缘，余四指向下，中指尖处为取穴部位。

按摩手法

（1）从肩、背部向下一直到腰骶部，按揉3～5遍，主要是按揉肝俞、脾俞、胃俞、膈俞穴，各1～2分钟。

（2）点揉内关、足三里、期门、章门穴，每穴1～2分钟。

（3）横、直、斜摩腹部，大约3分钟。

（4）腹泻的患者重点按摩天枢穴，大约2分钟。

（5）重点按摩支沟穴，大约2分钟。

（6）重点按摩印堂、囟会穴，各2分钟左右。

贴心提醒

（1）保持心情舒畅，祛除烦恼、焦躁。

（2）饮食要有节制，多食易于消化的食物。

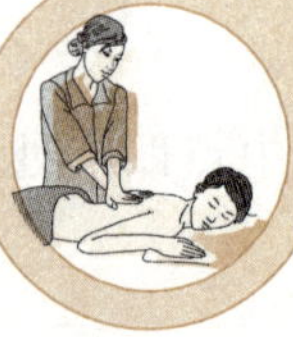

慢性肝炎

慢性肝炎指的是肝脏的炎症、组织学及生物化学的异常征象持续超过6个月，病情没有明显的好转，或肝内有活动性炎症变化的肝炎。在日常生活中，能够引起肝脏炎症慢性化的病因主要是各型肝炎病毒。在这些病毒中，乙型肝炎病毒最为常见，大约占80%。而其他病毒，如丙型肝炎病毒、丁型肝炎病毒感染所导致的慢性肝炎也经常会遇到。慢性活动性肝炎患者没有非常明显的体征，如肝病面容、皮肤发黄或黯黑、蜘蛛痣、肝掌等。

肝炎的病因非常多，如病毒、细菌、寄生虫、化学毒物、药物和毒物、酒精等，这些都是非常直接的因素。一般来说，我们所指的肝炎，大多数都是甲型、乙型、丙型、丁型、戊型等肝炎病毒所导致的病毒性肝炎，这是肝炎非常重要的一个类型。有的时候，人体因营养不良、劳累，甚至仅仅是非常小的感冒发热，都会导致肝脏功能的进一步受损。

本病属中医“胁痛”“黄疸”“虚劳”等范畴。中医认为，本病主要是由于湿热邪毒入侵，人体正气受到伤害而导致的。虽然其病位在肝，但是，其和脾肾的关系是非常密切的。所以说，中医治疗该病的时候，不仅从肝论治，也从气血以及其他脏腑论治。按摩特定的经络和穴位，可以起到健脾补肾、增强肝脏的解毒功能的作用，这样就能够有效缓解或治愈慢性肝炎。

特效穴位 胸部的中脘、期门、章门、气海、关元，背部的肝俞、胆俞、肾俞，下肢的阴陵泉、三阴交、足三里、太冲、涌泉等穴。

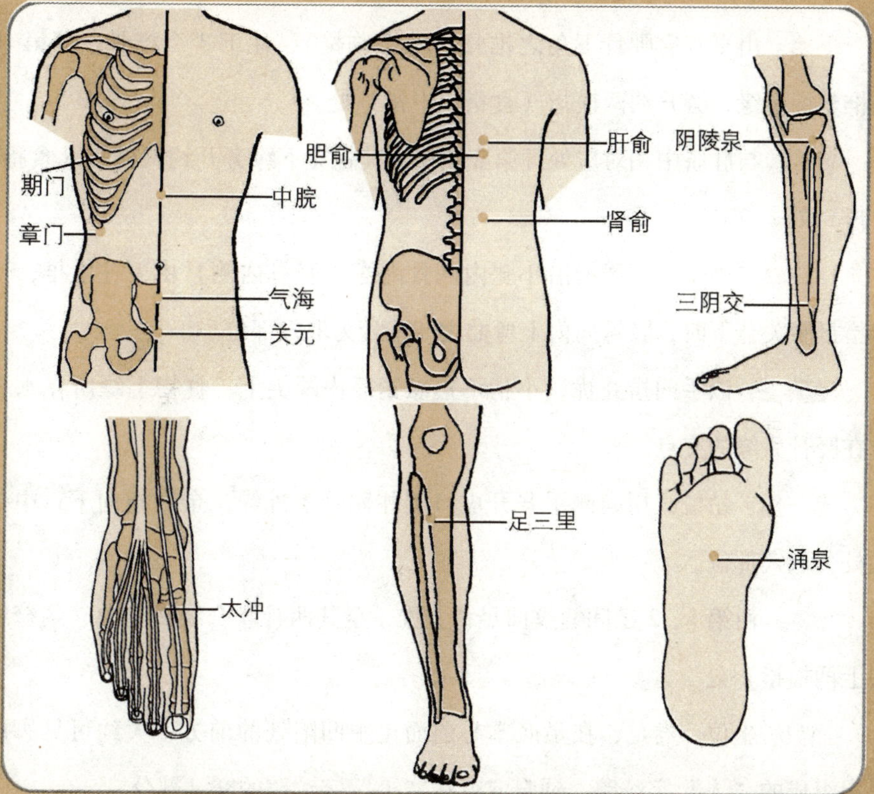

取穴要点

中脘：仰卧位，在上腹部，神阙与胸剑结合点连线的中点处，按压有酸胀感。

期门：仰卧或正坐位，在胸部，锁骨中线上，前正中线旁开4寸，男性沿乳头向下推2个肋间隙，女性则是锁骨中线的第6肋间隙处。

章门：由腋前线往下循摸肋弓下之第一游离肋之前下缘处。

气海：仰卧位，先取关元穴，在关元与肚脐连线的中点处，按压有明显的酸胀感。

关元：仰卧位，在下腹部，前正中线上，当脐中下3寸。

肝俞：由平双肩胛骨下角之椎骨（第7胸椎），往下2个椎骨，即第9胸椎棘突下缘，旁开约两横指（食指、中指）处。

胆俞：由平双肩胛骨下角之椎骨（第7胸椎），往下3个椎骨，即第10胸椎棘突下缘，旁开约两横指（食指、中指）处。

肾俞：与肚脐中相对应处即第2腰椎，其棘突下缘旁开约两横指（食指、中指）处。

阴陵泉：坐位，用拇指沿小腿内侧骨内缘（胫骨内侧）由下往上推，至拇指抵膝关节下时，胫骨向内上弯曲之凹陷处为取穴部位。

三阴交：以手四指并拢，小指下边缘紧靠内踝尖上，食指上缘所在水平线在胫骨后缘的交点。

足三里：站位，用同侧手张开虎口围住髌骨上外缘，余四指向下，中指尖处为取穴部位。

太冲：由第1、2趾间缝纹向足背上推，至其两骨联合缘凹陷中（约缝纹头上两横指）处。

涌泉：坐位，卷足，在足底掌心前面正中凹陷处的前方，大约可见脚底肌肉组成的“人”字纹路，涌泉穴就在“人”字纹路的交叉部分。

按摩手法

（1）用拇指指端按揉肝俞、胆俞、肾俞各30～50次。直到穴位产生较强的酸胀感为佳。通过擦法在腰背部操作10分钟左右。

（2）将双手掌根相叠，自上而下按压脊柱3~5遍。不要用力太重。

（3）用中指的指端按揉章门、期门、中脘、气海、关元穴，各30~50次。

（4）拿捏阴陵泉、太冲、足三里、三阴交穴，各20~30次。

（5）擦下肢内侧，直到有了温热感为止，擦涌泉穴100~200次。

贴心提醒

（1）患者一定要特别注意保持营养的平衡，肝脏需要充足的营养。另外，要特别注意摄取蛋白质、脂肪、淀粉这几种营养素，动物脂肪不要摄入太多。

（2）忌食油腻、坚硬及生冷的食物，有过敏现象的人，忌食虾、蟹等发物。

（3）注意休息，减少体力劳动，避免劳累。

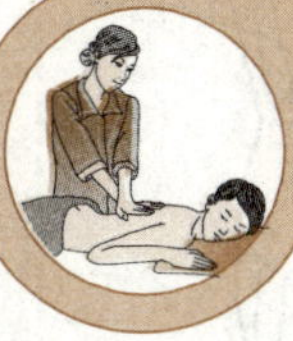

冠心病

冠心病指的是冠状动脉粥样硬化导致的血管腔狭窄或阻塞，或者是因急性动脉功能性改变而导致的心肌缺血、缺氧或坏死引起的心脏病，在医学上统称为冠状动脉粥样硬化性心脏病，也叫作缺血性心脏病。在临床上主要的症状是典型胸痛、心功能不全或者是心律失常。中医学认为属于“胸痹”“心悸”“喘咳”“水肿”等范畴。

由于体力活动、情绪激动等原因，有时会突然感到心前区疼痛，多为发作性绞痛或压榨痛，也可为憋闷感。疼痛从胸骨后或心前区开始，向上放射至左肩、臂，甚至小指和无名指，通过休息或者含服硝酸甘油能够得到一定的缓解。胸痛放射的部位甚至会涉及颈部、下颌、牙齿、腹部等。胸痛也会出现在安静状态下或夜间，主要由冠状动脉痉挛所致，也叫作变异型心绞痛。如胸痛性质发生变化，痛阈逐步下降，人稍事体力活动后就会发作，而且疼痛逐渐加剧、变频，持续时间延长，此时往往怀疑不稳定型心绞痛。

现代医学认为，高血压、高血脂、高血糖、肥胖、高龄、吸烟、饮食习惯以及口服避孕药等因素都能够诱发冠状动脉血液的流速减慢，血黏度增加，这是导致冠心病的主要原因。而冠心病发病的关键则是冠状动脉狭窄。按摩治疗时，通常是遵循行气活血、疏经活络的原则，通过对相应穴位的按摩使心肌供血量增加，冠状动脉循环恢复正常。需要特别注意的是，按摩的时候一定要取穴准确，手法轻柔，不要太用力。

特效穴位 背部的厥阴俞、心俞、神堂、至阳、中枢、悬枢，上肢的极泉、内关。

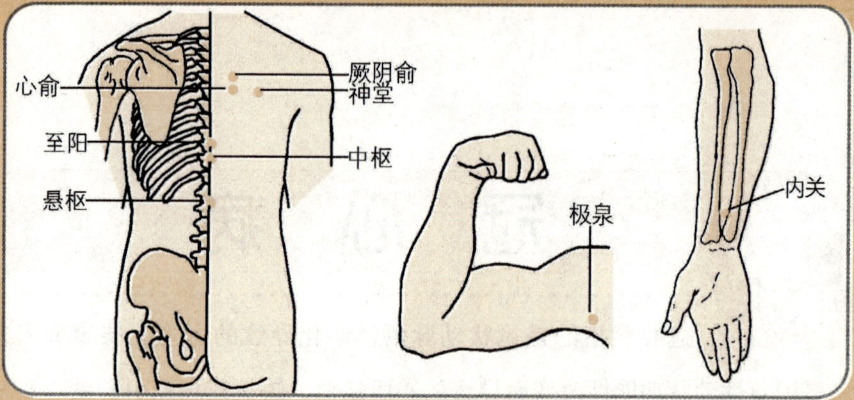

取穴要点

厥阴俞： 大椎穴往下 4 个椎骨，即第 4 胸椎，其下缘旁开约两横指（食指、中指）处。

心俞： 由平双肩胛骨下角之椎骨（第 7 胸椎），往上 2 个椎骨，即第 5 胸椎棘突下缘，旁开约两横指（食指、中指）处。

神堂： 由平双肩胛骨下角之椎骨（第7胸椎），往上2个椎骨，即第5胸椎棘突下缘，旁开四横指处。

至阳： 俯卧位或坐位，双手平放于身体两侧或自然下垂，在背部，两侧肩胛下角连线与后正中线相交（第7胸椎棘突）处。

中枢： 取坐位，在背部脊柱区，两肩胛骨下角连线与后正中线的交点处为第7胸椎棘突，向下数3个椎体，即第10胸椎棘突，它的下缘凹陷处。

悬枢： 可先找到第4腰椎棘突下缘，往上数3个棘突，它的下缘凹陷处。

极泉： 屈肘，上臂外展，手掌按于后枕，于腋窝中部有动脉搏动处，按压有酸胀感。

内关： 伸肘仰掌，微屈腕，从腕横纹上量约两横指处，在掌长肌腱与桡侧腕屈肌腱之间的凹陷中。

按摩手法

（1）使患者取俯卧位，然后按揉患者的左侧肩胛区，每次5分钟。按揉的时候用力要稍重，直到患者左侧肩胛区感到温热即可。

（2）用拇指指腹按揉患者背部的厥阴俞、心俞、膏肓俞、神堂穴，每穴每次按揉5分钟，直到患者感到酸胀为宜。

（3）用手指沿背部的督脉如至阳、中枢、悬枢等穴拿捏、按压，从上往下，反复3次。

（4）用手掌侧缘摩擦患者背部的督脉及膀胱经，直到患者感觉温热为宜。

（5）患者仰卧位，按摩者用掌心快速摩擦心前区大约2分钟，然后从胸部过肩，直到上肢内侧推拿，反复20次。

（6）按摩者将双手5指稍微分开，沿患者肋骨走向左右摩擦40次。注意摩擦的时候要用力，至患者感到微热为宜。

（7）按摩者用拇指指腹按压患者的极泉、内关穴，每穴每次3分钟，直到患者感到酸胀为度。

贴心提醒

(1) 适当调摄精神，保持心平气和、精神愉快，避免激动。

(2) 特别注意控制饮食，每餐七分饱，以素食为主，少吃或不吃高脂肪、高胆固醇、高糖的食物。

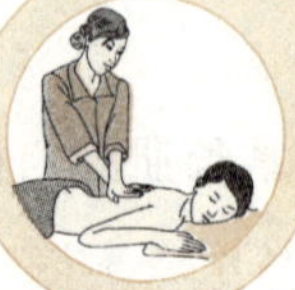

动脉硬化

动脉硬化指的是动脉的一种非炎症性、退行性和增生性的病变，能够引起动脉的增厚、变硬、失去弹性，最后导致了管腔狭窄。这种病症多发生于老年人。小、中、大动脉都会受到影响。根据病理变化的不同，分为3种类型：小动脉硬化、动脉中层硬化和动脉粥样硬化。

小动脉硬化指的是小动脉病变，其主要的发病人群是高血压病患者；动脉中层硬化指的是中型动脉病变，通常来说，没有明显的症状，对人们的危害性也不大；动脉粥样硬化指的是动脉内壁具有的胆固醇等脂质积聚，看起来像黄色的粥样。

动脉硬化通常是随着人的年龄增长而出现的一种血管疾病，这种规律通常在青少年时期就已经发生，等到了中老年时期会逐渐加重而发病。近年来该病在我国发病率越来越高，多见于老年人，男性较女性多。高血压、高血脂、抽烟是诱发动脉硬化的主要原因。另外，本病的发生还与肥胖、糖尿病、运动不足、长期精神紧张、高龄等有关系。

运动能够有效地增加高密度脂蛋白水平，减少低密度脂蛋白水平，从而可以将人体内多余的胆固醇通过胆管与肠道排出体外，这样就可以有效避免过剩的胆固醇沉积在血管内壁。除此之外，运动还能够有效地促进血液的循环，从而起到增加血管弹性，降低血压，消耗过剩热量的目的，使体内脂肪比重减少，从而让肌肉的比重增加。因此，那些缺乏运动的人也是动脉粥样硬化的高发人群。

按摩疗法通过按摩相关穴位来有效疏通人体经络，从而促进血液循环，达到活血化瘀、改善动脉硬化的效果。

特效穴位 头部的太阳、攒竹、印堂、水沟、率谷、桥弓、百会、风池，胸部的膻中，背部的肩井、心俞，上肢的曲池、合谷，下肢的足三里、太冲等穴。

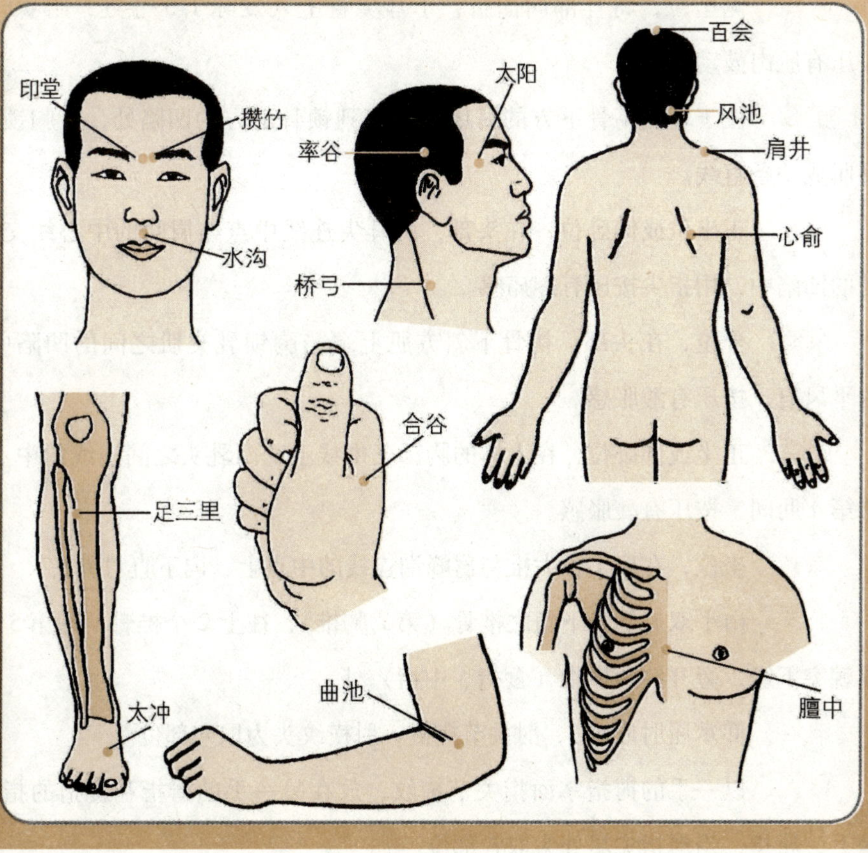

取穴要点

太阳：正坐位或侧坐位，在头部，眉梢与目外眦之间，向后约一横指的凹陷处。

攒竹：正坐位，目视前方，在眉毛内侧端有一隆起处，按压有酸胀感。在眉头处上下移动时，会感觉到有一条细筋，攒竹穴就在此处。

印堂：正坐或仰靠、仰卧姿势，位于面部，在两眉头连线中点凹陷处，按压有酸胀感。

水沟：位于人体的面部，当人中沟的上1/3与中1/3交点处。

率谷：侧坐位，将耳部向前折，于耳尖直上入发际1.5寸处，咀嚼时，按压有肌肉鼓动。

桥弓：位于耳后高骨下方的翳风穴往下到锁骨上方的凹陷处，沿胸锁乳突肌成一条直线。

百会：正坐位或仰卧位，在头部，两耳尖连线中点与眉间的中心线交汇处的凹陷中，用指尖按压有疼痛感。

风池：坐位，在头部，枕骨下斜方肌上端与胸锁乳突肌之间的凹陷中，约平风府，按压有酸胀感。

膻中：正坐或仰卧位，在人体的胸部正中线上，两乳头之间连线的中点，平第4肋间，按压有酸胀感。

肩井：坐位，在肩上，大椎与肩峰端连线的中点上，向下直对乳头。

心俞：由平双肩胛骨下角之椎骨（第7胸椎），往上2个椎骨，即第5胸椎棘突下缘，旁开约两横指（食指、中指）处。

曲池：仰掌屈肘成45°，肘关节桡侧，肘横纹头为取穴部位。

合谷：以一手的拇指掌面指关节横纹，放在另一手的拇指和食指的指蹼缘上，屈指，当拇指尖尽处为取穴部位。

足三里： 站位，用同侧手张开虎口围住髌骨上外缘，余四指向下，中指尖处为取穴部位。

太冲： 由第1、2趾间缝纹向足背上推，至其两骨联合缘凹陷中（约缝纹头上两横指）处。

按摩手法

（1）用两拇指的背节处交替推印堂至前发际，大约25次。

（2）用双手拇指指腹分推攒竹至两侧太阳穴30次。

（3）用拇指指腹向下直推桥弓，先左后右，每侧大约10次。

（4）以百会为重点，用指端叩击头部，2~3分钟。

（5）用拇指指端点按水沟、膻中、心俞穴，各50次。

（6）拿捏风池、肩井、曲池、合谷、足三里、太冲穴，各10~20次。

（7）用双手的大鱼际按揉太阳穴，大约30次，按揉时的旋转方向都要向前。

（8）以率谷为重点，轻揉头侧面左右，各30次。

（9）由前向后，用五指拿头顶，然后到后头部改为三指拿，顺势从上向下拿捏项肌3~5次。

（10）用双手的大鱼际从前额正中线抹向两侧，然后在太阳穴处按揉3~5次，再推向耳后，并顺势向下推至颈部，做3遍。

贴心提醒

（1）每天按摩1次，要长期坚持。

（2）日常生活中，适当食用低胆固醇、低动物性脂肪，而且既清淡又富含维生素C的食物。不能暴饮暴食，戒烟酒，控制好情绪。保证充足的睡眠，不要过度疲劳。

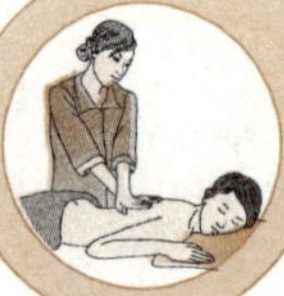

神经衰弱

神经衰弱是大脑功能性障碍的疾病，是一种神经症。其症状主要有头痛、失眠、烦躁、记忆力减退、注意力不集中、疲惫乏力、精神萎靡不振等。引起神经衰弱的因素有很多种，如过度疲劳、中毒、精神创伤等，这些因素都会引起大脑功能的失调，从而导致自主神经功能紊乱，最终出现一系列的症状。一些脑力劳动者、个体素质较差的人容易患病。还有一些人，他们长期处于嘈杂的环境中，身心不能安宁，休息、睡眠也无法得到保证，一般会出现早醒、睡眠浅、多噩梦等，另外，还有胃口不佳、腹部胀满等病症的出现。

通常来说，患有传染病、慢性中毒、颅脑损伤以及营养障碍等疾病的人，他们身体的抵抗力会有所下降，且常常会感到非常的焦虑，这就导致神经系统长期处于紧张的状态，最终引发神经衰弱。如果脑力劳动时间太久，注意力高度集中就会使人的大脑神经细胞过分消耗，从而导致神经衰弱的发生。

另外，在生活中遇到的一些事情，忧伤、焦虑、惊恐等不良的情绪，如果时间太长会对大脑有剧烈的刺激，这叫作“精神创伤”。比如说亲人丧亡、失恋、高考落榜、工作事故等，这些是常见的导致神经衰弱的原因。尤其是强烈的精神刺激，以及沉重的精神负担，长时间承受这些压力，会导致家庭纠纷产生、人际关系紧张等，这样一来，人的精神会更加紧张，等到超过了神经系统的耐受界限，就会发生神经衰弱。

中医认为，过度的劳心会使机体气机阻塞、脾胃运化无力，导致气血不足，不能够有效起到安神养心的作用。按摩疗法能够养血安神、补益心脾，改善人体微循环，让人快速进入轻松的状态，从而迅速消除疲劳、恢复精神。

特效穴位 神庭、太阳、百会、四神聪、天柱、神门、合谷等穴。胸腹部的期门、中脘、章门等穴位，背部的肝俞、脾俞、肾俞。

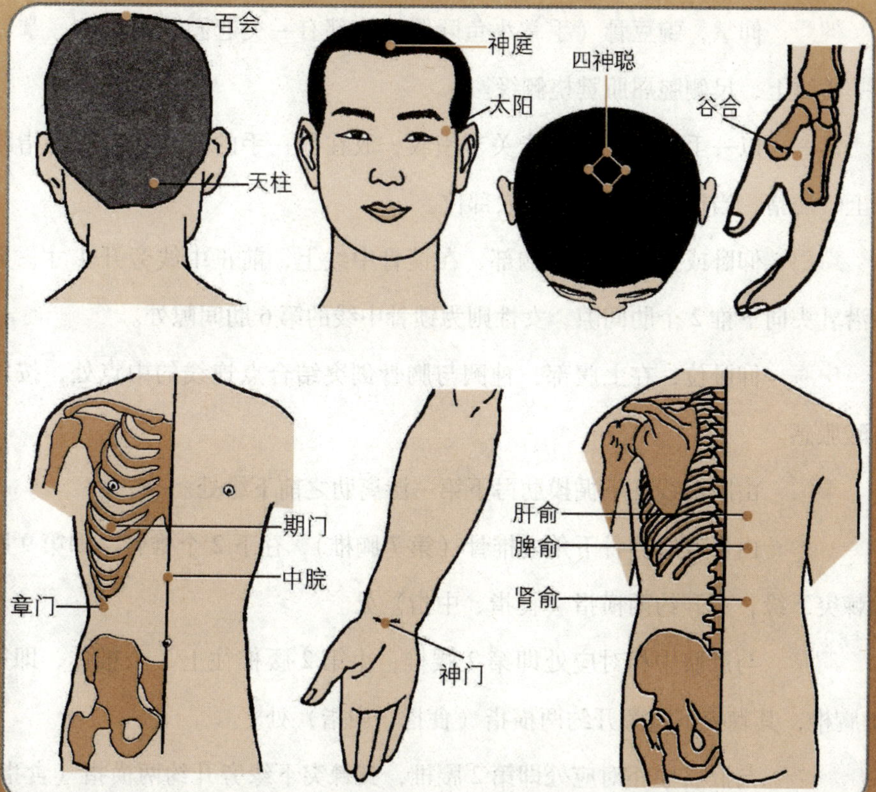

取穴要点

神庭： 正坐位或仰卧位，在头前部，前发际正中直上量约半横指处，按压有酸胀感。

太阳： 正坐位或侧坐位，在头部，眉梢与目外眦之间，向后约一横指的凹陷处。

百会： 正坐位或仰卧位，在头部，两耳尖连线中点与眉间的中心线交汇处的凹陷中，用指尖按压有疼痛感。

四神聪： 正坐位，在头顶正中的凹陷中取百会穴，百会穴前后左右旁开1寸取四神聪。

天柱： 位于颈部，斜方肌外缘凹陷中，约后发际正中旁开1.3寸。

神门： 仰掌，豌豆骨（手掌小鱼际肌近腕部有一突起圆骨）桡侧，掌后第一横纹上，尺侧腕屈肌腱桡侧缘。

合谷： 以一手的拇指掌面指关节横纹，放在另一手的拇指和食指的指蹼缘上，屈指，当拇指尖尽处为取穴部位。

期门： 仰卧或正坐位，在胸部，在锁骨中线上，前正中线旁开4寸，男性沿乳头向下推2个肋间隙，女性则为锁骨中线的第6肋间隙处。

中脘： 仰卧位，在上腹部，神阙与胸骨剑突结合点连线的中点处，按压有酸胀感。

章门： 由腋前线往下循摸肋弓下第一游离肋之前下缘处。

肝俞： 由平双肩胛骨下角之椎骨（第7胸椎），往下2个椎骨，即第9胸椎棘突下缘，旁开约两横指（食指、中指）处。

脾俞： 与肚脐中相对应处即第2腰椎，由第2腰椎往上3个椎体，即第11胸椎，其棘突下缘旁开约两横指（食指、中指）处。

肾俞： 与肚脐中相对应处即第2腰椎，其棘突下缘旁开约两横指（食指、中指）处。

按摩手法

（1）用双手的大拇指指端按揉两侧的太阳穴，30～50次，力度要以产生胀痛感为宜。

（2）按揉百会、四神聪穴，各30～50次，力度要适中。

（3）交替按摩印堂至神庭穴，30～50次，力度要适中。

（4）拿捏风池、天柱穴各10次，力度要保持轻柔。

（5）掐按手部的神门、合谷穴各50～100次，力度不宜太重，出现酸痛为度，每天2次，直至治愈。

（6）按压背部的膏肓、肝俞、脾俞、肾俞等穴各30～50次，力度要稍重些。

（7）按揉腹部的膻中、期门、中脘、章门穴各50次，力度要保持轻缓。

贴心提醒

（1）神经衰弱主要是情志内伤所致，保持心情舒畅、情绪稳定能够有效预防。

（2）平日里尽量避免精神刺激。在心情抑郁的时候，能够进行适当的心理调节，同时可以多旅游或多参加一些有益于身心放松的文体活动。

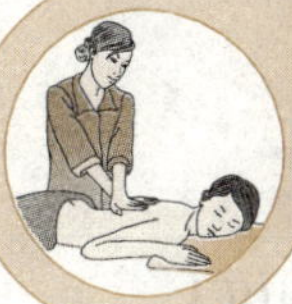

慢性肾炎

慢性肾炎也叫慢性肾小球肾炎。这种病症主要发生在青壮年身上，是机体感染溶血性链球菌后所发生的变态反应性疾病。这种病变经常是双侧肾脏弥漫性的病变。病情的发展通常是比较慢的，病程也在一年以上，最开始患者没有任何症状，但随病情的发展会慢慢出现蛋白尿及血尿，这个时候患者疲乏无力、水肿、贫血、抵抗力降低，甚至会引发高血压等病症。在晚期，患者也可能会出现肾衰竭，并且导致死亡。

慢性肾炎实际上是一组多病因的慢性肾小球肾炎，其主要是肾小球的疾病，然而，很多患者并不知道病因。据统计，15%～20%慢性肾炎是从急性肾小球肾炎（急性肾炎）转变而来的，急性肾炎临床上不容易被诊断。除此之外，大部分的慢性肾炎患者都没有急性肾炎的病史，所以说，目前较多学者认为，慢性肾炎与急性肾炎之间没有相关的联系，很有可能是由各种细菌、病毒或原虫等感染而通过免疫机制、炎症介质因子导致的非免疫机制引起的本病。

典型的病例诊断不难，这是由于具有蛋白尿、血尿、水肿、肾功能不全等肾小球肾炎的临床表现。通常来说，病程会持续 1 年以上。除外继发性肾小球肾炎，有可能就是本病。慢性肾炎的起病方式以及临床表现是多样化的。大部分是起病隐袭、缓慢，有不同程度的肾功能减退，病情迁延、反复。

中医认为，本病属“水肿”“头风”“虚劳”等范畴，所以，应该以健脾助阳为治疗原则。劳汗当风、疮毒内攻、水湿浸渍、饮食失节、久病劳伤等可使肺、脾、肾三脏出现异常，导致三焦水运功能失调，引发“水肿”。按摩相关的穴位可健脾补肾、利水消肿，调节人体免疫系统，加快水分、代谢废物和有毒物质的排出，从而有效治疗慢性肾炎。

特效穴位 头部的风池，背部的命门、肾俞、大肠俞，腹部的关元、中极，下肢的足三里、三阴交、内庭、太冲、太溪、涌泉，上肢的曲池、合谷等穴。

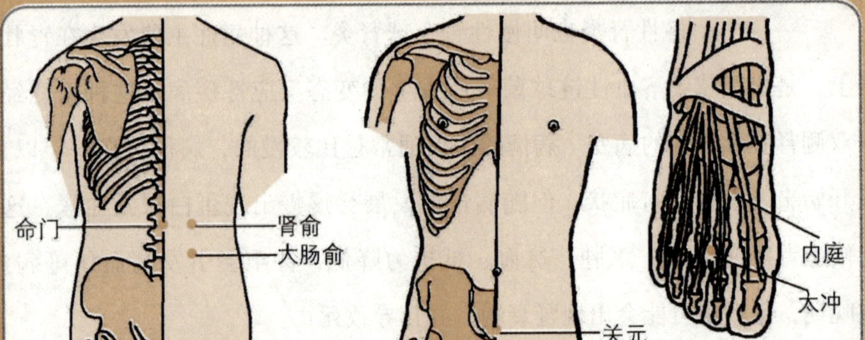

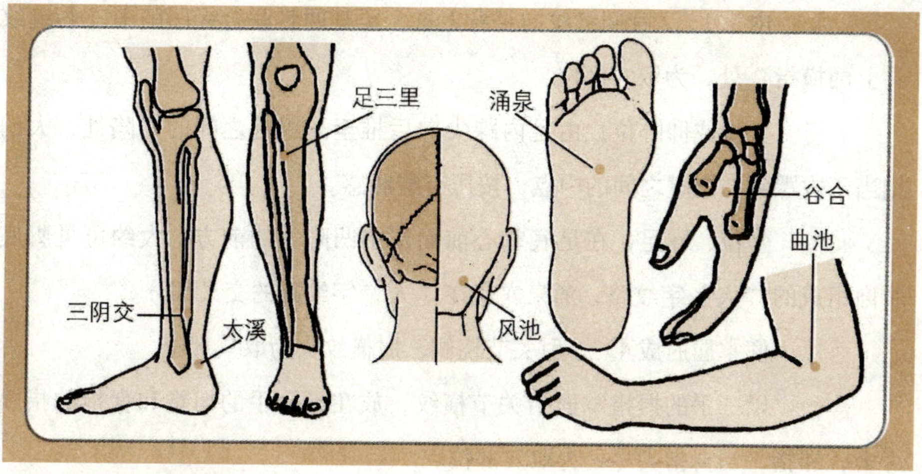

取穴要点

风池：坐位，在头部，枕骨下斜方肌上端与胸锁乳突肌之间的凹陷中，约平风府，按压有酸胀感。

命门：坐位，在腰部，两髂前上棘连线与后正中线的交点处为第4腰椎棘突，再向上数2个椎体，在其棘突下缘之凹陷处。

肾俞：与肚脐中相对应处即第2腰椎，其棘突下缘旁开约两横指（食指、中指）处。

大肠俞：两侧髂前上棘连线与脊柱之交点，即第4腰椎棘突下，其旁开约两横指（食指、中指）处。

关元：仰卧位，在下腹部，前正中线上，当脐中下3寸。

中极：仰卧位，将耻骨联合上缘的中点和肚脐连线5等分，由下向上1/5处，按压有酸胀感。

足三里：站位，用同侧手张开虎口围住髌骨上外缘，余四指向下，中指尖处为取穴部位。

三阴交：以手四指并拢，小指下边缘紧靠内踝尖上，食指上缘所在水平线在胫骨后缘的交点。

内庭：正坐，在足背，第2、3趾间，趾蹼缘后方赤白肉际处，按压有酸胀感。

太冲：由第1、2趾间缝纹向足背上推，至其两骨联合缘凹陷中（约缝纹头上两横指）处，为取穴部位。

太溪：坐位或仰卧位，由足内踝尖向后推至与跟腱之间的凹陷处，大约相当于内踝尖与跟腱之间的中点，按压有酸胀感。

涌泉：坐位，卷足，在足底掌心前面正中凹陷处的前方，大约可见脚底肌肉组成的“人”字纹路，涌泉穴就在“人”字纹路的交叉部分。

曲池：仰掌屈肘成45°，肘关节桡侧，肘横纹头为取穴部位。

合谷：以一手的拇指掌面指关节横纹，放在另一手的拇指和食指的指蹼缘上，屈指，当拇指尖尽处为取穴部位。

按摩手法

（1）顺时针摩腹5~10分钟。

（2）掌根按揉关元穴，拇指指端按揉中极穴各50~100次。掌振下腹部1~2分钟。

（3）用㨰法在腰骶部操作5~10分钟。

（4）用拇指指端按揉肾俞、命门、大肠俞各30~50次。掌根按揉腰骶部2~3分钟，再擦热腰骶部。

（5）拿曲池、列缺、合谷、风池、太溪、三阴交、太冲、阴陵泉、内庭、足三里穴各10~20次。

（6）擦涌泉穴100次，以热为度。

贴心提醒

（1）生活要有规律，不要过度疲劳，要保证充足的睡眠，精神愉快，避免风寒，避免房事，戒烟酒。

（2）饮食方面要富于营养，谷类适合吃赤豆粥、薏米粥等；肉类可以吃牛肉、瘦猪肉、鲤鱼、鲫鱼等；蔬菜适合吃冬瓜、葫芦、荸荠等。另外，要忌食过量盐及油脂和海鲜、寒凉食物。

第四章 祛除疾患，外科疾病按摩法

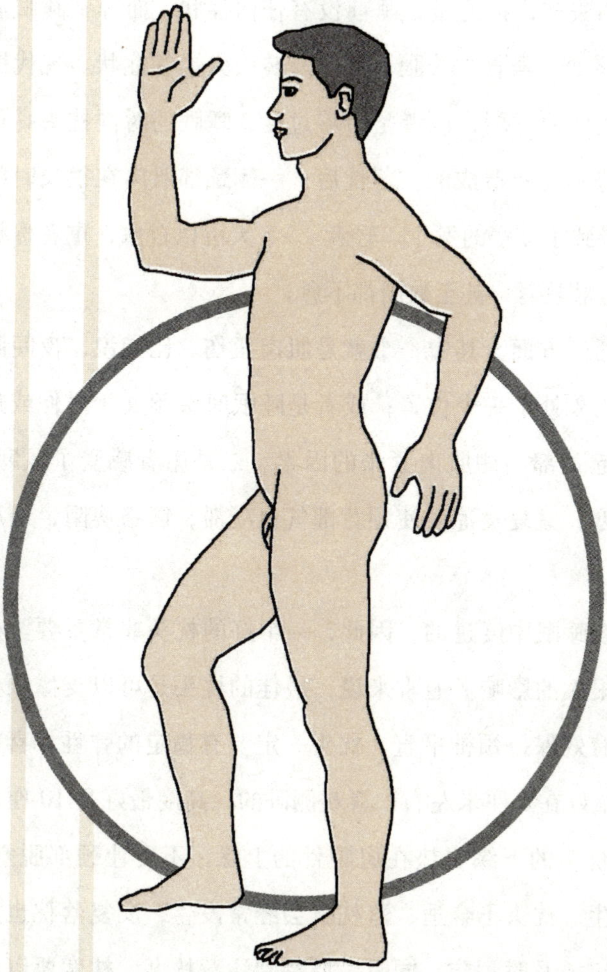

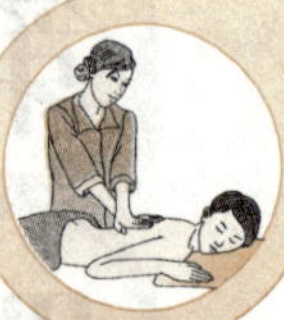

落　　枕

落枕也叫失枕，指的是在睡前没有任何症状，而等到睡眠后出现了急性的颈部肌肉痉挛、强直、酸胀、疼痛及转头失灵等症状。现代医学认为，落枕是由于人的体质虚弱，或者是劳累过度，睡眠的时候枕头高低不适，或者是躺卧的姿势不良所造成的。落枕后，一侧颈部肌肉在很长时间内是无法活动的，这就导致了痉挛的发生。轻者 4 ~5 天可以自愈，重者疼痛难忍，会慢慢向头部及上肢放射，甚至数周都不愈。

落枕的病因主要有两个方面。其中一个就是肌肉扭伤。比如说，夜间睡眠姿势不良，或者头颈长久处于一个位置；或者是睡眠时头颈处于过伸或过屈的状态，这些都是引起颈部一侧肌肉紧张的因素。二是患者感受了风寒，比如说在睡眠的时候受寒，盛夏贪凉，使颈背部气血凝滞，筋络痹阻，最后导致僵硬疼痛。

人的大部分时间是在睡眠中度过的，因此，一个好的枕头非常重要。枕头的高低软硬对颈椎有很大的影响。通常来说，最佳的枕头是可以支撑颈椎生理曲线的，同时能够有效保持颈椎平直。枕头一定要有稳定的弹性。喜欢仰卧的人，枕头的高度最好在 8 厘米左右；喜欢侧卧的，高度最好是 10 厘米左右。仰卧位的时候，枕头的下缘要垫在肩胛骨的上缘，不要让颈部脱空，否则容易导致落枕的发生。枕头不合适，落枕就会经常发生，反复落枕也是颈椎病的先兆，所以一定要及时预防。同时，要特别注意枕席，枕席要以草编为佳。颈部受寒冷刺激通常会使肌肉血管发生痉挛，从而使得颈部板滞的疼痛更加严重。在秋、冬季节，最好穿高领的衣服，而在天气稍热的时候，夜间睡眠要防止颈肩部的受凉。一般落枕都是单纯性的肌肉痉挛。按摩治疗落枕常常手到病除。

特效穴位 天容、天鼎、气舍、风池、天柱、曲垣、肩井、外关、合谷穴。

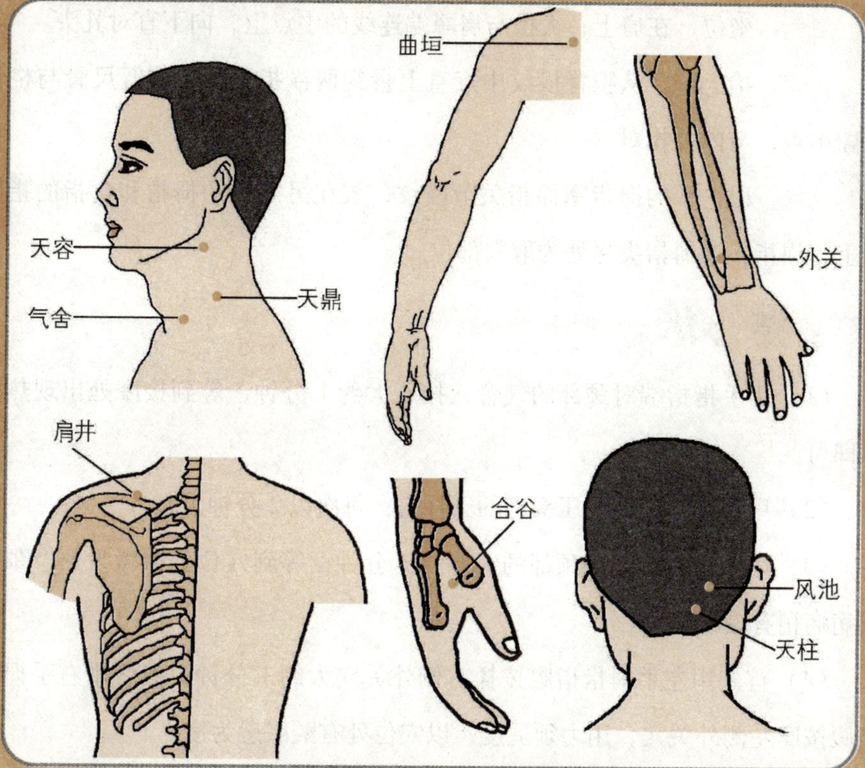

取穴要点

天容：侧坐位，头转向对侧，在颈部外侧部，平下颌角，在胸锁乳突肌的前缘凹陷中，按压有酸胀感。

天鼎：扶突穴下1寸，胸锁乳突肌胸骨头与锁骨头汇合处。

气舍：正坐仰靠，在颈部，锁骨胸骨端上缘，胸锁乳突肌胸骨与锁骨头之间的凹陷处，按之有痛感处。

风池：坐位，在头部，枕骨下斜方肌上端与胸锁乳突肌之间的凹陷中，约平风府，按压有酸胀感。

天柱：位于颈部，斜方肌外缘凹陷中，约后发际正中旁开 1.3 寸。

曲垣：坐位，在肩胛部，肩上窝内侧端，当臑俞与第 2 胸椎棘突连线的中点处。

肩井：坐位，在肩上，大椎与肩峰端连线的中点上，向下直对乳头。

外关：抬上臂，从腕背横纹中点直上量约两横指处，在前臂尺骨与桡骨间隙中点，与内关相对。

合谷：以一手的拇指掌面指关节横纹，放在另一手的拇指和食指的指蹼缘上，屈指，当拇指尖尽处为取穴部位。

按摩手法

（1）用手指指端对颈部的气舍穴按压大约 1 分钟，等到按摩处出现热胀感即可。

（2）用手指指腹端按压头部的天柱穴，每次以 2 分钟为宜。

（3）用手指指端按揉颈部的天容穴 3 分钟，等到穴位处微微发热，颈项部病痛稍有缓解即可。

（4）首先用左手拇指指腹按揉右侧外关穴大约 1 分钟，然后用右手拇指指腹按摩左侧外关穴，用力须适度，以穴位处有酸胀感为度。

（5）将双手拇指的指尖分别放在同侧风池穴，而其他四指附在头部两侧，用力按揉约 1 分钟。

（6）用两手食指和中指的指腹按压肩部的肩井穴，每次 100 ~ 200 下，直至按摩处出现热胀感。

（7）将拇指指尖放到另一侧合谷穴，其他四指放在掌心处，用力掐压约 2 分钟，以出现酸胀感为宜。

（8）将食指弯曲，用食指第 2 指关节按揉肩部的曲垣穴大约 50 次，按摩的力度要适宜，以穴位处出现酸痛感为度。

贴心提醒

（1）本病发生后要忌随意扳动，防止发生意外。

（2）按摩治疗的过程中，手法必须轻柔，以防肌肉痉挛加剧。

（3）经常发生落枕的患者，睡眠的时候，垫枕高低要适当，并注意颈项部的保暖。

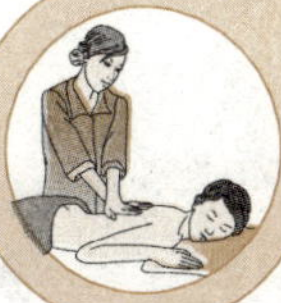

颈椎病

颈椎病属于中医学的“痹症”范畴，也被称为“肩颈痛”。指的是颈椎间盘变性、颈椎骨质增生等病理改变导致颈部软组织、神经根、脊髓、椎动脉和交感神经等受到刺激或压迫，由此而发生的临床症状和体征。所以，颈椎病也叫颈椎综合征。

颈椎病多见于老年人，这是由于老年人气血渐亏、阳气渐衰，风寒湿邪乘虚而入，导致经脉阻滞，引发颈椎病。有的是由于跌打损伤，经络受损，瘀血内停而导致；有的是由于积劳成疾，肝肾亏损，痰凝血瘀而形成的颈椎病。颈椎病的预防保健作用非常强，要特别重视保持颈部的良好姿势，防止颈部外伤，也能够避免颈部过度疲劳。

颈椎病的症状非常复杂，因而在诊断上也非常棘手。本病起病缓慢，在开始的时候不容易发现，仅仅是颈部的稍微不适，而有的则会表现为“落枕”，等到过了一段时间后，就会逐渐表现为上肢放射痛。上颈椎的病变可能会导致枕后部疼痛、头昏、耳鸣、恶心、听力障碍、视力障碍等病症的发生。中颈椎的骨赘甚至能够产生颈椎 3 ~ 5 的根性疼痛及颈后肌、椎旁肌萎缩，膈肌也会受累。下颈椎的病变则可能会产生颈后、上背、肩胛区以及胸前区的疼痛。

枕头是用来维持头颈正常位置的一个工具。枕头对于颈椎病的治疗非常有用。好的枕头可以保证颈椎外在的肌肉平衡，同时能够保持椎管内的生理解剖状态。所以，一个合适的枕头非常重要，其不仅质地柔软，透气性也会很好。主要是以中间低、两端高的元宝形为佳。这样的形状能够维持颈椎的生理曲度，还可以对颈部起到一个固定的作用，对颈椎病的预防也有好处。

颈椎病的发生会让患者出现一系列的其他症状。按摩疗法能够有效治疗颈椎病，可以起到活血散瘀、舒筋通络、缓解肌肉疼痛的作用，还可以防止颈椎退行性变，最终缓解并治愈颈椎病。

特效穴位 风池、缺盆、肩井、肩中俞、肩外俞、曲池、合谷。

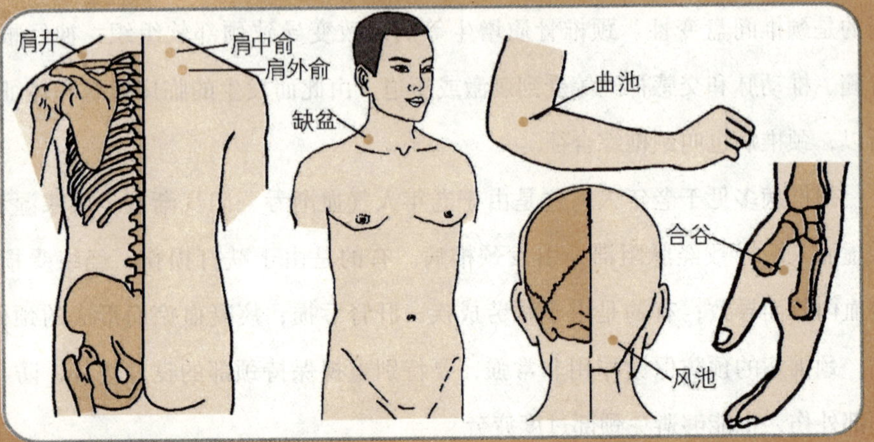

取穴要点

风池： 坐位，在头部，枕骨下斜方肌上端与胸锁乳突肌之间的凹陷中，约平风府，按压有酸胀感。

缺盆： 正坐，在乳中线上，锁骨上窝中点处。

肩井： 坐位，在肩上，大椎与肩峰端连线的中点上，向下直对乳头。

肩中俞： 本穴定位时，先要找到第 7 颈椎棘突，也就是颈部最高的棘突。它的下缘水平旁开即本穴。

肩外俞： 先取大椎，由大椎往下推 1 个椎骨棘突下即陶道穴，由这一穴向双侧各旁开四横指，当肩胛骨内侧缘处。

曲池： 仰掌屈肘成 45°，肘关节桡侧，肘横纹头为取穴部位。

合谷： 以一手的拇指掌面指关节横纹，放在另一手的拇指和食指的指蹼缘上，屈指，当拇指尖尽处为取穴部位。

按摩手法

（1）按摩患侧颈肩部 2～3 分钟。

（2）按摩上背部大约 5 分钟。

（3）用拇指弹拨颈部条索状硬结处和其他压痛点处，大约 3 分钟。

（4）用拇指按揉风池、缺盆、肩井、肩中俞、肩外俞、曲池、合谷穴各 2 分钟。

（5）拿颈项部、肩背部，大约 5 分钟。

（6）搓患侧肩部和整个上肢，大约 2 分钟。

（7）抖患侧上肢，大约 2 分钟。

贴心提醒

（1）避免长期伏案，同时要减少颈部的疲劳。避免颈部剧烈运动和快速旋转。

（2）注意颈项部的保暖，急性期可用颈领，低枕平卧。

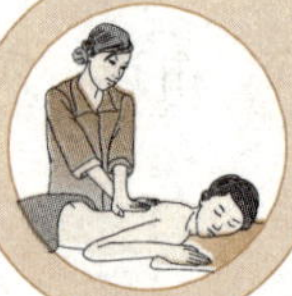

斑 秃

斑秃也叫圆发、圆形脱发，是常见的一种头部毛发突然成片脱落，是头皮正常的皮肤病。这种病可在任何年龄发生，青年人最为常见。根据病程可以分为三期。一是进行期，这个时期头皮会突然出现1个或数个边界清楚的圆形、椭圆形脱发区。而脱发区的头皮显得非常平滑光亮，没有任何的炎症。二是静止期，这个时期脱发区不会再有扩大，边缘毛发也会非常牢固，不易拔出。三是恢复期，这个时期患者脱发区已经长出了细而柔软的黄毛或白毛，时间长了会慢慢变粗、变黑，最后成为正常的头发。

这种病症的皮损逐渐表现为圆形或卵圆形的非瘢痕性脱发，在斑秃的边缘经常能够看到“感叹号”样的头发。等到头发全部或几乎全部脱落的时候，就是我们所说的全秃。全身所有的毛发（包括体毛）都脱落，这叫作普脱。而病区的皮肤除了没有毛发外，没有任何的异常。

在日常生活中，最好不要用尼龙梳子，这是因为尼龙梳子非常容易产生静电，这样会给我们的头发以及头皮带来不良的刺激。最为理想的是选用黄杨木梳以及牛角梳，这样既可以去除头屑，又可以增加头发的光泽，而且能够按摩头皮，有效地促进血液循环。经常洗发，洗头的间隔不要超过2天。在洗发的同时，还需要边搓边按摩，这样不仅能够保持头皮清洁，也可以使头皮活血。另外，最好不用脱脂性强或碱性洗发剂，因为这种洗发剂的脱脂性和脱水性都是非常强的，很容易使头发干燥、头皮坏死。要选用对头皮和头发没有刺激性的无酸性天然洗发剂。

本病属于中医“油风”范畴，也就是经常会听到的“鬼舔头”“鬼剃头”。现代医学认为，机体免疫功能的紊乱是斑秃发生的主要因素，过度用脑、紧张等会造成神经功能紊乱，从而诱发此病。

特效穴位 头部的太阳、头维、率谷、安眠、风池、风府、神庭、攒竹、印堂，背部的心俞、肝俞，手部的神门，足部的太溪等穴。

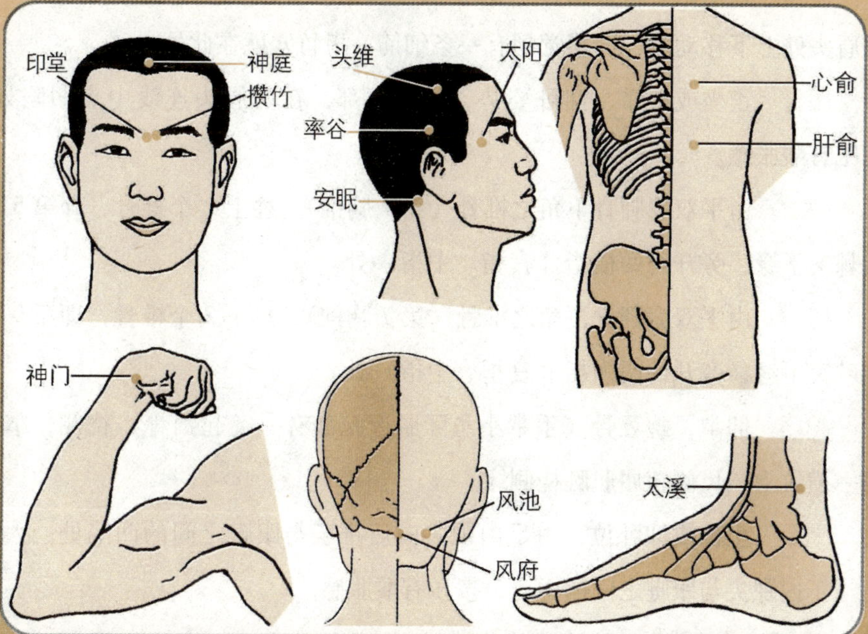

取穴要点

太阳： 正坐或侧坐位，在头部，眉梢与目外眦之间，向后约一横指的凹陷处。

头维： 耳前鬓角前缘向上直线与前发际交点上5分处为取穴部位。

率谷： 侧坐位，将耳部向前折，于耳尖直上入发际1.5寸处，咀嚼时，按压有肌肉鼓动。

安眠： 侧坐位或侧卧位，在项部，在翳风与风池连线中点处。

风池： 坐位，在头部，枕骨下斜方肌上端与胸锁乳突肌之间的凹陷中，约平风府，按压有酸胀感。

风府： 取坐位，在项部，后发际正中直上量1寸处，枕外隆凸直下，两侧斜方肌之间凹陷中，按压有酸胀感。

神庭：正坐位或仰卧位，在头前部，前发际正中直上量约半横指处，按压有酸胀感。

攒竹：正坐位，目视前方，在眉毛内侧端有一隆起处，按压有酸胀感。在眉头处上下移动时，会感觉到有一条细筋，攒竹穴就在此处。

印堂：正坐或仰靠、仰卧姿势，位于面部，在两眉头连线中点凹陷处，按压有酸胀感。

心俞：由平双肩胛骨下角之椎骨（第 7 胸椎），往上 2 个椎骨，即第 5 胸椎棘突下缘，旁开约两横指（食指、中指）处。

肝俞：由平双肩胛骨下角之椎骨（第 7 胸椎），往下 2 个椎骨，即第 9 胸椎棘突下缘，旁开约两横指（食指、中指）处。

神门：仰掌，豌豆骨（手掌小鱼际肌近腕部有一突起圆骨）桡侧，掌后第一横纹上，尺侧腕屈肌腱桡侧缘。

太溪：坐位或仰卧位，由足内踝尖向后推至与跟腱之间的凹陷处，大约相当于内踝尖与跟腱之间的中点，按压有酸胀感。

按摩手法

（1）用双手拇指的背节处交替推印堂至神庭穴，大约 30 遍。

（2）用双手拇指指腹分推攒竹至两侧太阳穴，大约 30 遍。

（3）用拇指指腹按揉头维、安眠穴各 100 次。再用大鱼际按揉太阳穴，大约 30 次。

（4）叩击患部 3 ~ 5 分钟，直到局部发热发红即可。可先在局部涂一些生发液再叩击，轻轻拿捏风池穴，大约 10 次。

（5）用拇指指腹按揉神门、太溪、心俞、肝俞穴，各 50 次左右。

贴心提醒

（1）忌烟、酒以及辛辣刺激性的食物，如葱、蒜、韭菜、姜、花椒、辣椒、桂皮等。

（2）忌油腻、燥热的食物（肥肉、油炸食品）。忌吃高热量、高脂肪食物，如肝脏、肉类等。

（3）要特别注意头发的卫生，不要用碱性太强的肥皂洗发，不滥用护发用品，平常理发后尽可能少用电吹风和少染发。

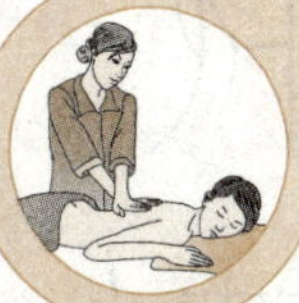

神经性皮炎

神经性皮炎又称慢性单纯性苔藓，是以阵发性皮肤瘙痒和皮肤苔藓化为特征的慢性皮肤病。经常在人的颈部出现，非常容易复发。在发病的时候，患处会有非常强烈的瘙痒感，之后就会出现密集的扁平丘疹，而且，皮肤会慢慢地增厚，形成一种较为肥厚的斑块，呈苔藓样。除了颈部之外，同时发生在肘、大腿内侧、前臂及会阴部。

一般来说，本病的发生与遗传、感染、代谢障碍、内分泌、神经因素等有着非常紧密的联系。主要是由于精神紧张、兴奋、忧郁，或者是神经衰弱等而引起的气血失调、阴气耗伤、血虚燥热，以及脾胃湿热、复感风邪，蕴于肌肤而导致发病。

从分布的角度来看，可以把神经性皮炎分成两类：一种是限局性，一种是泛发性。本病的好发部位主要是颈侧、项部、额部，其次是骶尾、肘窝、腘窝，当然，还有腰背、两髋、外阴、肛门、腹股沟、眼睑、头皮、四肢等地方。通常来说，是呈对称分布的，有的会沿皮肤皱褶以及皮神经分布出现线状的排列。

神经性皮炎与中医学上的“牛皮癣”“摄领疮”等病症相类似。患者适合食用清凉、祛风的食物，最好不要食用油腻、生冷和致敏性、刺激性食物。通过按摩治疗神经性皮炎，能够起到较好的效果。

特效穴位 头部的神庭、攒竹、印堂、太阳、率谷、安眠、百会、风池，背部的肩井、大椎、肺俞、心俞，上肢的曲池、合谷、内关，下肢的血海、三阴交、太溪、太冲、涌泉等穴。

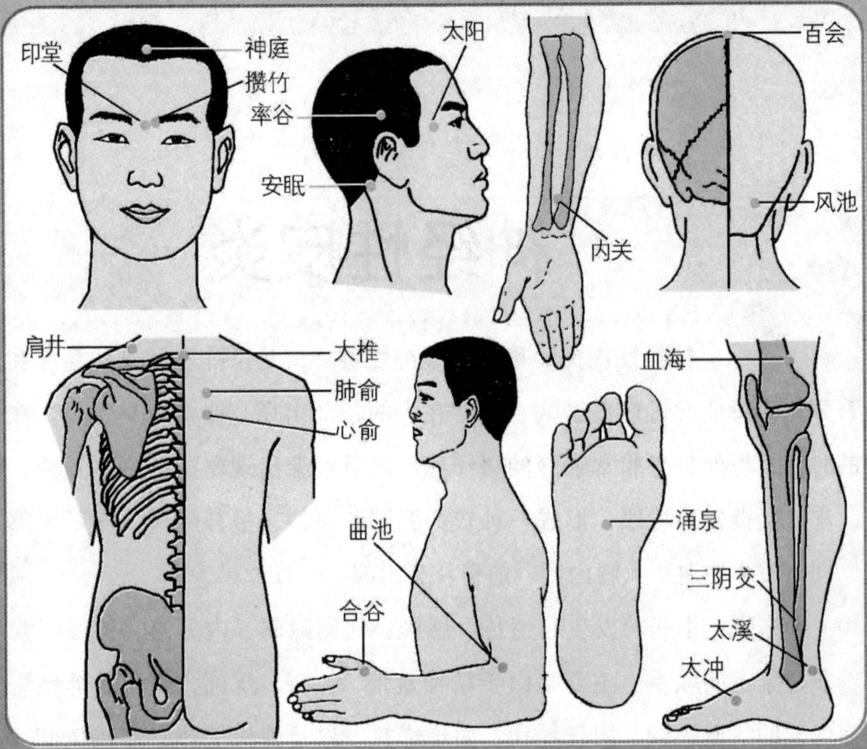

取穴要点

神庭：正坐位或仰卧位，在头前部，前发际正中直上量约半横指处，按压有酸胀感。

攒竹：正坐位，目视前方，在眉毛内侧端有一隆起处，按压有酸胀感。在眉头处上下移动时，会感觉到有一条细筋，攒竹穴就在此处。

印堂：正坐或仰靠、仰卧姿势，位于面部，在两眉头连线中点凹陷处，按压有酸胀感。

太阳：正坐或侧坐位，在头部，眉梢与目外眦之间，向后约一横指的凹陷处。

率谷：侧坐位，将耳部向前折，于耳尖直上入发际 1.5 寸处，咀嚼时，按压有肌肉鼓动。

安眠：侧坐位或侧卧位，在项部，在翳风与风池连线中点处。

百会：正坐位或仰卧位，在头部，两耳尖连线中点与眉间的中心线交汇处的凹陷中，用指尖按压有疼痛感。

风池：坐位，在头部，枕骨下斜方肌上端与胸锁乳突肌之间的凹陷处，约平风府，按压有酸胀感。

肩井：坐位，在肩上，大椎与肩峰端连线的中点上，向下直对乳头。

大椎：取坐位，在颈背交界处椎骨的最高点即为第 7 颈椎，它的下缘凹陷处，按压有酸胀感。

肺俞：大椎穴往下 3 个椎骨，即第 3 胸椎，其下缘旁开约两横指（食指、中指）处。

心俞：由平双肩胛骨下角之椎骨（第 7 胸椎），往上 2 个椎骨，即第 5 胸椎棘突下缘，旁开约两横指（食指、中指）处。

曲池：仰掌屈肘成 45°，肘关节桡侧，肘横纹头为取穴部位。

合谷：以一手的拇指掌面指关节横纹，放在另一手的拇指和食指的指蹼缘上，屈指，当拇指尖尽处为取穴部位。

内关：伸肘仰掌，微屈腕，从腕横纹上量约两横指处，在掌长肌腱与桡侧腕屈肌腱之间的凹陷中。

血海：坐位，屈膝成 90°，取穴者立于患者对面，用左手掌心对准右髌骨中央，手掌伏于其膝盖上，拇指尖所指处为取穴部位。

三阴交：以手四指并拢，小指下边缘紧靠内踝尖上，食指上缘所在水平线在胫骨后缘的交点。

太溪：坐位或仰卧位，由足内踝尖向后推至与跟腱之间的凹陷处，大约相当于内踝尖与跟腱之间的中点，按压有酸胀感。

太冲：由第 1、2 趾间缝纹向足背上推，至其两骨联合缘凹陷中（约缝纹头上两横指）处。

涌泉：坐位，卷足，在足底掌心前面正中凹陷处的前方，大约可见脚底肌肉组成的“人”字纹路，涌泉穴就在“人”字纹路的交叉部分。

按摩手法

（1）用双手拇指背节处交替推印堂至神庭穴，大约30遍。

（2）用双手拇指指腹分推攒竹，经太阳至率谷穴，大约30遍。

（3）用拇指指腹按揉百会、安眠穴，各30～50次。

（4）用大鱼际按揉太阳穴，大约30次。

（5）按揉肺俞、心俞、大椎穴，各50～100次。

（6）拿捏风池、肩井、曲池、内关、合谷、血海、三阴交、太溪、太冲穴，各10～30次。

（7）揉搓涌泉穴，大约200次。

贴心提醒

（1）多吃新鲜的蔬菜、水果，以及凉血解毒的食物，如绿豆、粳米、黄瓜、苦瓜、马齿苋等。

（2）忌搔抓。搔抓可能会让皮肤不断遭受机械性刺激而变厚，甚至会导致感染。患处越搔越痒，越痒越抓，形成恶性循环，病程因而延长。

（3）忌刺激性食物，如辣椒、酒、浓茶、咖啡等，否则可导致瘙痒加重，引发湿疹或复发。

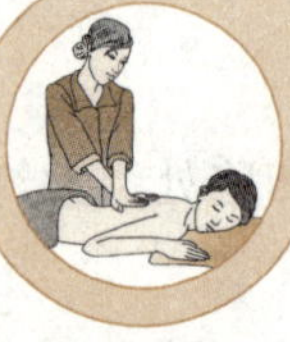

腰扭伤

腰扭伤也叫闪腰，主要是腰部肌肉、韧带、筋膜、椎间小关节、腰骶关节的急性损伤，通常是突然遭受间接外力而导致的。损伤会使腰部肌肉、韧带、筋膜和关节囊等组织受到严重的牵拉、扭转，甚至撕裂，继而会出现腰痛剧烈，腰部活动受限，甚至出现卧床难起等多种不同的症状。患者的腰部通常会有非常明显的压痛点，腰部及下肢的活动也会导致疼痛逐渐加剧。发病部位大部分是在腰骶、骶髂部及两侧骶棘肌。男性患者比较多见。

大部分腰部的突然损伤非常严重，因此患者的局部疼痛也非常剧烈，而且会随着局部活动、振动越来越重，平卧后会适当减轻。其痛点一般是固定的，同肌肉撕裂的部位一致。压痛点明显、局限，有的时候能够从此痛点逐渐向大腿后部放射，而且，在腹压增加的情况下逐渐加剧。局部封闭后疼痛能够快速缓解。

腰背部的活动能够使损伤组织的拉应力增加，最终导致疼痛加剧，特别是以向健侧的侧弯、旋转及前屈更严重。向患侧弯曲的时候，因为能够使损伤组织放松，所以能够做小范围的活动。

受损肌肉由于疼痛会发生其他反射性的痉挛，用手触摸可以摸到条索状，通常比较明显。腰扭伤如果治疗不及时的话，就会慢慢地演变成慢性腰痛。穴位按摩能够有效起到舒筋活络、活血止痛的效果，对于治疗急性腰扭伤有非常好的效果。

特效穴位 三焦俞、命门、次髎、腰俞、长强、环跳、阳陵泉穴。

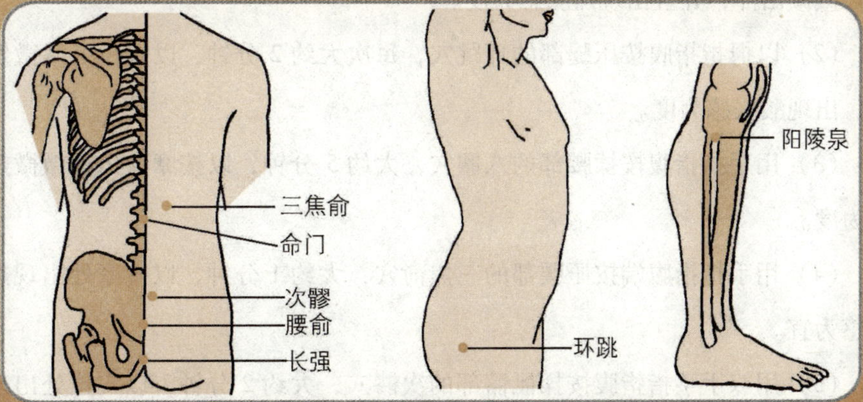

取穴要点

三焦俞：与肚脐中相对应处即第2腰椎，由第2腰椎往上1个椎体，即第

1 腰椎，其棘突下缘旁开约两横指（食指、中指）处。

命门：坐位，在腰部，两髂前上棘连线与后正中线的交点处为第 4 腰椎棘突，再向上数 2 个椎体，在其棘突下缘之凹陷处。

次髎：俯卧，骨盆后面，从髂嵴最高点向内下方骶角两侧循摸一高骨突起，即髂后上棘，与之平齐，髂骨正中突起处是第 1 骶椎棘突，髂后上棘与第 2 骶椎棘突间即第 2 骶后孔，为次髎。

腰俞：取坐位，在骶区，先取尾骨上方的骶角，量骶角下缘的连线与后正中线的交点，适对骶管裂孔处，按压有酸胀感。

长强：跪伏或胸膝卧位，尾骨尖端与肛门连线中点凹陷处。

环跳：侧卧位，伸直下腿，屈上腿，以拇指关节横纹按在股骨大转子上，拇指指向脊柱，当拇指尖处，按压有酸胀感。

阳陵泉：坐位，屈膝成 90°，膝关节外下方，腓骨小头前缘与下缘交叉处的凹陷。

按摩手法

（1）用双手手指的指腹端点按腰部的腰俞穴，每次大约 50 次，以按摩穴位处微微出汗，并且出现热胀感为度。

（2）以拇指指腹按压腿部的环跳穴，每次大约 2 分钟，以穴位处微微发热、出现酸胀感为度。

（3）用手指指腹按揉腰部的八髎穴，大约 5 分钟，以按摩处出现微微热感为度。

（4）用手指指腹端按压腰部的三焦俞穴，大约 1 分钟，以按摩处出现热胀感为宜。

（5）用双手手指指腹按揉骶髂部的次髎穴，大约 2 分钟，以穴位处出现酸胀感为宜。

（6）用拇指指腹按揉腿部的阳陵泉穴，每次大约 2 分钟，以按摩处出现微微发热为度。

（7）用拇指指腹点按腰部的命门穴 30～50 次，等到按摩处出现热胀感为宜。

（8）用中指指端按揉尾骨附近的长强穴，大约 2 分钟，等到穴位附近微微出汗，有热胀感为度。

贴心提醒

（1）损伤 24 小时内，腰部禁忌热敷，以免发生局部出血加重。

（2）损伤 24 小时后，患部可以热敷，每天 1 次，每次 10 分钟。一定要注意水温，以防烫伤皮肤。

（3）在治疗期间，患者适合卧板床休息，腰部的限制活动通常为3～4 天。

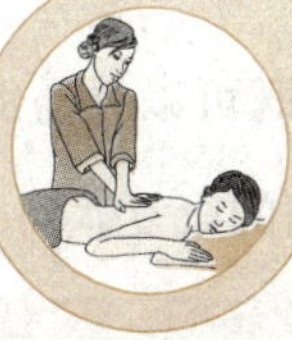

腰痛

俗话说："病人腰痛，医生头痛。"说的就是腰痛的防治是非常麻烦的事情。中老年人长期腰痛，其主要的原因就是腰部脊椎骨的退行性改变，以及慢性肌肉劳损等。腰肌劳损造成的腰痛经常会发生，在腰痛中占有很大的比重，指的是腰部肌肉、筋膜、韧带等软组织的慢性疲劳性损伤，以及腰背部肌肉所出现的酸痛、胀痛，通常很难治愈。

临床以腰部一侧或两侧发生疼痛作为主要症状。腰痛会逐渐放射到腿部，经常伴有外感或内伤的症状。腰椎 X 线片，也会有非常明显的异常。女性由于有月经、孕育、分娩、哺乳等生理特点，以及月经病、带下病、妊娠病、妇科杂病及节育等病理特点，因此，腰痛是女性经常会出现的病症。经产妇有 80% 以上都会出现腰痛，尤其是经期、孕期和产后的腰痛，这些病症一般会被认为是生理性的疼痛，所以通常不会进行特别的治疗。

引起腰痛的原因非常复杂，最为常见的是腰部骨质增生、椎间盘突出症、椎管狭窄、腰部骨折、腰部急慢性外伤或劳损等。腰背部是人体经常要用力的部位，它为人体提供了一定的支持和保护脊柱的作用，而对于那些经常在办公室中久坐缺少运动的人，或是因为工作需要久站的人，这样长时间下去，必然会造成腰背部的疼痛，甚至会引发腰骶部慢性骨筋膜间隔综合征。

很多慢性腰痛与慢性骨筋膜间隔综合征有关，这是因为骨筋膜间隔内压升高导致腰背筋膜下间隙消失，最后出现肌肉血流量下降，疏松脂肪组织变性，从而产生腰痛。

那些长期从事站立操作的人，比如从事纺织、印染、理发、售货等工作的女性，由于持续站立，腰部肌腱、韧带的伸展能力减弱，局部可积聚过多的乳酸，抑制了腰肌的正常代谢，所以非常容易导致腰肌劳损而引起腰痛。经常背重物，腰部负担过重，易发生脊椎侧弯，造成腰肌劳损而出现腰痛。

穴位按摩对腰背部的软组织劳损有良好的治疗效果。按摩既可以补益肝肾、舒利筋骨、通络止痛，还能增强机体的免疫功能，促进本病的康复。

特效穴位 命门、肾俞、大肠俞、膀胱俞、关元、环跳、殷门、委中、太溪、照海、昆仑。

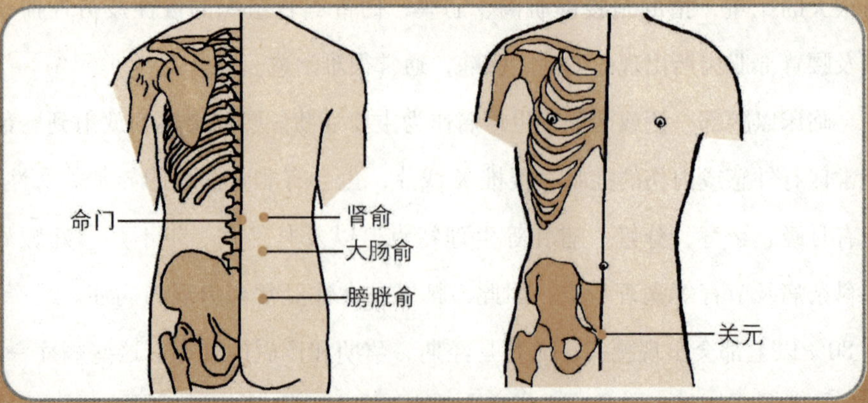

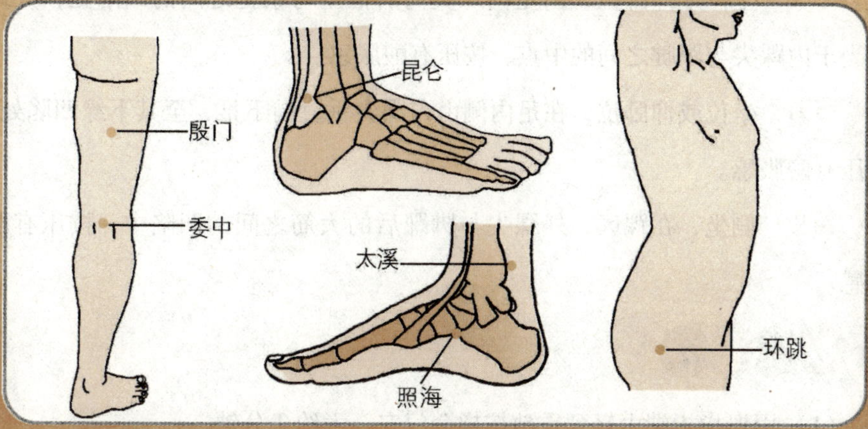

取穴要点

命门：坐位，在腰部，两髂前上棘连线与后正中线的交点处为第 4 腰椎棘突，再向上数 2 个椎体，在其棘突下缘之凹陷处。

肾俞：与肚脐中相对应处即第 2 腰椎，其棘突下缘旁开约两横指（食指、中指）处。

大肠俞：两侧髂前上棘连线与脊柱之交点，即第 4 腰椎棘突下，其旁开约两横指（食指、中指）处。

膀胱俞：俯卧位，先摸髂后上嵴内缘下，其与背脊正中线之间为第 2 骶后孔，平该孔的椎体为第 2 骶椎，其旁开约两横指（食指、中指）处。

关元：仰卧位，将耻骨联合上缘的中点和肚脐连线 5 等分，由下向上 2/5 处。

环跳：侧卧位，伸直下腿，屈上腿，以拇指关节横纹按在股骨大转子上，拇指指向脊柱，当拇指尖处，按压有酸胀感。

殷门：取臀后横纹中点及腘横纹中点之连线外，由此往上一横指处。

委中：俯卧位，稍屈膝，在大腿后面即可显示股二头肌腱和半腱肌腱，在其中间，按压有动脉搏动处。

太溪： 坐位或仰卧位，由足内踝尖向后推至与跟腱之间的凹陷处，大约相当于内踝尖与跟腱之间的中点，按压有酸胀感。

照海： 坐位或仰卧位，在足内侧由内踝尖垂直向下推，至其下缘凹陷处，按压有酸胀感。

昆仑： 侧坐，在踝区，外踝尖与脚踝后的大筋之间的凹陷中，按压有酸胀感。

按摩手法

（1）用拇指指端由轻到重地按揉命门穴，大约2分钟。

（2）用两手拇指指腹向外依次揉按肾俞、大肠俞、膀胱俞穴，各2分钟。

（3）用两手掌根同时自上而下揉擦肾俞至膀胱俞等穴5～10分钟，以腰部有温热感为宜。

（4）用拇指指腹依次点按环跳、殷门、委中穴，各3分钟。

（5）两手用掌面同时自上而下推揉环跳至委中穴5～10分钟，以下肢有轻松感为好。

（6）用两手拇指向外依次按揉肾俞、大肠俞、膀胱俞穴，各2分钟。

（7）以拇指端按揉太溪、照海穴各2～3分钟，以足部有酸胀感为好。

（8）用拇指按在昆仑穴，食指按在内踝后，如此对拿昆仑穴3分钟，以下肢和足部有酸胀感为宜。

（9）以掌面推揉关元穴，顺、逆时针方向各3分钟。

贴心提醒

（1）平时要用宽皮带束腰，最好睡硬板床。加强腰部肌肉锻炼。

（2）注意腰部保暖，避免腰部过劳。腰部疼痛较重者可加用热敷。

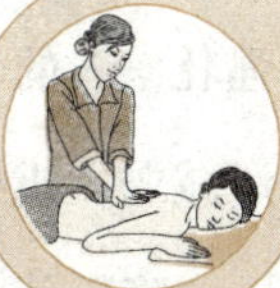

骨质疏松症

骨质疏松症指的是由于不同的原因使骨质吸收超过了骨质形成而导致骨质萎缩的一种病症。这种病症不是单独的疾病，其通过内分泌失调、营养障碍、遗传性疾病等引起。骨质疏松症的发病非常缓慢，个别的比较快，主要的特征是骨骼疼痛、易于骨折。骨质疏松症通常可以分为原发性和继发性两种。原发性骨质疏松症主要是以骨量减少、骨的微观结构退化作为特征，其导致了骨的脆性增加，从而非常容易发生骨折。

导致骨质疏松的原因非常复杂，其中包括了性激素分泌减少，钙调节激素的分泌失调等而引起的骨代谢紊乱、牙齿脱落以及消化功能的降低，进而出现了钙、磷、维生素及微量元素的摄入不足。原发性骨质疏松症是经常见到的，大多数是腰背痛，且疼痛会沿脊柱向两侧扩散，在仰卧或坐位的时候，疼痛会有所减轻，直立的时候，伸或久立，久坐时会让疼痛更加剧烈。白天疼痛轻，到了夜间和清晨醒来的时候就会加重，如果是弯腰、运动、咳嗽，排便的时候太过用力，也容易加重疼痛。一般来说，骨量丢失超过12%的时候就会出现骨痛。尤其是老年骨质疏松症，椎体骨小梁萎缩，数量在慢慢地减少，椎体压缩不断变形，脊柱前屈，这样就会导致腰肌为了纠正脊柱前屈，进而加倍地收缩，从而导致了肌肉疲劳甚至痉挛，出现疼痛。通常来说，这种疼痛在2~3周后可逐渐减轻，有部分患者会逐渐呈慢性腰痛，如果压迫相应的脊神经能够产生四肢放射痛，双下肢感觉运动障碍，肋间神经痛，胸骨后疼痛类似心绞痛，同时也会出现上腹痛，类似急腹症。

目前，已经发现青少年时期所摄入的钙与成年时候的骨量峰有非常直接的联系，钙的缺乏会引起甲状旁腺素分泌和骨吸收增加，低钙饮食的患者还会引发骨质疏松，维生素 D 的缺乏会导致骨基质的矿化受损，最后发生骨质软化症。一个人长期缺乏蛋白质也会导致骨的蛋白质合成不足，从而引发新骨生成落后。如这个时候有钙缺乏，骨质疏松就会加快出现。

肌肉会对骨组织产生机械力的影响，这个时候肌肉发达骨骼强壮，人的骨密度值就很高。而老年人的活动很少，这样就会导致肌肉强度逐渐减弱，机械刺激也在慢慢地变少，骨量减少，与此同时，肌肉强度的减弱和协调障碍使老年人更容易摔跤。按摩特定的穴位可以有效治疗骨质疏松症。

特效穴位 背部的肩井、肺俞、心俞、肝俞、脾俞、肾俞，腹部的关元，上肢的曲池、内关、合谷，下肢的足三里、上巨虚、下巨虚、三阴交、太溪、太冲、涌泉等穴。

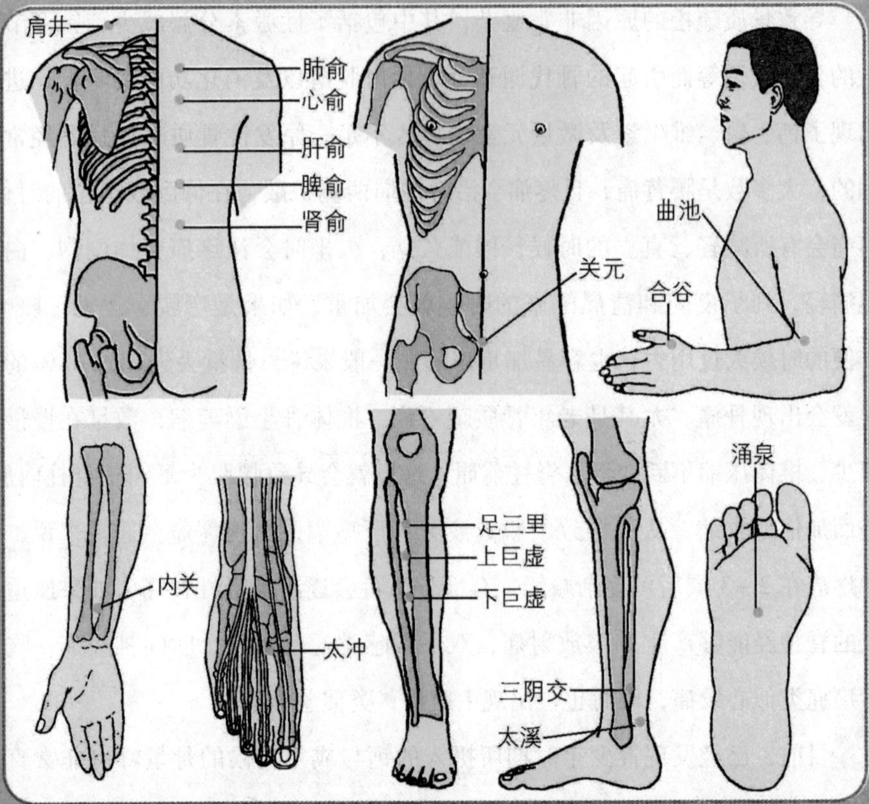

取穴要点

肩井：坐位，在肩上，大椎与肩峰端连线的中点上，向下直对乳头。

肺俞：大椎穴往下3个椎骨，即第3胸椎，其下缘旁开约两横指（食指、中指）处。

心俞：由平双肩胛骨下角之椎骨（第7胸椎），往上2个椎骨，即第5胸椎棘突下缘，旁开约两横指（食指、中指）处。

肝俞：由平双肩胛骨下角之椎骨（第7胸椎），往下2个椎骨，即第9胸椎棘突下缘，旁开约两横指（食指、中指）处。

脾俞：与肚脐中相对应处即第2腰椎，由第2腰椎往上3个椎体，即第11胸椎，其棘突下缘旁开约两横指（食指、中指）处。

肾俞：与肚脐中相对应处即第2腰椎，其棘突下缘旁开约两横指（食指、中指）处。

关元：仰卧位，将耻骨联合上缘的中点和肚脐连线5等分，由下向上2/5处。

曲池：仰掌屈肘成45°，肘关节桡侧，肘横纹头。

内关：伸肘仰掌，微屈腕，从腕横纹上量约两横指处，在掌长肌腱与桡侧腕屈肌腱之间的凹陷中。

合谷：以一手的拇指掌面指关节横纹，放在另一手的拇指和食指的指蹼缘上，屈指，当拇指尖尽处。

足三里：站位，用同侧手张开虎口围住髌骨上外缘，余四指向下，中指尖处。

上巨虚：坐位屈膝，从足三里向下量四横指，在胫、腓骨之间可触及一凹陷处。

下巨虚：条口下约一横指，距胫骨前嵴约一横指处。

三阴交： 以手四指并拢，小指下边缘紧靠内踝尖上，食指上缘所在水平线在胫骨后缘的交点。

太溪： 坐位或仰卧位，由足内踝尖向后推至与跟腱之间的凹陷处，大约相当于内踝尖与跟腱之间的中点，按压有酸胀感。

太冲： 由第1、2趾间缝纹向足背上推，至其两骨联合缘凹陷中（约缝纹头上两横指）处。

涌泉： 坐位，卷足，在足底掌心前面正中凹陷处的前方，大约可见脚底肌肉组成的“人”字纹路，涌泉穴就在“人”字纹路的交叉部分。

按摩手法

（1）按揉关元穴5~10分钟。

（2）点按肺俞、心俞、肝俞、脾俞、肾俞穴各50~100次。

（3）拿捏肩井、关元、曲池、内关、合谷、足三里、上巨虚、下巨虚、三阴交、太溪、太冲穴各5~10次。

（4）擦涌泉穴100~200次。

贴心提醒

（1）在日常生活中，要常吃含钙丰富的食物，如排骨、脆骨、虾皮、海带、发菜、木耳、柑橘、核桃仁等。

（2）补充充足的维生素D、维生素C，其在骨骼代谢上起着非常重要的调节作用。多吃新鲜蔬菜，加苋菜、雪里蕻、香菜、小白菜，还要多吃水果。

（3）摄取足够的蛋白质，最好选用牛奶、鸡蛋、鱼、鸡、瘦肉、豆类及豆制品等。

（4）要特别注意忌辛辣、过咸、过甜等刺激性食品。

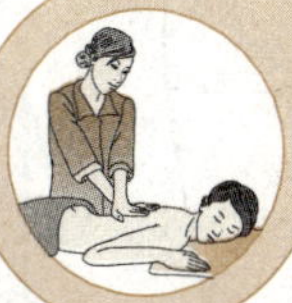

腰椎间盘突出症

腰椎间盘突出症多发生在青壮年中，特别是一些体力劳动者，主要表现为腰腿痛。由于持续以及强度非常大的体力劳动，人体腰背部肌肉会长时间处于紧张状态，这样就会使椎间盘受到挤压、牵拉及扭转的机会也变得更多，非常容易导致脊椎内外的平衡失调，最后造成纤维破裂、髓核突出等腰椎间盘突出症。疼痛甚至会由于步行、弯腰、伸腰等作用而有所加剧。严重的患者会影响坐卧翻身、站立，甚至有的会出现步态跛行。疼痛的出现通常呈持续状。

日常生活中，有一些人会有腰部用力不当、过度用力的情况发生，这就会导致腰腿疼。比如说，长期从事弯腰工作的煤矿工人和建筑工人，他们需要长时间的弯腰提举重物。这样日积月累，腰腿就会出现毛病。

腰椎间盘突出症的基本因素为椎间盘的退变，然而，也会由于某些诱发因素导致了椎间隙压力增高，最后出现了髓核突出。很多人认为，身材过高容易出现腰椎间盘突出症。腰椎间盘突出症的男性发病率是女性的5倍。在临床上，大约有1/3的患者在发病前都有非常明显的增加腹压的因素，比如说，剧烈的咳嗽、喷嚏、用力排便等。人的腹压增高，就会破坏椎节与椎管之间的平衡状态。人在完成不同工作的时候，需要不断地更换体位，以此缓解腰部的压力，假如长时间处于一种体位不变，就很容易发生局部的累积性损伤。人体长期处于不良姿势，更会导致疾病的发生。重体力劳动者的发病率是最高的，而白领劳动者的发病率是最低的。汽车驾驶员，由于长期处于颠簸和振动的状态，其椎间盘承受的压力很大，非常容易造成腰椎间盘突出。

人体下腰部的活动是最多的，其负重也是最大的，所以，在临床以腰4、5椎及腰5骶1椎间盘突出的发病率为最高。穴位按摩治疗腰椎间盘突出症，可以取得非常好的疗效。

特效穴位 命门、肾俞、大肠俞、环跳、承山。

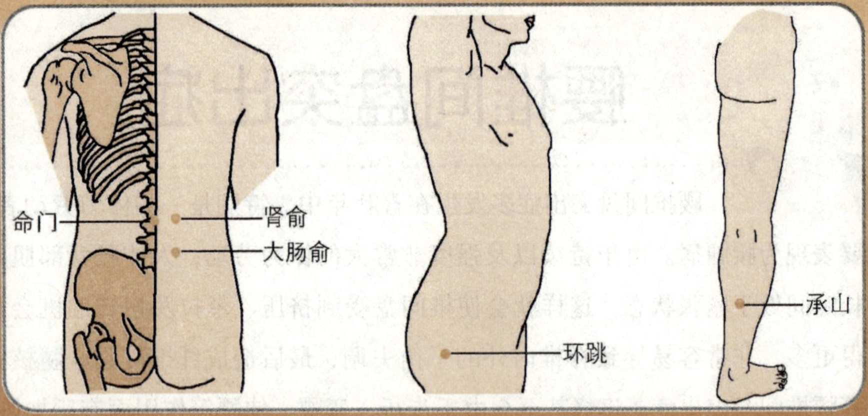

取穴要点

命门： 坐位，在腰部，两髂前上棘连线与后正中线的交点处为第 4 腰椎棘突，再向上数 2 个椎体，在其棘突下缘之凹陷处。

肾俞： 与肚脐中相对应处即第 2 腰椎，其棘突下缘旁开约两横指（食指、中指）处。

大肠俞： 两侧髂前上棘连线与脊柱之交点，即第 4 腰椎棘突下，其旁开约两横指（食指、中指）处。

环跳： 侧卧位，伸直下腿，屈上腿，以拇指关节横纹按在股骨大转子上，拇指指向脊柱，当拇指尖处，按压有酸胀感。

承山： 俯卧位，下肢伸直或足跟上提，其腓肠肌部出现人字纹，在其下可触及一凹陷处，按压有酸胀感。

按摩手法

（1）用两手拇指点按环跳穴，大约 3 分钟。

（2）用两手拇指指腹点按背部命门、肾俞、大肠俞穴，每穴大约 1 分钟，以感到酸胀为宜。

（3）用手指按压承山穴大约3分钟。

（4）用单手按揉股前肌。这种方法有舒筋活血、松肌理气的作用。

（5）用小鱼际由上至下，掖患者脊柱及两侧肌肉。具有解痉止痛、调理脏腑的功效。

（6）双手重叠，按压患者的腰背部，用掌根用力。具有舒筋活血、解痉止痛的效果。

贴心提醒

（1）在治疗的时候，患者要卧硬板床休息，注意腰部保暖。

（2）恢复期的患者，起床活动时可用护腰带保护腰部。另外，开始锻炼腰肌，仰卧挺腹和俯卧鱼跃是最简单、最有效的方法，每次各做5～10个，每天早晚各1次，持之以恒，终身受益。

（3）中央型腰椎间盘突出症，同时有脊髓或马尾神经受压症状，如鞍区麻痹、大小便功能障碍等，是不适合按摩治疗的，应考虑手术或其他疗法。

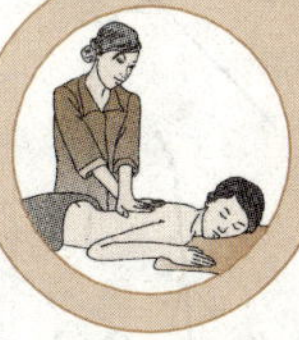

坐骨神经痛

坐骨神经痛是由于不同的原因所引起的坐骨神经疼痛的一段或全长的放射性疼痛。在临床上，这种病主要表现为单侧或双侧起自腰部、臀部或大腿后侧放射至下肢远端的疼痛，其疼痛是阵发性，也会是持续性的，有时候疼痛难忍。多数情况下，疼痛会因为行走、咳嗽、弯腰、排便等情况而更加的剧烈。按病因，主要有原发性和继发性两种。原发性的坐骨神经痛实际上指的是坐骨神经本身发生的病变，一般和感染有关；而继发性坐骨神经痛，通常和邻近组织的病变有关系，如腰椎间盘突出症、脊椎关节炎、椎管内肿瘤及骶髂关节、骨盆等部位的病变。在春夏之交、秋冬之交的时候，最容易发生坐骨神经痛。

坐骨神经痛一般多发生在中老年男性中，以单侧较多。起病比较急，会感到下背部酸痛和腰部僵直感，或者说在发病前数周，以及走路和运动的时候，下肢会有短暂的疼痛，之后会慢慢加重，直到发展为剧烈疼痛。疼痛通常会由腰部、臀部开始，慢慢向下沿大腿后侧、小腿外侧扩散，到了晚上，疼痛更加的严重。

预防坐骨神经痛，一定要注意避免风寒的侵袭，特别是在冬季，要做好保暖工作。在日常生活中，有的人会有不良的坐姿，这也是导致坐骨神经痛的因素。所以，在日常生活中就要注意保持正确的坐姿。另外，还要劳逸结合，这样也可以很好地预防坐骨神经痛。对于那些长期在办公室工作的人来说，预防坐骨神经痛要特别注意适当的起身活动。

坐骨神经痛在中医里属“筋痹”的范围。中医认为，肝肾阴虚、气血不足是内在的病因，风邪侵袭则是外在的病因。肝肾不足、经络闭阻便会发而为痛。按摩相关穴位，可以起到养护肝肾、利湿壮筋、通经活络、活血化瘀，解除神经根的压迫，缓解疼痛的作用。

特效穴位 血海、阳陵泉、足三里、委中、三阴交、膈俞、命门。

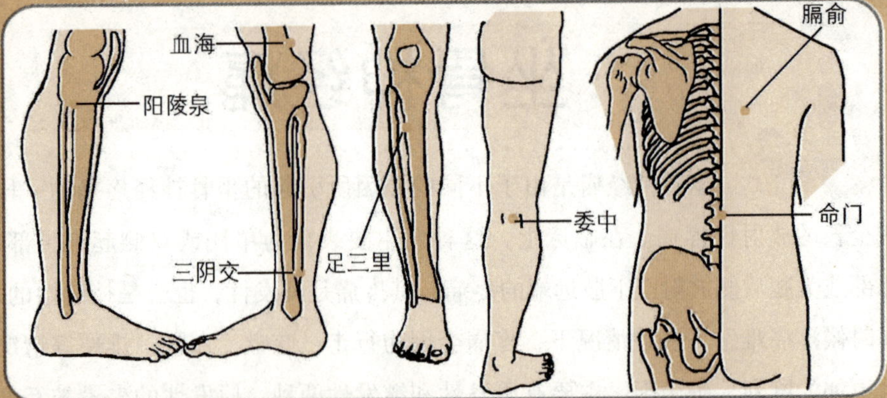

取穴要点

血海： 坐位，屈膝成90°，取穴者立于患者对面，用左手掌心对准右髌骨中央，手掌伏于其膝盖上，拇指尖所指处。

阳陵泉： 坐位，屈膝成 90°，膝关节外下方，腓骨小头前缘与下缘交叉处的凹陷。

足三里： 站位，用同侧手张开虎口围住髌骨上外缘，余四指向下，中指尖处。

委中： 俯卧位，稍屈膝，在大腿后面即可显示股二头肌腱和半腱肌腱，在其中间，按压有动脉搏动处。

三阴交： 以手四指并拢，小指下边缘紧靠内踝尖上，食指上缘所在水平线在胫骨后缘的交点。

膈俞： 由平双肩胛骨下角之椎骨（第 7 胸椎），其棘突下缘旁开约两横指（食指、中指）处。

命门： 坐位，在腰部，两髂前上棘连线与后正中线的交点处为第 4 腰椎棘突，再向上数 2 个椎体，在其棘突下缘之凹陷处。

按摩手法

（1）用拇指指腹按揉腿部的阳陵泉穴，每次约 2 分钟，等到按摩区域微微出汗，而且出现酸胀感为度。

（2）用手指指腹端点按腰部的命门穴，每次大约 2 分钟，用力要适中，等到按摩处出现微微酸胀感为度。

（3）以食指指端点按委中穴，每侧穴位大约 30 次，按摩力度要以出现酸胀感为度。

（4）以一侧拇指的指腹按揉另一侧腿部的血海穴，每侧大约 2 分钟，每日早、晚各按摩 1 次。

（5）取站姿或俯卧的姿势，按摩者以拇指指腹按揉患者背部的膈俞穴，用力要适中，等到患者按摩区域发热、发红即可。

（6）以拇指指腹点按腿部的足三里穴，每侧穴位大约 3 分钟，等到穴位处出现微微热胀感为度。

（7）以双手手指的指腹端按揉腿部的三阴交穴，每次大约 1 分钟，以穴位处微微出汗，有热胀感为度。

贴心提醒

（1）要特别注意劳动强度，以及改正不良的劳动姿势，长期弯腰或腰部负重的工种可用护腰带。

（2）避免久坐，同时增加适当的体育锻炼，这样可以避免加速腰椎间盘的退变和在腰椎间盘退变基础上引起的坐骨神经痛。如果是急性损伤，应以卧床休息为主，局部注意保暖。

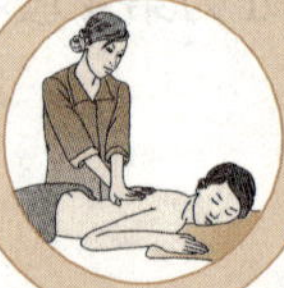

痔　疮

痔疮指的是在肛门或肛门附近，由于压力而隆起的正常血管，主要是在静脉丛发生扩大、曲张所形成的柔软静脉团，和腿部的静脉曲张很相似，但是痔疮通常会发生出血、栓塞或团块脱出。由于痔的发生部位有所不同，可分为内痔、外痔和混合痔。内痔主要生于肛门齿状线以上，外痔主要位于齿状线以下，而混合痔则是痔上静脉丛与痔下静脉丛吻合相通，能够在相同的部位内、外痔一起存在。

痔疮主要发生在成年人中，经常因为有痔疮而无法进行劳动。发生痔疮的原因非常复杂，如习惯性便秘、妊娠和盆腔肿物、年老久病、体弱消瘦、长期站立或久坐、运动不足、劳累过度、过食辛辣、膳食纤维不足、肠道慢性炎症等都会导致痔疮的发生。在这之中不良饮食习惯可以说是引发持续便秘以及造成痔患的主要原因，同时也是由于用力排便最终导致了腹压增加所造成的团块。

人在久站或久坐，以及经常负重远行的情况下，会影响到静脉回流，这样就会导致盆腔内血流缓慢以及腹内脏器充血，最终导致了痔静脉过度充盈，静脉壁张力下降等，很容易导致血管淤血扩张。另外，又因为运动不足，肠蠕动减少，所以导致了粪便下行迟缓，以及习惯性便秘，压迫和刺激静脉，使局部充血和血液回流障碍，最终导致了痔静脉内压力的升高，静脉壁抵抗力的降低。通常来说，便秘、腹泻、过量饮酒和多吃辛辣食物，都会刺激肛门和直肠，这样会让痔静脉丛充血，影响静脉血液的回流，最后导致静脉壁抵抗力的下降。

痔疮的发病率是非常高的，痔疮患者经过手术治疗，以及其他疗法治疗之后的复发率是非常高的。这主要是由于治疗不彻底，以及不注意预防痔疮的发生而导致的。

痔疮患者最好经常参加多种体育活动，如做广播体操、打太极拳、练气功、踢毽子等，这样可以增强机体的抗病能力，同时能够减少疾病的发生，当然对于痔疮也有非常好的预防作用。这主要是由于体育锻炼能够有效促进血液循环，调和人体的气血，从而起到促进肠胃蠕动、改善盆腔充血、防止大便秘结、预防痔疮的作用。另外，也能够通过自我按摩的方法，改善肛门局部的血液循环。按摩可以起到运化瘀血、锻炼肛门括约肌、升提中气的作用。经常进行按摩，还能够起到改善痔静脉回流的作用，是治疗痔疮的好方法。

特效穴位 孔最、合谷、二间、三间、中魁等。有效穴位承山、足三里、上巨虚、下巨虚、涌泉。

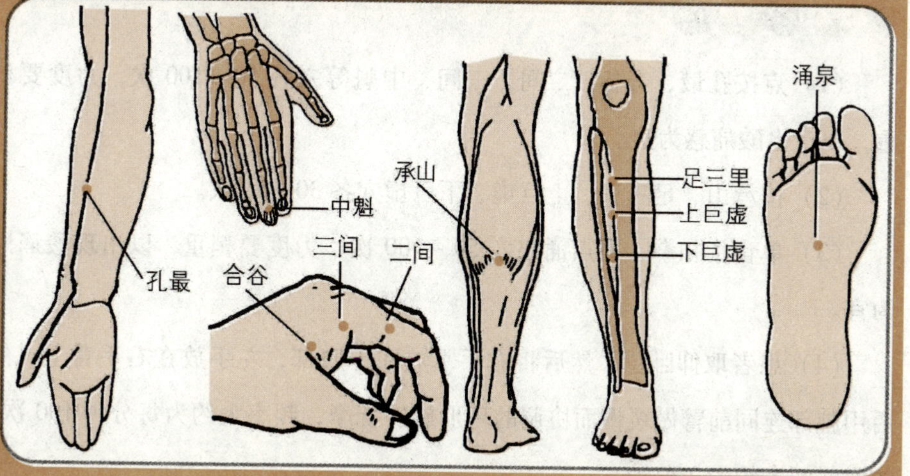

取穴要点

孔最：伸臂侧掌，在尺泽与太渊连线的中点上1寸处取穴。

合谷：以一手的拇指掌面指关节横纹，放在另一手的拇指和食指的指蹼缘上，屈指，当拇指尖尽处。

二间：握拳，第二掌指关节前缘桡侧皮肤褶皱顶点。

三间：半握拳，食指桡侧之赤白肉际上，食指掌指关节后缘的凹陷处。

中魁：坐位伸掌，掌心向下，在中指背侧，近端指关节横纹中点处。

承山：俯卧位，下肢伸直或足跟上提，其腓肠肌部出现人字纹，在其下可触及一凹陷处，按压有酸胀感。

足三里：站位，用同侧手张开虎口围住髌骨上外缘，余四指向下，中指尖处。

上巨虚：坐位屈膝，从足三里向下量四横指，在胫、腓骨之间可触及一凹陷处。

下巨虚：条口下约一横指，距胫骨前嵴约一横指处。

涌泉：坐位，卷足，在足底掌心前面正中凹陷处的前方，大约可见脚底肌肉组成的“人”字纹路，涌泉穴就在“人”字纹路的交叉部分。

按摩手法

（1）点按孔最、合谷、二间、三间、中魁等穴各50～100次，力度要稍重，以产生酸痛感为宜。

（2）按承山、足三里、上巨虚、下巨虚穴各30～50次。

（3）单食指扣拳，顶点涌泉穴50～100次，力度要稍重，以出现酸痛感为宜。

（4）患者取仰卧位，然后将右手掌放在下腹部，左手放在右手背上，然后用腕部连同前臂做缓慢而协调的环形旋转抚摩，频率大约为每分钟100次，按摩时间大约为2分钟。

（5）患者取坐位，然后用双手握拳，用拳背的四指指掌关节轻轻叩腰骶部，由肾俞穴至下髎穴，慢慢变重，尤其是在八髎穴方位上用力叩，使局部感到酸胀，按摩时间为 2 分钟。

（6）患者取盘膝坐位，然后用双手拇指的指腹按压两侧承山穴，力量慢慢变重，按摩大约 2 分钟，使患者的小腿后侧产生酸胀感。

贴心提醒

（1）少食刺激性食物，多食蔬菜、水果。忌饮酒。

（2）平时注意保持大便通畅，养成定时排便的习惯，便后随时用温开水或冷水清洗肛门。

（3）坚持每天进行收缩肛门锻炼，早晚各 10 次，对于防治痔疮极为有效。

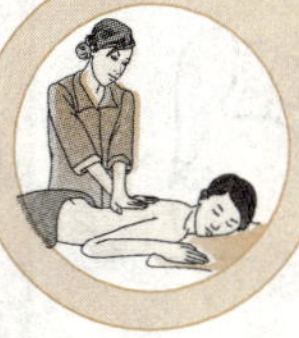

小腿抽筋

小腿抽筋指的是小腿突然发生的痉挛。一般来说，痉挛在大腿后侧、脚趾、手或背部也会发生。在久坐、久站的时候，或者是游泳的时候都会发生，主要是因为疲劳，或者是寒冷所导致的。特别是孕妇、糖尿病以及酒精中毒者更容易发生这个症状。假如不能够进行具体的治疗，很快就会肿胀起来，或者在走路的时候发生疼痛。在按摩的过程中，应以穴位刺激进行妥善的治疗。发生小腿抽筋的时候，不要用手揉捏或按压发生痉挛的小腿。一定要先在远离小腿的地方轻揉，等到疼痛平静之后，再按压小腿的四周。

人在进行剧烈运动的时候，全身的肌肉都处于紧张的状态，腿部肌肉收缩非常快。放松的时间很短，局部代谢产物乳酸会慢慢增多，肌肉的收缩与放松无法正常协调，容易导致小腿肌肉痉挛的发生。运动时间长，运动量大，出汗多，同时也没有及时进行水分的补充，这个时候肌肉局部的血液循环不好，也是非常容易发生痉挛的。另外，在长途旅行、登高时，小腿肌肉会感到疲劳。当小腿的肌肉疲劳到了一定的程度后，就很容易发生肌肉痉挛。

小腿抽筋发作的时候，要根据不同的情况，进行不同的对策，进而快速解除痉挛达到止痛的目的。解决抽筋的时候，需要根据“反其道而行之”的原理，即朝其作用力相反的方向扳脚趾并坚持 1 ~2 分钟，马上就能够收效。另外，采用恰当的按摩也能够起到一定的辅助作用。

特效穴位 臀部的小肠俞、膀胱俞，腿部的足三里、殷门、委中、承筋、承山，足部的涌泉等穴位。

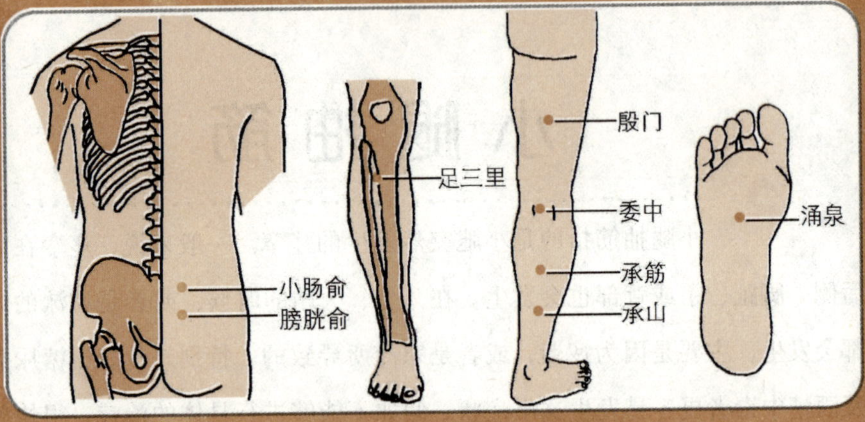

取穴要点

小肠俞： 俯卧位，先摸髂后上嵴内缘，其与背脊正中线之间为第 1 骶后孔，平该孔的椎体为第 1 骶椎，旁开两横指（食指、中指）处。

膀胱俞： 俯卧位，先摸髂后上嵴内缘下，其与背脊正中线之间为第 2 骶后孔，平该孔的椎体为第 2 骶椎，其旁开约两横指（食指、中指）处。

足三里：站位，用同侧手张开虎口围住髌骨上外缘，余四指向下，中指尖处为取穴部位。

殷门：取臀后横纹中点及腘横纹中点之连线的中点，由此往上一横指处。

委中：俯卧位，稍屈膝，在大腿后面即可显示股二头肌肌腱和半腱肌肌腱，在其中间，按压有动脉搏动处。

承筋：俯卧位，在小腿后区，委中与承山的连线中点下一横指处，按压有酸胀感。

承山：俯卧位，下肢伸直或足跟上提，其腓肠肌部出现人字纹，在其下可触及一凹陷处，按压有酸胀感。

涌泉：坐位，卷足，在足底掌心前面正中凹陷处的前方，大约可见脚底肌肉组成的“人”字纹路，涌泉穴就在“人”字纹路的交叉部分。

按摩手法

（1）按压小肠俞、膀胱俞穴各50次，力度要稍重一点，以胀痛为佳。膀胱穴应反复按压，这个穴位于坐骨神经通路，对小腿抽筋有很好的缓解效果。

（2）点揉殷门、委中、承筋、承山、足三里穴各30~50次，力度要以酸胀为宜。另外，足三里穴对小腿抽筋也非常的有效。

（3）搓揉涌泉穴大约100次，力度稍重，以有气感为佳。涌泉穴可以促进血液循环，能够治疗小腿抽筋。

贴心提醒

（1）要祛寒保暖，不要让局部肌肉受寒，另外要特别注意睡眠姿势。

（2）走路或运动的时间不要太长。

（3）加强体育锻炼，锻炼的时候要特别注意，做好充分准备，让身体都活动开，保证下肢的血液循环顺畅，再参加各种激烈运动或比赛，就能避免腿抽筋。

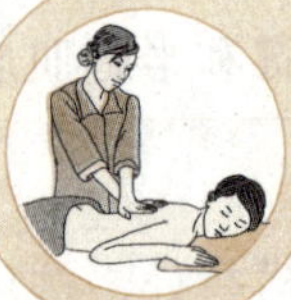

脚扭伤

脚扭伤大多数是因为在不平的路面行走、跑步、跳跃而导致的，一般会造成关节处突然强力内翻或外翻，发生损伤，使脚部出现非常明显的肿胀疼痛，最终使得脚不能着地行走。

踝关节软骨损伤是临床上最为棘手的疾病之一。据了解，在急性踝关节扭伤和踝关节骨折中，大约有50%的患者是踝关节软骨的损伤。踝关节的软骨损伤一般发生在距骨，距骨软骨损伤则出现在前外侧和后内侧的距骨。前者的损伤通常来说比较浅，成薄片状，一般同急性损伤有关；而后者损伤较深，成杯状，能够有效引起反复微小的损伤；同时，可以是其他病因所导致的局部缺血产生。踝关节软骨损伤好发于青壮年，男性的比例占70%左右。

患者所表现出来的创伤主要是踝关节疼痛，也有的是无明显外伤的慢性疼痛。关节肿胀、僵硬等症状都会逐渐出现。疼痛症状大部分是在长时间负重或运动后加重的。体检能够很快发现关节的肿胀和关节局部的压痛。

当踝关节位于跖屈位受到内翻应力时，距腓前韧带紧张，内翻应力的增大就会导致韧带发生撕裂，严重的话会导致骨折。过度的内翻作用于跟腓韧带，非常容易导致韧带撕裂。比如篮球运动员在跳起落下的时候，当脚踩到其他人脚上的时候，就很容易出现这样的损伤。

按摩治疗脚扭伤的效果非常好，能够起到活血化瘀、消肿止痛、松解粘连、滑利关节的作用。

特效穴位 下肢的承山、昆仑、丘墟、解溪、太溪、太冲、悬钟，手部的中渚、合谷等穴。

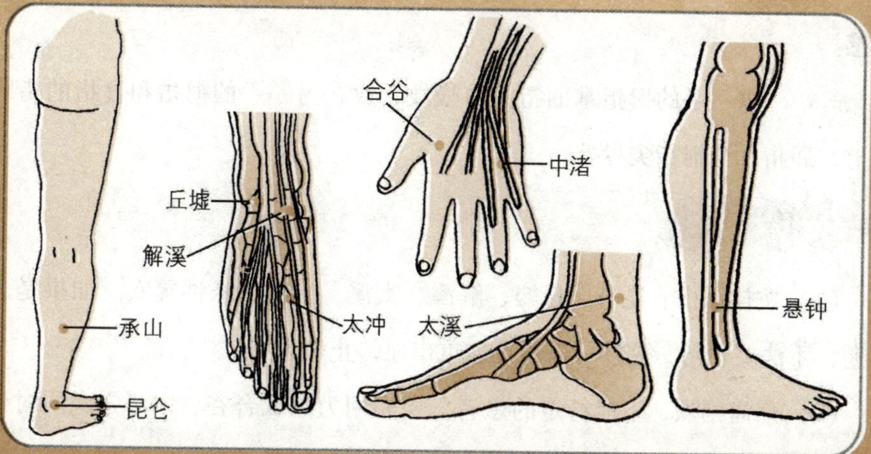

取穴要点

承山：俯卧位，下肢伸直或足跟上提，其腓肠肌部出现人字纹，在其下可触及一凹陷处，按压有酸胀感。

昆仑：侧坐，在踝区，外踝尖与脚踝后的大筋之间的凹陷中，按压有酸胀感。

丘墟：过外踝前缘做一条竖直切线，再过外踝下缘做一条水平切线，两条切线的交点即丘墟穴。

解溪：足背屈，踝关节前横纹中两条大筋之间的凹陷中，与第 2 足趾正对处。

太溪：坐位或仰卧位，由足内踝尖向后推至与跟腱之间的凹陷处，大约相当于内踝尖与跟腱之间的中点，按压有酸胀感。

太冲：由第 1、2 趾间缝纹向足背上推，至其两骨联合缘凹陷中（约缝纹头上两横指）处。

悬钟：正坐位或仰卧位，从外踝尖向上量四横指处，腓骨前缘，按压有酸胀感。

中渚：俯掌，在手背部第4、5掌指关节后可触及一凹陷，用力按压有酸胀感。

合谷：以一手的拇指掌面指关节横纹，放在另一手的拇指和食指的指蹼缘上，屈指，当拇指尖尽处。

按摩手法

（1）按揉承山、昆仑、丘墟、解溪、太溪、太冲、悬钟等穴。如果是急性期，手法要轻巧，这样可以避免加重出血，止痛为主。

（2）疼痛剧烈，不能行走的患者，要先用力点揉合谷、中渚穴，同时让患者慢慢活动脚部关节。恢复期的患者可以手法稍重，以活血化瘀、松解粘连为主，帮助患者慢慢恢复脚关节功能。操作大约10分钟。

贴心提醒

（1）多休息，注意合理饮食，适当地增加营养，补充维生素。

（2）注意局部保暖，一定要避免风寒，早期冷敷，后期热敷。

（3）72小时内不要给予按摩，否则会加重症状。

（4）避免走路的时候足部不当受力，影响复原或再次扭伤。在休息的时候，尽可能把脚抬高，这样可以促进脚部的血液循环，降低踝部肿胀度。

第五章

关爱妇女，妇科疾病按摩法

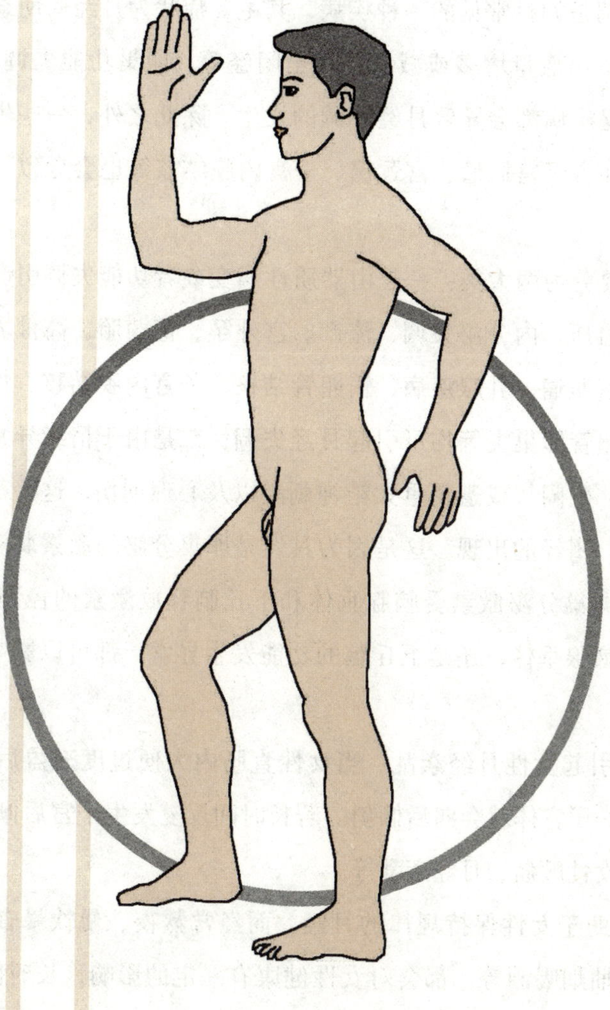

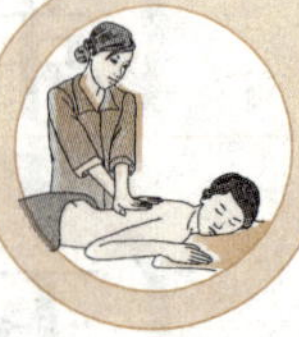

月经不调

月经不调是妇科常见的一种疾病，其主要症状为月经周期紊乱，出血期延长或缩短，出血量增多或减少，甚至闭经等。卵巢功能失调、全身性疾病或其他内分泌疾病都会导致月经不调的发生。除此之外，一些生殖器官的局部病变，比如说子宫肌瘤、宫颈癌、子宫内膜结核等也会导致不规则阴道流血的出现。

月经不调的原因主要分为两大类：一是由器质性病变或者功能失调引起的，比如说血液病、高血压、内分泌失调、流产、宫外孕、葡萄胎、高催乳素血症、卵巢肿瘤、子宫肌瘤、乳腺疾病、输卵管结核、子宫内膜结核、慢性子宫内膜炎、慢性输卵管卵巢炎等均可引起月经失调；二是由于情绪异常所导致的长期精神压抑、生闷气或遭受重大精神刺激以及心理创伤，这些都会导致月经失调或痛经、闭经的出现。这是因为月经是卵巢分泌的激素刺激子宫内膜后形成的，而卵巢分泌激素受脑腺垂体和下丘脑释放激素的控制，所以说，无论是卵巢、脑腺垂体，还是下丘脑的功能发生异常，都可以影响到月经。

另外，便秘也能够引起女性月经紊乱。当女性直肠内大便过度充盈后，子宫颈就会被向前推移，子宫体就会向后倾斜。若长时间反复发生子宫后倾，子宫壁就会充血，导致女性腰痛、月经紊乱等。

良好的生活习惯有助于女性保持规律的月经。而经常熬夜、暴饮暴食、不吃早餐、少运动、爱抽烟喝酒等，都会对女性健康有一定的影响，长时间如此，会影响女性的正常月经。调养月经，要从养成良好的生活习惯开始，保证正常的作息时间，进行适当的运动。除此之外，适当的按摩也能够起到治疗月经不调的作用。

特效穴位 头部的百会、风池、太阳、印堂等。内生殖器、肾、肝、内分泌等耳穴。上肢的合谷、阳池、后溪、内关等。下肢的血海、足三里、地机、三阴交、太溪、水泉、太冲、行间、涌泉等。腹部的章门、关元、中极、子宫、归来，背部的肝俞、肾俞、命门等。

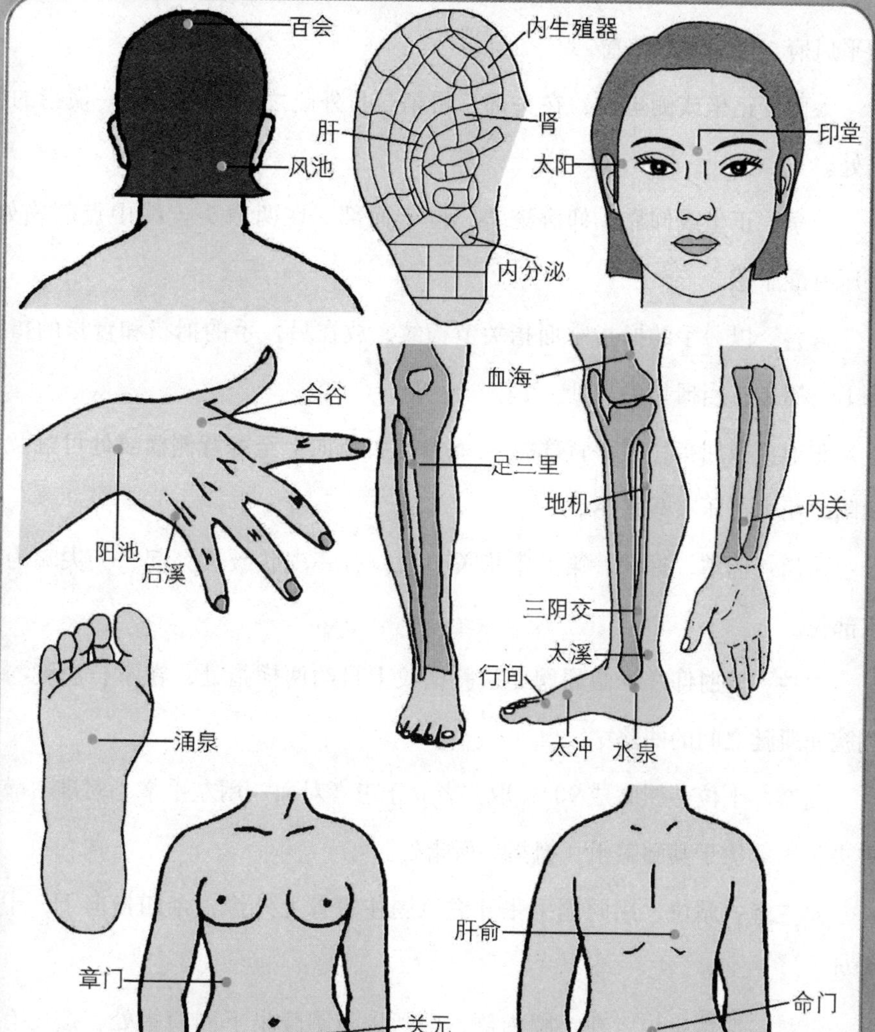

取穴要点

百会：正坐位或仰卧位，在头部，两耳尖连线中点与眉间的中心线交汇的凹陷处，用指尖按压有疼痛感。

风池：坐位，在头部，枕骨下斜方肌上端与胸锁乳突肌之间的凹陷中，约平风府，按压有酸胀感。

太阳：正坐或侧坐位，在头部，眉梢与目外眦之间，向后约一横指的凹陷处。

印堂：正坐或仰靠、仰卧姿势，位于面部，在两眉头连线中点凹陷处，按压有酸胀感。

合谷：以一手的拇指掌面指关节横纹，放在另一手的拇指和食指的指蹼缘上，屈指，当拇指尖尽处。

阳池：微屈指，沿手背部第 4、5 掌指关节向上至腕背侧横纹处可触及一凹陷，用力按压有酸胀感。

后溪：仰掌，握拳，第五掌指关节后，有一皮肤皱襞突起，其尖端为取穴部位。

内关：伸肘仰掌，微屈腕，从腕横纹上量约两横指处，在掌长肌腱与桡侧腕屈肌腱之间的凹陷中。

血海：坐位，屈膝成 90°，取穴者立于患者对面，用左手掌心对准右髌骨中央，手掌伏于其膝盖上，拇指尖所指处。

足三里：站位，用同侧手张开虎口围住髌骨上外缘，余四指向下，中指尖处。

地机：取侧坐位，在小腿内侧，内踝尖与阴陵泉下四横指处，按压有酸胀感。

三阴交：以手四指并拢，小指下边缘紧靠内踝尖上，食指上缘所在水平线在胫骨后缘的交点。

太溪：坐位或仰卧位，由足内踝尖向后推至与跟腱之间的凹陷处，大约相当于内踝尖与跟腱之间的中点，按压有酸胀感。

水泉：取坐位，在足内侧，内踝后下方，于太溪穴下一横指处，跟骨结节的内侧凹陷中，按压有酸胀感。

太冲：由第1、2趾间缝纹向足背上推，至其两骨联合缘凹陷中（约缝纹头上两横指）处。

行间：侧坐伸足或仰卧位，在足背，第1、2趾之间连接的缝纹头，按压有凹陷处。

涌泉：坐位，卷足，在足底掌心前面正中凹陷处的前方，大约可见脚底肌肉组成的“人”字纹路，涌泉穴就在“人”字纹路的交叉部分。

章门：由腋前线往下循摸肋弓下之第一游离肋之前下缘处，为取穴部位。

关元：仰卧位，将耻骨联合上缘的中点和肚脐连线5等分，由下向上2/5处。

中极：仰卧位，将耻骨联合上缘的中点和肚脐连线5等分，由下向上1/5处，按压有酸胀感。

子宫：仰卧位，将耻骨联合上缘与肚脐连线5等分，在连线的下1/5与上4/5的交点，旁开四横指处。

归来：前正中线上，耻骨联合上缘上一横指处，再旁开两横指处。

肝俞：由平双肩胛骨下角之椎骨（第7胸椎），往下2个椎骨，即第9胸椎棘突下缘，旁开约两横指（食指、中指）处。

肾俞：与肚脐中相对应处即第2腰椎，其棘突下缘旁开约两横指（食指、中指）处。

命门：坐位，在腰部，两髂前上棘连线与后正中线的交点处为第4腰椎棘突，再向上数2个椎体，在其棘突下缘之凹陷处。

按摩手法

（1）按揉太阳、印堂、百会穴各30～50次，力度以有胀痛感为度。

（2）捏风池穴10～20次。

（3）揉耳部内生殖器穴大约5分钟，最好为每分钟60次，力度轻重兼可，以偏重为主。

（4）揉内分泌穴大约3分钟，每分钟最好为75次，力度轻柔。

（5）按肝俞穴大约2分钟，每分钟60次，力度适中。

（6）指振肾俞穴，大约1分钟，每分钟180次，力度以轻柔为主。

（7）按揉合谷、后溪、阳池、内关穴各50～100次。

（8）按揉血海、地机、足三里、三阴交、太溪、太冲、水泉、行间、涌泉穴各50～100次，以有酸胀感为度。

（9）揉腹部的章门、关元、中极、归来、子宫穴各大约50次，力度以产生胀痛为度。

（10）按压背部的肝俞、命门、肾俞各大约50次，力度稍重。

贴心提醒

（1）注意保暖，避免受寒及过度疲劳。

（2）注意调节情绪，保持心情舒畅，减少精神刺激。

（3）经期禁房事。

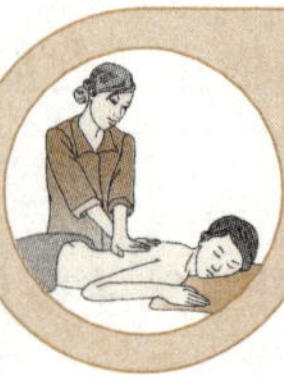

痛　经

只要是在经期前后，或者是在行经期间发生了腹痛或其他不适并且影响了正常生活和工作的女性疾病，都可以叫作痛经。痛经分为原发性痛经和继发性痛经。原发性痛经指的是生殖器官没有明显器质性病变的月经疼痛，也叫作功能性痛经。这种痛经经常会发生在月经初潮或初潮后不久，多发生在未婚或未孕的女性中，往往经过生育后痛经即可缓解或消失；而继发性痛经指的是生殖器官具有器质性病变，如子宫内膜异位症、盆腔炎以及子宫黏膜下肌瘤等引起的月经疼痛。

疼痛大多数情况下是自月经来潮后开始的，最早会出现在经前的 12 小时，在行经第 1 天的疼痛最为剧烈，持续 2～3 天会缓解。经期疼痛常呈痉挛性，位于下腹部耻骨上，能够放射到腰骶部以及大腿内侧。可伴有恶心、呕吐、腹泻、头晕、乏力等症状，严重时面色发白、出冷汗。

一般情况下，来月经的时候是不能够碰冷水的，尤其是对于那些月经不正常的人来说，更不要去碰冷水。除此之外，要调整好自己的心态，很多时候心理上的压力也会引起月经失调的情况发生，精神上受挫折、压力大等负面情绪，均会造成月经失调，所以说，女性朋友一定要调整好自己的心态。

多吃一些含铁和滋补性的食物，这些食物可以补充足够的铁质，以免发生缺铁性贫血。另外，在来经前的一个星期最好不要吃生冷的东西，否则会加重月经不调。还要保持良好的生活规律，不要熬夜、不要过度劳累，因为生活不规律会引起月经不调的发生。

特效穴位 合谷、内关、太冲、大敦、公孙、然谷、水泉、涌泉等穴位。腹部的中脘、气海、大巨、关元、大赫、中极，背部的三焦俞、肾俞等穴位。

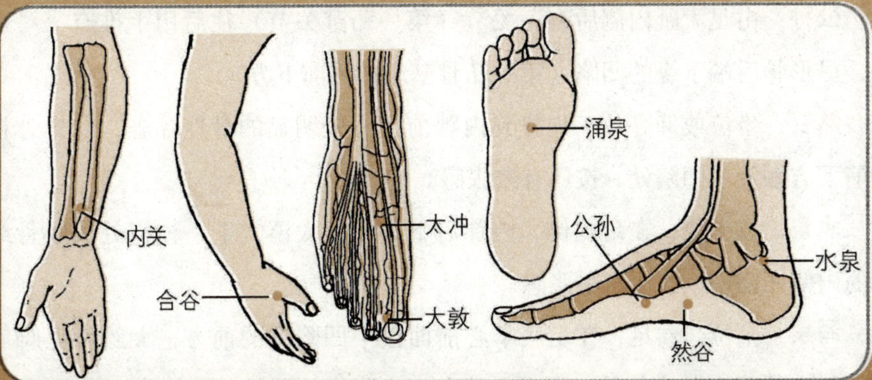

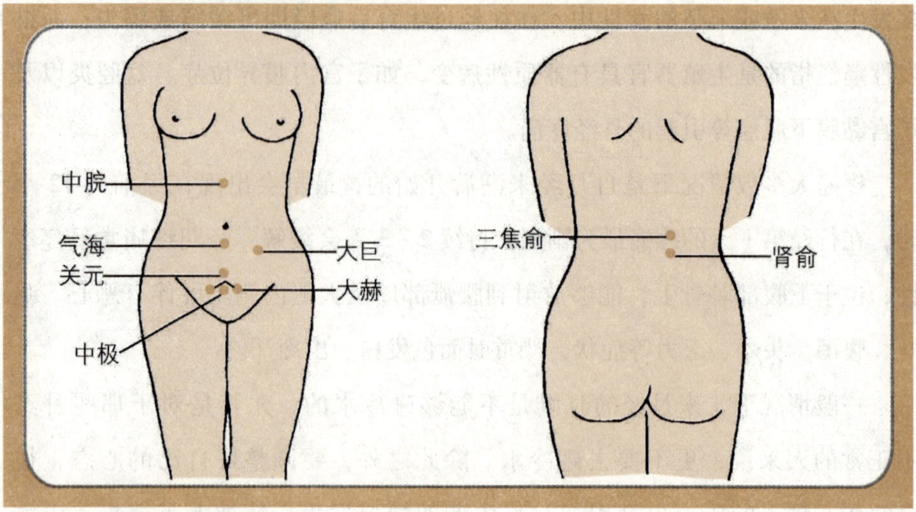

取穴要点

合谷：以一手的拇指掌面指关节横纹，放在另一手的拇指和食指的指蹼缘上，屈指，当拇指尖尽处。

内关：伸肘仰掌，微屈腕，从腕横纹上量约两横指处，在掌长肌腱与桡侧腕屈肌腱之间的凹陷中。

太冲：由第1、2趾间缝纹向足背上推，至其两骨联合缘凹陷中（约缝纹头上两横指）处。

大敦：在大趾背外侧，由趾甲根正中至趾关节外侧作一“田”字，“田”字的中央为取穴部位。

公孙：由足大趾内侧后有一关节（第一跖趾关节）往后用手推有一弓形骨，弓形骨后端下缘的凹陷（第一跖骨基底内侧前下方）。

然谷：坐位或仰卧位，先找到内踝前下方较明显的骨性标志，在舟骨粗隆前下方触及一凹陷处，按压有酸胀感。

水泉：取坐位，在足内侧，内踝后下方，于太溪穴下一横指处，跟骨结节的内侧凹陷中，按压有酸胀感。

涌泉：坐位，卷足，在足底掌心前面正中凹陷处的前方，大约可见脚底肌肉组成的“人”字纹路，涌泉穴就在“人”字纹路的交叉部分。

中脘：仰卧位，在上腹部，神阙与胸剑结合点连线的中点处，按压有酸胀感。

气海：仰卧位，在下腹部，前正中线上，当脐中下1.5寸。

大巨：坐位，从肚脐沿前正中线向下量约两横指，再水平旁开约两横指，按压有酸胀感。

关元：仰卧位，在下腹部，前正中线上，当脐中下3寸。

大赫：仰卧位，在腹白线与耻骨联合上缘水平线的交点处，旁开0.5寸，再向上量一横指处，按压有酸胀感。

中极：仰卧位，将耻骨联合上缘的中点和肚脐连线5等分，由下向上1/5处，按压有酸胀感。

三焦俞：与肚脐中相对应处即第2腰椎，由第2腰椎往上1个椎体，即第1腰椎，其棘突下缘旁开约两横指（食指、中指）处。

肾俞：与肚脐中相对应处即第2腰椎，其棘突下缘旁开约两横指（食指、中指）处。

按摩手法

（1）掐按合谷、内关穴各50～100次，力度以产生酸痛为度。

（2）按揉太冲、水泉、公孙、然谷穴各30～50次。

（3）掐按大敦穴30～50次，力度适中。

（4）点揉涌泉穴100次，力度稍重。

（5）揉腹部的中脘、气海、大巨、关元、大赫、中极穴各50～100次，力度轻缓平稳，不要太用力。

（6）按压背部的三焦俞、肾俞穴各大约50次，力度稍重，以产生酸痛为度。

贴心提醒

（1）注意饮食起居，不要食用生冷、寒凉、油腻的食物。经期避免受风寒，忌冒雨涉水。

（2）注意调节情志，消除恐惧、焦虑的情绪。

（3）月经期间避免剧烈运动以及过重的体力劳动。

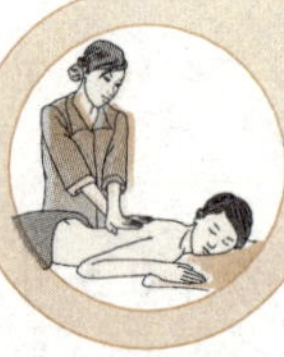

更年期综合征

女性在绝经前后会出现各种各样的自主神经功能失调的症状，称为更年期综合征。主要表现有阵发性潮热，以及胸闷、气短、心悸、眩晕等情绪不稳、紧张易激动、易疲乏的症状。

通常来说，机体衰老以及卵巢功能的减退，还有体内雌激素水平的下降等都会对机体产生非常重要的影响。生理上的变化主要是卵巢功能的衰退，还有分泌雌激素和排卵逐渐减少，并且会慢慢失去周期性，直到停止排卵。更年期综合征会导致女性出现心理上的不适宜，比如记忆力下降、多疑、多虑和抑郁等。

另外，更年期综合征的轻重程度，同个人体质、健康状态以及社会环境等因素有着非常重要的联系。在社会关系方面，围绝经期的女性通常会遇到很多问题，比如说职业困难、离婚、父母疾病以及死亡，孩子长大离开身旁等，这些因素都会给她们带来一定的精神压力，从而在一定程度上干扰了围绝经期女性的生活。这个时候，她们也会感觉自己变老了，不喜欢参加公共活动，经常对其他人发脾气。在家庭中，更年期综合征的女性很容易与家人产生矛盾，甚至危及自身健康。

俗话说“人到中年百事多”，工作、生活上的各种问题随之而来，家庭的负担，以及孩子的升学、就业问题都会让人烦恼。在这种情况下，大脑皮质长期处于紧张的状态，使得身体健康状况出现下滑。所以说，这个时候要全力控制自己，保持情绪的稳定。

另外，中年人很少进行体育活动，这就导致机体经常会出现问题。适量的体育活动可以有效增强体质，让人精神爽朗，而且会缩短更年期，减轻各种不适症状。除此之外，按摩治疗也能起到一定的治疗效果。

特效穴位 百会、风池、太阳、安眠、印堂等穴。天枢、合谷、中泉、中魁等穴。阳陵泉、足三里、昆仑、申脉、太冲、行间、侠溪、涌泉等穴位。

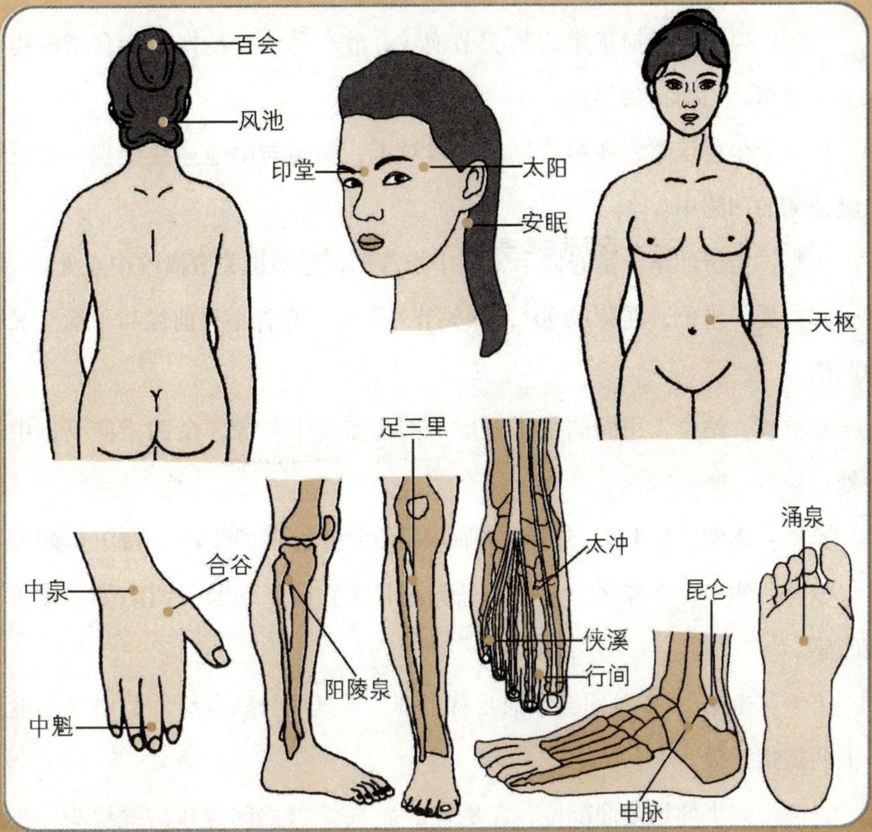

取穴要点

百会： 正坐位或仰卧位，在头部，两耳尖连线中点与眉间的中心线交汇处的凹陷中，用指尖按压有疼痛感。

风池： 坐位，在头部，枕骨下斜方肌上端与胸锁乳突肌之间的凹陷中，约平风府，按压有酸胀感。

太阳： 正坐或侧坐位，在头部，眉梢与目外眦之间，向后约一横指的凹陷处。

安眠： 侧坐位或侧卧位，在项部，翳风与风池连线中点处。

印堂： 正坐或仰靠、仰卧姿势，位于面部，在两眉头连线中点凹陷处，按压有酸胀感。

天枢： 坐位或仰卧位，肚脐旁开约两横指处，按压有酸胀感。

合谷： 以一手的拇指掌面指关节横纹，放在另一手的拇指和食指的指蹼缘上，屈指，当拇指尖尽处。

中泉： 坐位伏掌，在腕背侧远端横纹上，阳溪与阳池连线中点，指总伸肌腱桡侧的凹陷中。

中魁： 坐位伸掌，掌心向下，在中指背侧，近端指关节横纹中点处。

阳陵泉： 坐位，屈膝成90°，膝关节外下方，腓骨小头前缘与下缘交叉处的凹陷。

足三里： 站位，用同侧手张开虎口围住髌骨上外缘，余四指向下，中指尖处。

昆仑： 侧坐，在踝区，外踝尖与脚踝后的大筋之间的凹陷中，按压有酸胀感。

申脉： 侧坐，在踝区，从小腿外侧高骨垂直向下触及一凹陷处，按压有酸胀感。

太冲： 由第1、2趾间缝纹向足背上推，至其两骨联合缘凹陷中（约缝纹头上两横指）处。

行间： 侧坐伸足或仰卧位，在足背，第1、2趾之间连接的缝纹头，按压有凹陷处。

侠溪： 侧坐，在足背第4、5趾之间连接处的缝纹头，赤白肉际处，按压有酸胀感。

涌泉： 坐位，卷足，在足底掌心前面正中凹陷处的前方，大约可见脚底肌肉组成的“人”字纹路，涌泉穴就在“人”字纹路的交叉部分。

按摩手法

（1）揉两侧的太阳穴30～50次。

（2）按揉百会、印堂、安眠穴各50～100次，力度以产生局部胀痛为度。

（3）按揉或拿捏风池穴10~20次，力度要轻柔。

（4）按揉天枢、合谷、中泉、中魁穴各30~50次，力度适中，以产生胀痛感为度。

（5）捏揉昆仑、申脉穴各50~100次。

（6）按压太冲、行间、侠溪、阳陵泉、足三里穴各50~100次。

（7）点按涌泉穴大约100次，力度稍重，以有气感为度。

贴心提醒

（1）保持心情舒畅，避免不良刺激。

（2）日常生活中，多参加一些娱乐活动，培养兴趣爱好。

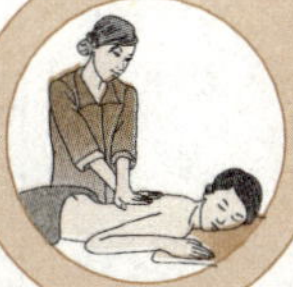

盆腔炎

盆腔炎指的是女性盆腔器官组织发生的炎症性病变。通常来说，子宫内膜炎和输卵管炎是最多见的。盆腔炎分为急性和慢性两种。临床研究发现，下腹部持续性疼痛和白带增多是其最为主要的症状。

急性盆腔炎的发生会伴随腹痛、发热、阴道分泌物增多等。严重的还会出现寒战、高热、头痛、食欲不振等。在月经期发病者出现经量增多，经期延长。急性盆腔炎能够引起弥漫性腹膜炎、败血症、感染性休克，严重的患者会危及生命。

慢性盆腔炎是由于急性盆腔炎没有全面治疗或者是患者的体质较差，病程迁延而导致的。慢性盆腔炎的主要症状是下腹部坠胀、疼痛及腰骶部酸痛。经常会在劳累、性交后及月经前后发生，并剧烈疼痛。另外，月经异常也会导致疾病的发生。病程长时部分女性可出现精神不振、周身不适、失眠等神经衰弱症状。通常会经久不愈，反复发作，从而导致女性健康问题的出现。

另外，要特别注意个人卫生，杜绝各种各样的感染途径，一定要保持会阴部的清洁、干燥，每天晚上用清水清洗外阴，一定不要用热水、肥皂等洗。在女性敏感时期要忌性生活。月经期、人流术后及上环、取环等妇科手术后会导致大量出血，所以一定要禁止性生活，禁止游泳。按摩特定的穴位，可以有效治疗盆腔炎。

特效穴位 百会、风池、颈百劳、太阳等穴。合谷、液门、中泉、中魁、足三里、阴陵泉、地机、中都、三阴交、太溪、中封、太冲、行间等穴。腹部的气海、关元、中极、归来、子宫，背部的肾俞等穴。

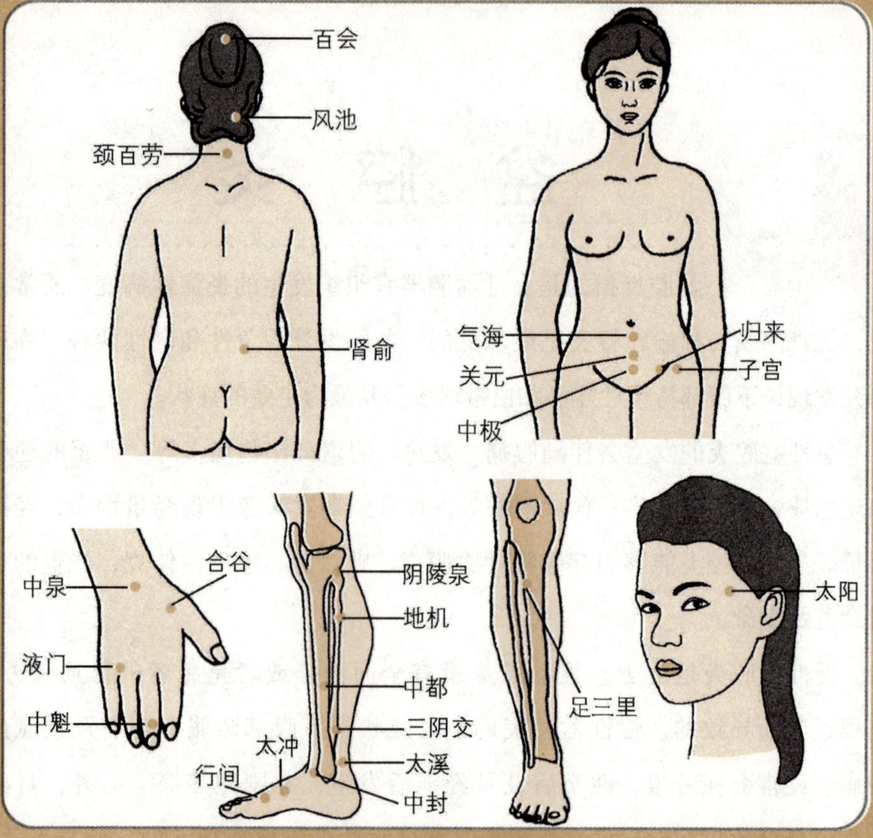

取穴要点

百会：正坐位或仰卧位，在头部，两耳尖连线中点与眉间的中心线交汇处的凹陷中，用指尖按压有疼痛感。

风池：坐位，在头部，枕骨下斜方肌上端与胸锁乳突肌之间的凹陷中，约平风府，按压有酸胀感。

颈百劳：坐位，在颈部，从第7颈椎直上量约两横指处，旁开1寸处。

太阳：正坐或侧坐位，在头部，眉梢与目外眦之间，向后约一横指的凹陷处。

合谷：以一手的拇指掌面指关节横纹，放在另一手的拇指和食指的指蹼缘上，屈指，当拇指尖尽处。

液门：俯掌，在手背部第4、5指指缝掌指关节前可触及一凹陷，用力按压有酸胀感。

中泉：坐位伏掌，在腕背侧远端横纹上，阳溪与阳池连线中点，指总伸肌腱桡侧的凹陷中。

中魁：坐位伸掌，掌心向下，在中指背侧，近端指关节横纹中点处。

足三里：站位，用同侧手张开虎口围住髌骨上外缘，余四指向下，中指尖处为取穴部位。

阴陵泉：坐位，用拇指沿小腿内侧骨内缘（胫骨内侧）由下往上推，至拇指抵膝关节下时，胫骨向内上弯曲之凹陷。

地机：取侧坐位，在小腿内侧，内踝尖与阴陵泉下四横指处，按压有酸胀感。

中都：仰卧或坐位，在内踝尖至胫骨内侧髁下缘连线中点上0.5寸处，按压有酸胀感。

三阴交：以手四指并拢，小指下边缘紧靠内踝尖上，食指上缘所在水平线在胫骨后缘的交点。

太溪：坐位或仰卧位，由足内踝尖向后推至与跟腱之间的凹陷处，大约相当于内踝尖与跟腱之间的中点，按压有酸胀感。

中封：足尖上跷时，足背内侧可见一大筋，其内侧位于踝关节内侧（内踝）前下方凹陷处，即中封穴。

太冲：由第1、2趾间缝纹向足背上推，至其两骨联合缘凹陷中（约缝纹头上两横指）处。

行间：侧坐伸足或仰卧位，在足背，第1、2趾之间连接的缝纹头，按压有凹陷处。

气海：位于下腹部，前正中线上，当脐中下1.5寸。

关元：位于下腹部，前正中线上，当脐中下3寸。

中极：仰卧位，将耻骨联合上缘的中点和肚脐连线5等分，由下向上1/5处，按压有酸胀感。

归来：前正中线上，耻骨联合上缘上一横指处，再旁开两横指处。

子宫：仰卧位，将耻骨联合上缘的中点与肚脐连线5等分，在连线的下1/5与上4/5的交点，旁开四横指处。

肾俞：与肚脐中相对应处即第2腰椎，其棘突下缘旁开约两横指（食指、中指）处。

按摩手法

（1）用双手拇指按揉太阳穴30~50次，以产生局部胀痛感为度。

（2）按揉百会、颈百劳穴各50~100次，力度以产生局部胀痛感为度。

（3）用力按揉或拿捏风池穴20次，力度适中。

（4）掐按合谷、中泉、液门、中魁穴各50~100次，每日2次，早晚各1次。

（5）用拇指捏按太溪、中封、太冲、行间穴各100次，力度稍重。

（6）用单指扣拳，点按中都、地机、阴陵泉、足三里穴各50~100次，力度以产生酸痛为宜。

（7）按揉气海、关元、中极、归来、子宫穴各50~100次。

（8）按压背部的肾俞穴大约50次。

贴心提醒

（1）注意经期卫生，节制房事。

（2）注意保暖，避免受寒，忌食刺激性食物。

（3）注意调节情绪，防止精神刺激。

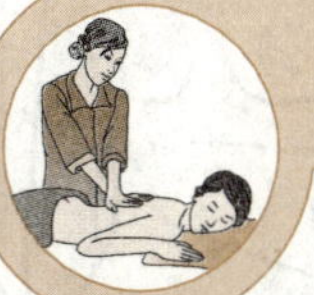

乳腺增生

乳腺增生是女性经常发生的一种乳腺疾病，也叫作小叶增生、乳腺结构不良症、纤维囊性病等。通常是以慢性囊性乳腺炎为主，本病没有炎症性的改变。乳腺增生是指乳腺组成成分的增生，即乳腺在结构、数量及组织形态上所表现出的异常，所以也称之为囊性增生病。

精神刺激会改变人体内的环境，使得内分泌系统的功能发生变化，导致某种或几种激素的分泌出现异常。精神过于紧张、情绪过于激动等不良精神因素都会导致本来应该复原的乳腺增生组织得不到复原，长时间下去，就会形成乳腺增生病，并且，这些不良的精神刺激会加重已有的乳腺增生症状。

另外，还有很多人为的因素以及生活方式的不同，人流，不育，不哺乳，夫妻不和等，都会导致疾病的发生，有损乳腺的健康。

心理治疗是非常有必要的。通常乳腺增生对人体的危害要高于对心理的损害，但是由于缺乏对这种病的正确认识，所以常常会有不良的心理问题出现。比如过度紧张刺激、忧虑悲伤等，都会造成神经衰弱，促使增生症的加重。患病的女性要少生气，保持情绪稳定，这样才有利于早日康复。另外，生活上要有规律，通过劳逸结合，保持性生活的和谐，可以有效调节内分泌的失调，从而更好地保持大便通畅，减轻乳腺胀痛。按摩特定的穴位，能够有效治疗乳腺增生。

特效穴位 头部的太阳、神庭、印堂、率谷、安眠、百会、风池，背部的肝俞、胆俞，胸腹部的期门、章门，足部的太冲、太溪、涌泉，手部的合谷等穴。

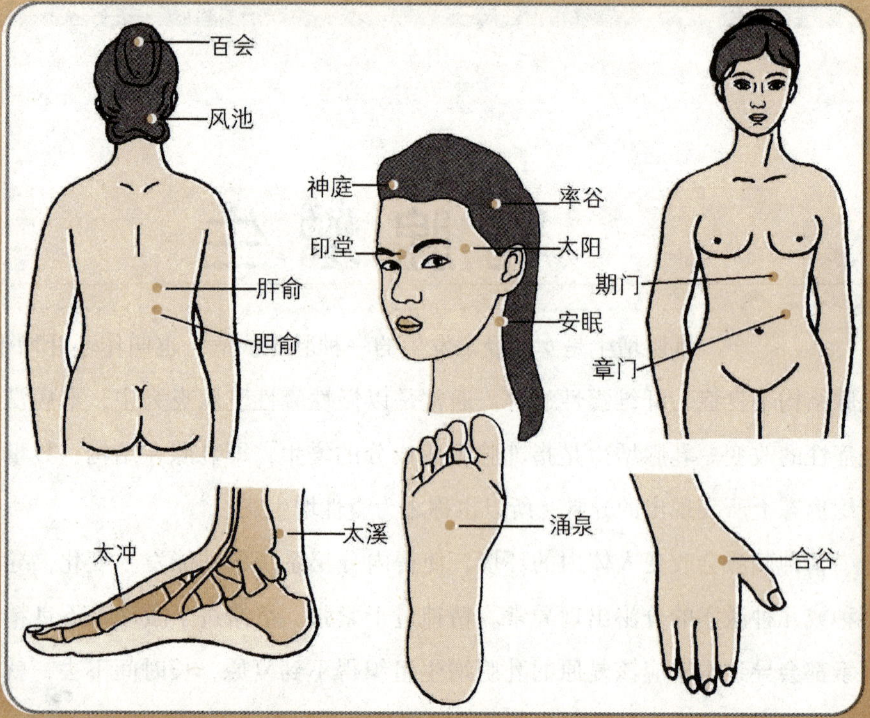

取穴要点

太阳： 正坐或侧坐位，在头部，眉梢与目外眦之间，向后约一横指的凹陷处。

神庭： 正坐位或仰卧位，在头前部，前发际正中直上量约半横指处，按压有酸胀感。

印堂： 正坐或仰靠、仰卧姿势，位于面部，在两眉头连线中点凹陷处，按压有酸胀感。

率谷： 侧坐位，将耳部向前折，于耳尖直上入发际 1.5 寸处，咀嚼时，按压有肌肉鼓动。

安眠：侧坐位或侧卧位，在项部，翳风与风池连线中点处。

百会：正坐位或仰卧位，在头部，两耳尖连线中点与眉间的中心线交汇处的凹陷中，用指尖按压有疼痛感。

风池：坐位，在头部，枕骨下斜方肌上端与胸锁乳突肌之间的凹陷中，约平风府，按压有酸胀感。

肝俞：由平双肩胛骨下角之椎骨（第7胸椎），往下2个椎骨，即第9胸椎棘突下缘，旁开约两横指（食指、中指）处。

胆俞：由平双肩胛骨下角之椎骨（第7胸椎），往下3个椎骨，即第10胸椎棘突下缘，旁开约两横指（食指、中指）处。

期门：仰卧或正坐位，在胸部，乳头直下，在锁骨中线上，前正中线旁开4寸，男性沿乳头向下推2个肋间隙，女性则为锁骨中线的第6肋间隙处。

章门：由腋前线往下循摸肋弓下之第一游离肋之前下缘处。

太冲：由第1、2趾间缝纹向足背上推，至其两骨联合缘凹陷中（约缝纹头上两横指）处。

太溪：坐位或仰卧位，由足内踝尖向后推至与跟腱之间的凹陷处，大约相当于内踝尖与跟腱之间的中点，按压有酸胀感。

涌泉：坐位，卷足，在足底掌心前面正中凹陷处的前方，大约可见脚底肌肉组成的“人”字纹路，涌泉穴就在“人”字纹路的交叉部分。

合谷：以一手的拇指掌面指关节横纹，放在另一手的拇指和食指的指蹼缘上，屈指，当拇指尖尽处。

按摩手法

（1）用双手拇指背节处交替推印堂至神庭穴大约30次。

（2）用双手拇指指腹按摩两侧太阳穴大约30次。

（3）用拇指按揉百会、安眠穴各30～50次。

（4）用拇指背节处，以率谷穴为中心，轻揉头部两侧30～50次。

（5）用拇指指端按揉期门、章门、肝俞、胆俞穴各大约50次。

（6）以一手掌轻按乳房一侧，然后将另一手食、中、无名、小指四指并拢，推抹乳房，由中间向外周，每一个操作部位推抹30～50次。轻轻拿捏风池、合谷穴各10次。

（7）用双手大鱼际从前额正中线抹向两侧，在太阳穴处按揉3～5下，再推向耳后，并顺势向下推至颈部，做3遍。

（8）用拇指指腹按揉太冲、太溪穴各30～50次。

（9）擦热腰骶部和涌泉穴各30～50次。

贴心提醒

（1）多吃蔬菜、水果、豆类、菌类等食物，比如说黑木耳、香菇、芦笋、胡萝卜、西红柿等，能够有效提高机体免疫力。

（2）少吃油脂类食物，尽量避免使用含有雌激素的药物，不吃用雌激素喂养的鸡、牛肉。因为这些都会使乳腺出现增生，或使乳腺增生加重。

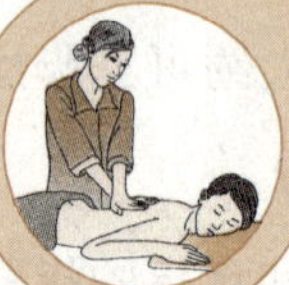

子宫脱垂

子宫脱垂指的是子宫偏离了正常位置，并且沿着阴道下降，低于子宫颈外阴道口到坐骨棘水平以下，严重时可完全脱出阴道口外的一种症状。中医称为“阴挺”“阴颓”“阴疝”等。本病主要发生在产后体质虚弱，气血受损，分娩的时候用力太大，或者是产后过早参加重体力劳动，导致气弱下陷，脉络胎宫松弛，最后导致子宫脱垂的发生。此外，女性在过劳、排便时用力太过、剧咳等一系列的情况下，都会导致子宫脱垂的反复发作。

分娩会造成宫颈、宫颈主韧带同子宫骶韧带的损伤，通常需要很长一段时间才能恢复正常。除此之外，产褥期的产妇大部分喜仰卧，非常容易并发慢性尿潴留，子宫易成后位等，最终导致子宫脱垂的发生。

更年期是女性衰老的一个表现，也是从生育成熟期到老年期的过渡。在这个时期，卵巢功能慢慢衰退，一直到最后消失。所以，女性在更年期以及老年期的时候，其卵巢功能在逐渐衰退，雌激素水平也在慢慢降低，这会使盆底组织以及子宫的悬吊装置变得非常薄弱，张力减退。另外，随着年龄的增长，女性的身体状况在慢慢衰弱，全身的组织张力也慢慢地发生变化。所以，更年期以及老年期的女性更容易发生子宫脱垂。

女性在月经期的时候，大脑皮质兴奋性会降低，而且，受内分泌的影响会使盆腔充血，所以，这个时候女性的全身及局部抵抗力是非常低的，如果不注意经期的保健，很容易引起妇科疾病，这样会让女性身体健康受到严重损害，尤其是女性在月经期间受到冷的刺激，很容易导致月经失调、闭经的发生。所以说，加强月经期的保健，对预防子宫脱垂有很大的意义。按摩特定的穴位可以起到治疗子宫脱垂的作用。

特效穴位 头部的百会、风池、太阳、安眠穴。腹部的关元、中极。背部的脾俞、胃俞、肾俞，下肢的足三里等穴。

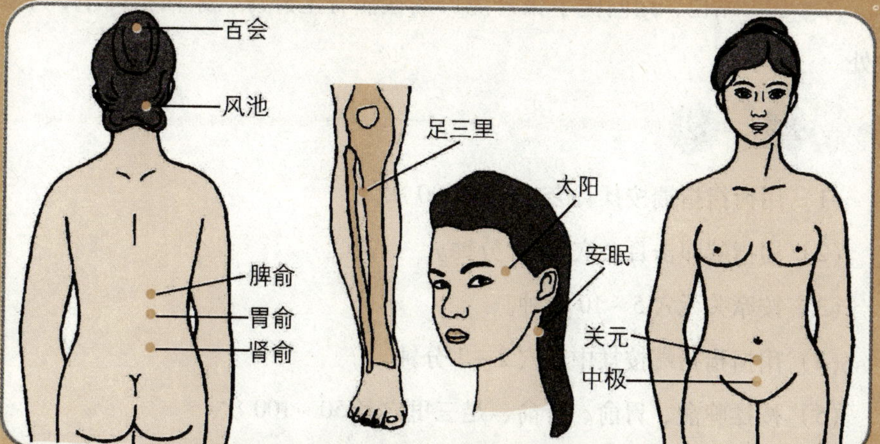

取穴要点

百会：正坐位或仰卧位，在头部，两耳尖连线中点与眉间的中心线交汇处的凹陷中，用指尖按压有疼痛感。

风池：坐位，在头部，枕骨下斜方肌上端与胸锁乳突肌之间的凹陷中，约平风府，按压有酸胀感。

太阳：正坐或侧坐位，在头部，眉梢与目外眦之间，向后约1横指的凹陷处。

安眠：侧坐位或侧卧位，在项部，在翳风与风池连线中点处。

关元：位于下腹部，前正中线上，当脐中下3寸。

中极：仰卧位，将耻骨联合上缘的中点和肚脐连线5等分，由下向上1/5处，按压有酸胀感。

脾俞：与肚脐中相对应处即第2腰椎，由第2腰椎往上3个椎体，即第11胸椎，其棘突下缘旁开约两横指（食指、中指）处。

胃俞：与肚脐中相对应处即为第2腰椎，由第2腰椎往上2个椎体，即第12胸椎，其棘突下缘旁开约两横指（食指、中指）处。

肾俞：与肚脐中相对应处即第2腰椎，其棘突下缘旁开约两横指（食指、中指）处。

足三里：站位，用同侧手张开虎口围住髌骨上外缘，余四指向下，中指尖处。

按摩手法

（1）用拇指指端按揉百会穴大约500次。

（2）用指端叩击百会穴2~3分钟。

（3）按摩关元穴5~10分钟。

（4）用拇指指端按揉中极穴2~3分钟。

（5）按揉脾俞、胃俞、肾俞、足三里穴各50~100次。

（6）用大鱼际按揉太阳，大约30次。轻轻拿捏风池穴大约20次。按揉安眠穴20~30次。

（7）由前向后用五指拿捏头顶，一直到头后部改为三指拿捏，顺势从上向下拿捏项肌3～5遍。

（8）用双手大鱼际从前额正中线抹向两侧，然后在太阳穴处按揉3～5下，之后，再推向耳后，并顺势向下推至颈部，做3遍即可。

贴心提醒

（1）产后一段时间内，不要参加重体力劳动。

（2）积极治疗慢性咳嗽、习惯性便秘。

（3）多吃蔬菜、水果、核桃、芝麻等富含纤维素和脂质的食物，保持大便通畅。

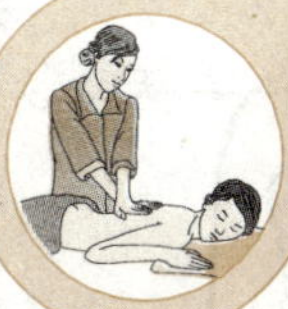

闭经

闭经指的是年满18岁以上的人，月经依然没有来潮，或者是月经周期建立之后，并且没有到绝经期，月经突然停止超过3个月未来潮的一种疾病。闭经可以分为原发性闭经和继发性闭经两种。本病在中医学中可以分为虚、实两类。虚指的是阴亏血虚，无经可下；或者是肝肾亏损导致的精血不足。通常来说，先天不足，后天缺乏补养，大量的失血，房劳过度都会造成闭经。实指的是气滞血瘀，经脉不畅，血不运行。一般由经期冒雨涉水，感受风邪，或饮食失节，过食寒物而导致。

女孩到了10岁的时候，来源于肾上腺的雄激素会促使阴毛、腋毛的出现，并且身型开始长高，看上去更苗条。但是，此时女孩子宫内膜增殖较差，还不会引起出血，所以说，月经推迟来潮是很正常的生理现象。而有的女孩在初潮后会出现一年半载的月经数月来潮一次，也是正常现象。

月经太少，就容易发展为闭经。积极治疗月经过少，能够有效减少闭经的发病率。另外，明确闭经的病因，对闭经的治疗效果以及预后有一定的参考价值，比如说下丘脑性闭经，主要是由精神因素、环境改变、营养不良所引起的，而药物治疗的预后较佳。

中医文献中也有记载终生不来月经而受孕的人，这称为“暗经”。因此，对此需要非常的谨慎，在用药前一定要仔细询问病史。目前来说，用减肥药的女性很多。有一部分女性就是因为闭经而导致了肥胖的发生，还有的是由于多次人流手术导致的闭经，以上闭经都是能够预防的。另外，按摩特定的穴位，可以起到治疗闭经的作用。

特效穴位 气海、关元、膻中、天突、肝俞、脾俞、肾俞、命门、合谷、内关、血海、足三里、丰隆、三阴交、太溪、太冲。

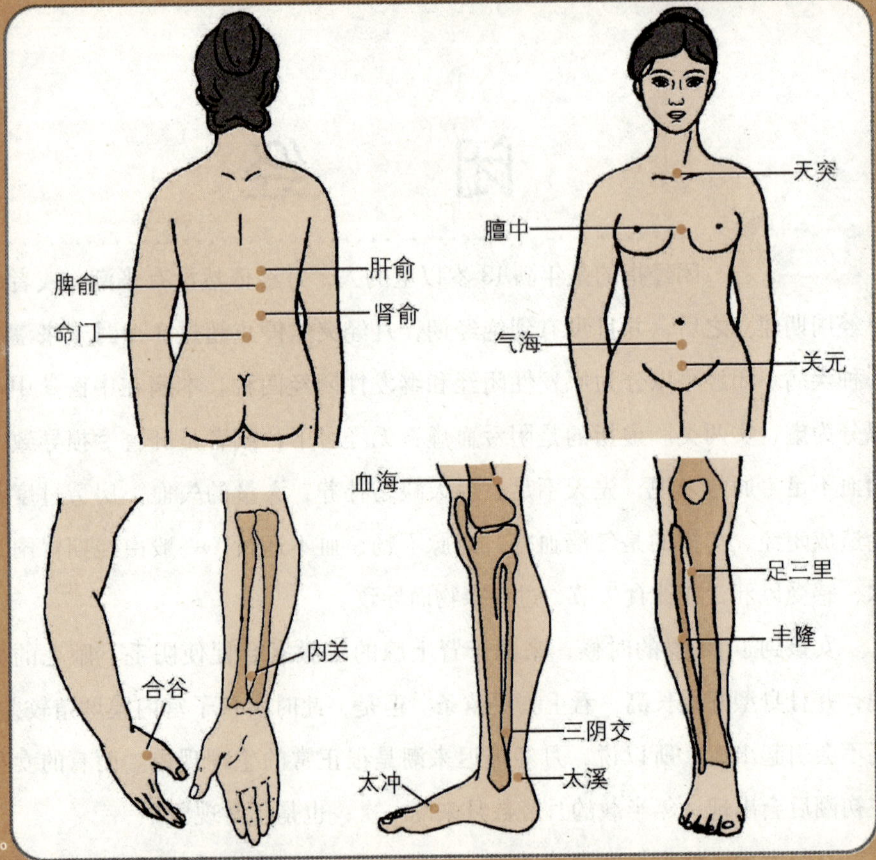

取穴要点

气海： 仰卧位，在下腹部，前正中线上，当脐中下1.5寸。

关元： 仰卧位，在下腹部，前正中线上，当脐中下3寸。

膻中： 正坐或仰卧位，在人体的胸部正中线上，两乳头之间连线的中点，平第4肋间，按压有酸胀感。

天突： 仰卧位，在前正中线上，两锁骨中间，胸骨上窝中央。

肝俞： 由平双肩胛骨下角之椎骨（第7胸椎），往下2个椎骨，即第9胸椎棘突下缘，旁开约两横指（食指、中指）处。

脾俞： 与肚脐中相对应处即第2腰椎，由第2腰椎往上3个椎体，即第11胸椎，其棘突下缘旁开约两横指（食指、中指）处。

肾俞： 与肚脐中相对应处即第2腰椎，其棘突下缘旁开约两横指（食指、中指）处。

命门： 坐位，在腰部，两髂前上棘连线与后正中线的交点处为第4腰椎棘突，再向上数2个椎体，在其棘突下缘之凹陷处。

合谷： 以一手的拇指掌面指关节横纹，放在另一手的拇指和食指的指蹼缘上，屈指，当拇指尖尽处。

内关： 伸肘仰掌，微屈腕，从腕横纹上量约两横指处，在掌长肌腱与桡侧腕屈肌腱之间的凹陷中。

血海： 坐位，屈膝成90°，取穴者立于患者对面，用左手掌心对准右髌骨中央，手掌伏于其膝盖上，拇指尖所指处。

足三里： 站位，用同侧手张开虎口围住髌骨上外缘，余四指向下，中指尖处。

丰隆： 平腘横纹与足腕横纹连线之中点，在小腿前外侧，距胫骨前嵴约二横指处。

三阴交： 以手四指并拢，小指下边缘紧靠内踝尖上，食指上缘所在水平线在胫骨后缘的交点。

太溪： 坐位或仰卧位，由足内踝尖向后推至与跟腱之间的凹陷处，大约相当于内踝尖与跟腱之间的中点，按压有酸胀感。

太冲：由第1、2趾间缝纹向足背上推，至其两骨联合缘凹陷中（约缝纹头上两横指）处。

按摩手法

（1）按顺时针方向用摩法在腹部按摩6~8分钟。

（2）按揉气海、关元穴，每穴大约10分钟。

（3）用拇指点揉血海、三阴交穴，每穴大约1分钟。

（4）点按肝俞、脾俞、肾俞、命门穴及腰骶部，每穴大约2分钟。

（5）以手掌或大鱼际擦腰骶部，以透热为度。

（6）用拇指点揉膻中穴大约2分钟。

（7）用拇指揉太冲穴大约2分钟。

（8）用拇指按压合谷、内关穴，每穴大约2分钟。

（9）按揉血海、足三里、丰隆、三阴交、太溪穴，每穴大约2分钟。

（10）用食指点按天突穴，大约1分钟。

贴心提醒

（1）平时要特别注意饮食的平衡，肥胖者要增加体育活动，减轻体重；营养不良者应改善饮食，注意加强营养。

（2）注意月经期、产褥期的卫生保健。

（3）患者要积极进行心理辅导；同时，要正确对待疾病，解除心理负担，稳定情绪，配合治疗。

第六章 做真男人，男科疾病按摩法

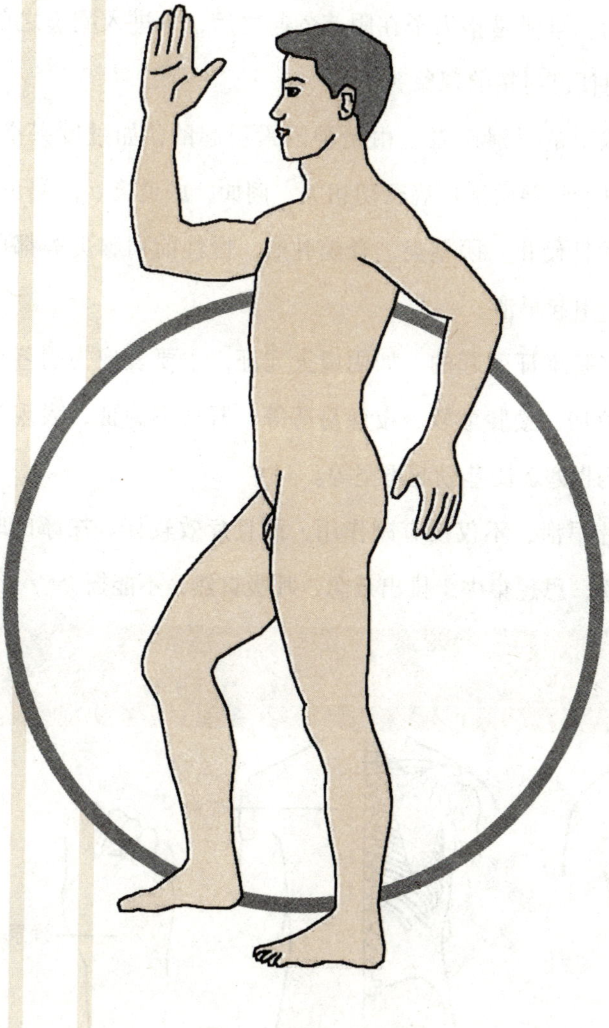

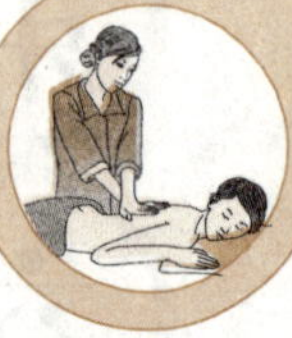

早泄

一般认为，早泄是指男子在阴茎勃起之后，未进入阴道之前或插入阴道而尚未抽动时便已射精的现象。

据研究发现，80% 以上的早泄患者是由精神因素引起的，如过度兴奋、郁闷、紧张等。另外，早泄与器质性疾病密切相关，例如，尿道炎、附睾炎、外生殖器先天畸形、多发性硬化、阴茎炎、脊髓肿瘤、慢性前列腺炎等都可反射性地影响脊髓中枢，引起早泄。

中医认为，早泄大多是虚证引起的。如阴虚火亢证，主要表现为阴茎易勃、手足心烦热、交媾迫切、腰膝酸软、夜寐易醒等；肾气不固证，表现为夜尿多、小便清长、体弱畏寒、阴茎勃起不坚等。

通过按摩的方法治疗早泄，不仅没有副作用，而且疗效较佳。按摩的时候要衣着宽松，全身放松，思想集中，排出杂念，呼吸自然，不能摒弃。

特效穴位 大巨、中极、心俞、涌泉穴。

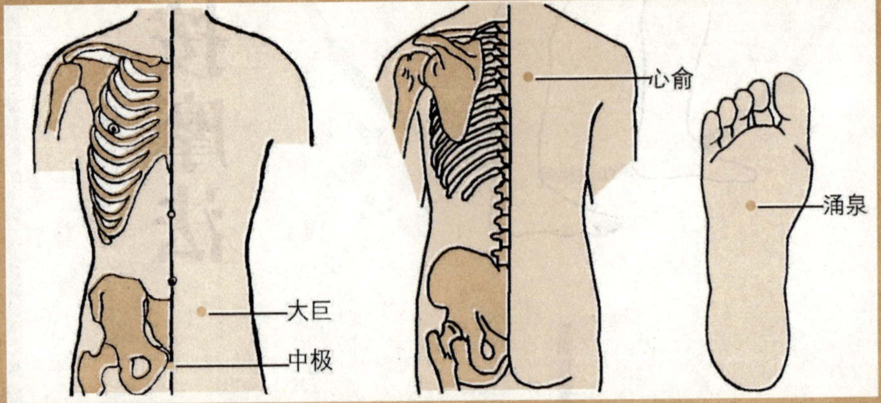

取穴要点

心俞：位于背部，第5胸椎棘突下，后正中线旁开1.5寸处。

大巨：位于下腹部，当脐中下2寸，前正中线旁开2寸。

中极：位于下腹部，前正中线上，当脐中下4寸。

涌泉：位于足底部，蜷足时足前部凹陷处，约当足底第2、3跖趾缝纹头端与足跟连线的前1/3与后2/3交点上。

按摩手法

（1）横擦八髎穴1分钟。

（2）从第7胸椎平面起，沿脊柱直推至腰骶，反复10遍，然后叠掌揉腰骶部3分钟。

（3）用拇指点揉关元、中极、气海穴各1分钟。

（4）沿顺时针方向摩腹5分钟。

（5）推任脉：用掌根从中脘推至中极，5~6遍，力度先轻后重。

（6）点四肢穴位：点揉内关、三阴交穴各5分钟。

（7）按摩足小趾，按压足后跟生殖腺反射区各5分钟。

贴心提醒

（1）按摩期间，性生活要适度，不宜过频或过少，也不能滥用壮阳药。

（2）戒烟酒之后有利于病情的好转、痊愈。

（3）性交之前和性交时一定要消除紧张的情绪，夫妻要在精神上互相抚慰，不可流露出埋怨的情绪。

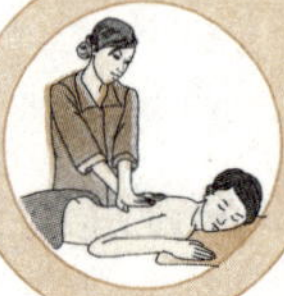

阳　痿

阳痿即勃起障碍，指男性在有性欲冲动和性交要求下，阴茎不能如愿勃起，还指勃起后不能维持足够的硬度，以致不能插入阴道或插入阴道后立即疲软。从病因上，阳痿可分为器质性阳痿和心理性阳痿。

阳痿的症状主要表现为房事不举，但睡梦中易举，也可表现为举思交合，但性交即痿，还可表现为举而不坚，不能持久。

导致阳痿的原因有很多，如精神方面的因素，手淫成习、性生活次数过多、一些重要器官如肝、肾、心、肺患严重疾病，均可导致阳痿。此外，酗酒、长期过量接受放射线、过多服用安眠药、抗肿瘤药物、麻醉药品都可以导致阳痿的发生。

按摩可以有效改善阳痿，解决男性的“难言之隐”。

特效穴位 阴谷、气穴、太溪、三阴交、曲泉。

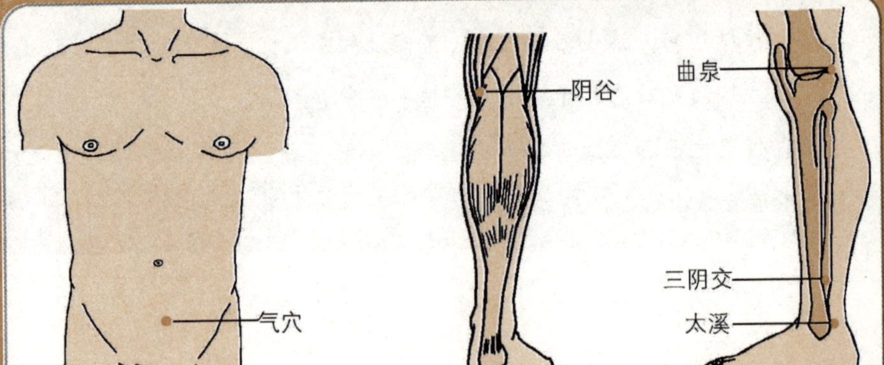

取穴要点

阴谷：位于腘窝内侧，屈膝时，当半腱肌腱与半膜肌腱之间。

气穴：位于下腹部，脐中下 3 寸，前正中线旁开 0.5 寸。

曲泉：位于膝内侧，屈膝，当膝关节内侧面横纹内侧端，股骨内侧髁的后缘，半腱肌、半膜肌止端的前缘凹陷处。

三阴交：内踝高点上 3 寸，胫骨内侧面的后缘。

太溪：位于足内侧，内踝后方，内踝尖与跟腱之间的凹陷处。

按摩手法

（1）按摩涌泉穴。用左手按摩右足心涌泉穴 100 次，之后用右手按摩左足心涌泉穴 100 次，如果在每天晚上用热水足浴后再按摩，效果更佳。

（2）牵拉阴茎和睾丸。用右手或左手将阴茎和阴囊一同握在掌心，轻轻向下牵拉 150～200 次，其拉力以阴茎和睾丸有微酸胀或小腹两侧有轻度牵拉感为宜。

（3）按摩腹股沟。用双手拇指、食指、中指指腹向阴茎根部方向从外向内对称按摩两侧腹股沟，按摩的力度以轻柔、舒适、不痛为度，左右分别做 50 次。

（4）捻动精索。用双手拇指、食指、中指对称捻动阴茎根部、阴囊上方的精索，至出现轻度酸胀或舒适感为度，左右分别做 50 次。

（5）搓揉睾丸。用双手的食指、中指托住同侧睾丸的下面，之后将拇指按压在上面，轻轻揉搓两侧睾丸，其压力以睾丸不痛或微酸胀为宜，左右分别做 150～200 次。

贴心提醒

（1）按摩期间禁止行房事，康复 1 个月之后才能行房事。

（2）此病多为功能性的，患者要消除自己的心理障碍。

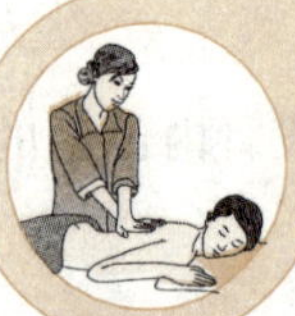

遗 精

中医将遗精分为两类。第一类是纵欲过度，或是自慰过于频繁，使得肾虚滑脱、气不摄精而造成遗精。患者会有头晕、目眩、耳鸣、心悸、健忘、失眠、腰膝酸软、精神萎靡不振等现象。治疗上以温补肾精、固涩止遗为主。

第二类是看到色情图片或影片刺激，或在睡前过度兴奋，使得心火内扰。患者会出现睡眠不佳、多梦、烦热、心神不宁。治疗上以清心火为主。

西医将遗精分为生理性和病理性，主要是依年龄、身体状态、阴茎勃起、遗精后身体状态来判断。

生理性遗精常见于青少年或青壮年。遗精者的身体是健康、充满活力的，阴茎勃起正常，遗精的量多且黏稠，遗精后没有不适感。

病理性遗精较常见于中老年或体质不佳的男性。遗精者的身体是虚弱、疲惫的，常有房事过度、自慰过度、烟酒过度等问题；阴茎勃起时，经常是勃而不坚，坚而不久，遗精的量少且精液稀薄，遗精后容易出现疲惫现象。

青少年时期，每个月遗精 2 ~ 3 次算正常现象，但如果次数太频繁，又伴有头晕、耳鸣、精神不振等症状，就属于病理性的。

坚持进行穴位按摩，能够调节人体的生理功能，有效防治病理性遗精。

特效穴位 肾俞、志室、上髎、次髎、膀胱俞、会阳。

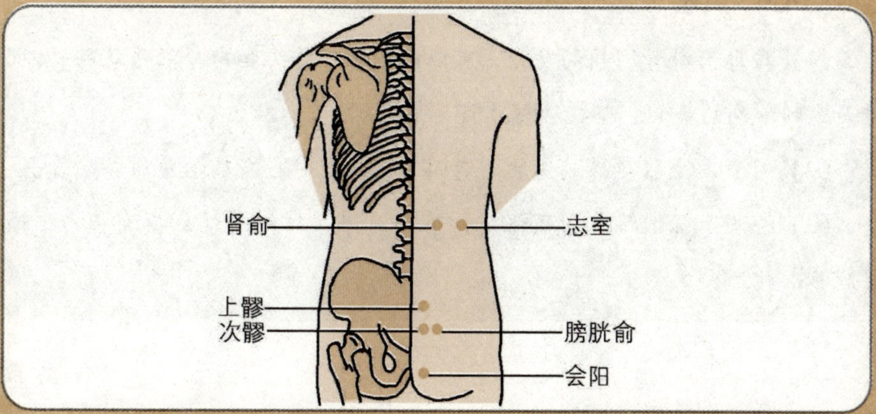

取穴要点

肾俞：位于背部，第2腰椎棘突下，后正中线旁开1.5寸。

志室：位于背部，第2腰椎棘突下，后正中线旁开3寸。

上髎：位于骶部，当髂后上棘与后正中线之间，适对第1骶后孔处。

膀胱俞：位于骶部，第2骶椎棘突下，后正中线旁开1.5寸。

次髎：位于骶部，当髂后上棘与后正中线三间适对，适对第2骶后孔处。

会阳：在尾骶部，尾骨端旁开0.5寸。

按摩手法

（1）按揉太冲、太溪穴各1分钟，至感觉到胀痛即可。

（2）按顺序点按肾、心、膀胱反射区各2分钟，至感觉到胀痛即可。

（3）按照足趾—足跟的方向推按输尿管反射区2分钟。

（4）从足内侧向足外侧推按肺反射区1分钟。

（5）点按大脑、垂体、肾上腺、生殖腺、前列腺、阴茎反射区各2分钟，至感觉到胀痛即可。

（6）从足跟向足趾推按甲状腺反射区1分钟。

贴心提醒

（1）按摩有补肾固精的功效，可以调节神经系统和内分泌系统的功能，进而达到治病的目的，坚持按摩才可见良效。

（2）对于发生器质性病变的患者而言，治疗时应当从治疗原发病着手。

（3）应当加强锻炼，增强体质，节制房事，杜绝手淫，摒除杂念，懂得静养心神。

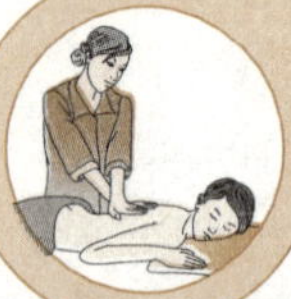

前列腺炎

前列腺炎是男性生殖系统感染中的常见病，但很少单独发生，往往与其他器官炎症，如尿道炎、精囊炎或附睾炎同时发生，是尿道感染的一部分。本病有急性、慢性之分，急性前列腺炎多见于青壮年，病前多有过度饮酒、性生活不当令阴部损伤、感冒或急性尿道炎等原因，临床表现为起病急、高热寒战、尿频、尿急、尿痛及尿血；慢性前列腺炎继发于急性前列腺炎或慢性尿道炎，临床表现为起病缓慢，有轻度尿频和排尿烧灼感，终末尿混浊，常有白色分泌物流出，常伴有性功能障碍及神经衰弱症状。中医把本病归属于淋症，由于热在下焦所致。

患者患有前列腺炎时，可通过按摩前列腺来疏通前列腺导管。理论上认为，按摩前列腺能缓解腺管梗阻，恢复正常引流，让抗生素更易穿透。所以建议前列腺患者每周按摩前列腺1～2次，帮助前列腺液引流。按摩后，患者能感觉到舒畅，局部不适和坠胀感会减轻。如果按摩后症状加重或有发热，要暂停按摩，及时就医。

特效穴位 合谷、劳宫、神门、会阴。

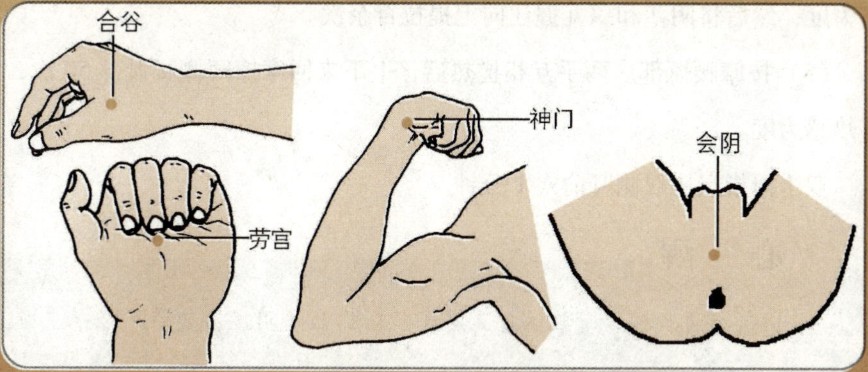

取穴要点

合谷： 以一手的拇指掌面指关节横纹，放在另一手的拇指和食指的指蹼缘上，屈指，当拇指尖尽处。

劳宫： 位于手掌心，当第2、3掌骨之间偏于第3掌骨，握拳屈指时中指尖处。

神门： 仰掌，豌豆骨（手掌小鱼际肌近腕部有一突起圆骨）桡侧，掌后第一横纹上，尺侧腕屈肌腱桡侧缘。

会阴： 位于人体肛门和生殖器的中间凹陷处。

按摩手法

（1）按摩腹部。先顺时针方向缓慢摩腹5分钟，再逆时针方向缓慢摩腹5分钟。

（2）点按腹部穴位。用一只手的食指、中指和无名指同时分别按压关元、中极、曲骨穴，按压力度先轻后重，以局部有酸、胀、轻微疼痛的感觉为佳。

（3）掌压曲骨。掌根紧贴曲骨穴，掌面紧贴小腹部，做缓慢深沉的按压，以感到小腹部有酸胀热感直达腰骶部为度，时间3~5分钟。

（4）按揉阴部。两腿屈膝分开，右手掌捂阴部，五指着力会阴，中指点按会阴穴（在肛门与生殖器之间），掌根、腕部着力脐下 3 ~5 寸，先顺时针方向揉转 50 次，再换左手逆时针方向揉转 50 次，以局部有酸、胀、轻微疼痛为度，然后将阴茎和睾丸握住向上提拉百余次。

（5）按摩腰骶部。两手互相搓热后，上下来回摩擦两侧腰骶部 50 次，以有热感为度。

双手拇指点压双侧肾俞穴 1 分钟。

贴心提醒

（1）进行自我按摩时要注意，发现前列腺触痛明显，囊感增强，应当及时去医院检查。前列腺炎按摩是治疗的辅助手段，无法完全代替其他疗法。

（2）治疗期间要节制房事，做好外阴卫生，勤换洗内裤，戒烟限酒，忌食辛辣刺激之品。

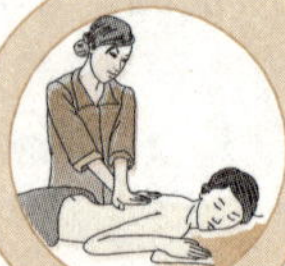

前列腺增生

前列腺增生是一种前列腺明显增大而影响老年男性健康的常见病。现代医学认为，前列腺增生与内分泌系统的功能失调有关，是前列腺内层尿道腺和尿道下腺上皮细胞及基质增生、腺泡囊性扩张、结缔组织及平滑肌节样增生所致。

虽然前列腺增生的发病机制很多，但其具体病因至今尚不明确。研究发现，吸烟、肥胖及酗酒、家族史、人种及地理环境与前列腺增生的发生有一定的关系。

前列腺增生的症状主要如下。储尿期症状：夜尿增多、尿频、尿急、尿失禁。排尿期症状：排尿困难。排尿后症状：尿不尽、残余尿增多。此外，还可能出现血尿、泌尿系感染、膀胱结石、肾脏损害、长期下尿路梗阻等。

前列腺增生的危害性在于引起下尿路梗阻之后产生的病理生理改变。病理变化的个体差异很大，且不都呈进行性发展。部分病变到一定程度之后就不再发展了，因此，即便出现轻度梗阻症状也不一定都要通过手术治疗，症状较轻者可以在医生的指导下配合按摩法辅助治疗。

中医按摩疗法对前列腺增生的治疗有显著的效果，自我按摩法操作简便、疗效肯定，患者易于接受和掌握，是一种非常不错的辅助治疗手段。

特效穴位 关元、中极、曲骨、三阴交、太溪。

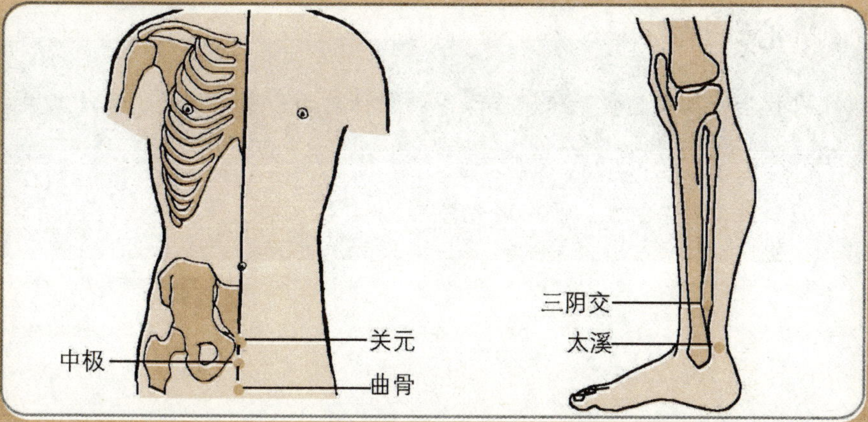

取穴要点

关元：仰卧位，在下腹部，前正中线上，当脐中下 3 寸。

中极：位于下腹部，前正中线上，当脐中下 4 寸。

曲骨：位于下腹部，前正中线上，耻骨联合上缘的中点处。

三阴交：位于内踝尖向上 3 寸。

太溪：足内踝尖与跟腱连线中点处。

按摩手法

（1）点压法：从脐下、小腹部、耻骨联合上方从左到右点压。轻压，每

1 ~2 秒压 1 次。

（2）患者取下蹲位或侧向屈曲卧位，便后清洁肛门和直肠下段后，用中指或食指按压前列腺体，每次按摩 3 ~5 分钟，至每次都有前列腺液由尿道排出为佳。

（3）双手手掌搓热后，用右手掌搓左脚心，之后用左手掌搓右脚心各 50 次。早、中、晚分别做 3 次。

（4）按摩公孙、照海、太溪、太冲穴各 3 ~5 分钟。按摩各反射区各 1 分钟。力度适中。每天按摩 2 次，10 天为 1 个疗程，按揉至产生胀痛感为宜，力度适中。

贴心提醒

（1）治疗期间忌食辛辣、香燥等刺激性食物；戒烟限酒，多吃新鲜蔬菜和水果。

（2）注意房事卫生，平时避免憋尿。

第七章

呵护孩子，儿童常见病按摩法

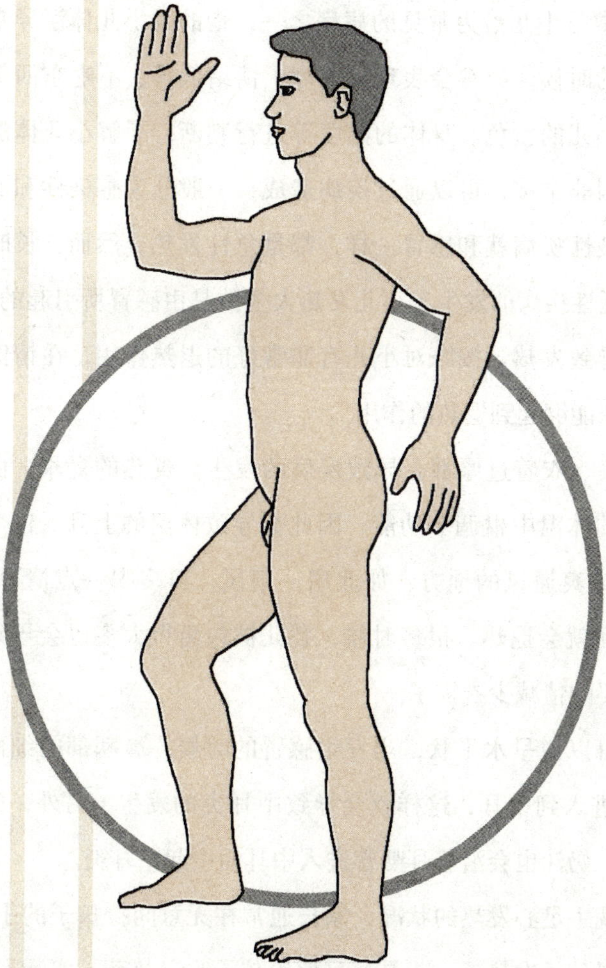

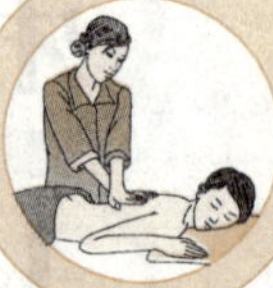

小儿发热

发热通常是小儿最为常见的病症之一，指的是小儿体温异常升高的现象。小儿发热的时候，经常会表现出哭闹、情绪低落、不吃东西等症状，这个时候要根据小儿的脸色、身体的温度等进行判断，了解小儿体温的变化。小儿发热的原因非常多，可以通过疾病造成，一般分为感染性和非感染性两种。所以，感染性疾病就和感冒一样，都是急性发热，然而，长时间的低热会导致慢性消耗性疾病的发生。小儿发热大多数是由感冒所引起的，另外，食积、阴虚也会导致发热。按摩对小儿有非常好的退热作用，在请医生诊治的时候，施用按摩能够起到退热的作用。

通常来说，室温过高、衣着过厚都会导致疾病的发生。炎热的夏季，由于气温高出了婴儿机体的体温中枢调节功能，因此会导致体温的上升。这个时候，应该让婴儿躺在凉爽通风的地方，如此扇一扇风，再多喝一点清凉、稀薄的果汁，过一段时间就会退热。很多时候，婴儿被包裹得太多也会导致体温升高，这个时候就要酌情减少衣被了。

由于婴儿咽管短，可以说呈水平状，当发生感冒的时候，鼻咽部的细菌就会沿着耳咽管慢慢地进入到中耳，这样就会导致中耳炎的发生。另外，婴儿在吐奶或呛奶的时候，奶汁也会沿着耳咽管进入中耳而引起中耳炎。

有的孩子经常会出现手足心发热的状况，家长通常在无意间拉孩子的手，发现手心非常热，就觉得孩子发热了，于是盲目地给孩子吃退热药。实际上，小儿手足心热并不一定会出现体温高。假如这个时候测一下体温，也许在正常范围内。孩子手足心热，很可能是由于阴虚火旺，实际上就是说，孩子有“虚火”。这种情况是不适合使用西药退热的。按摩可以起到一定的退热作用。

特效穴位 攒竹、迎香、太阳、大椎等穴。

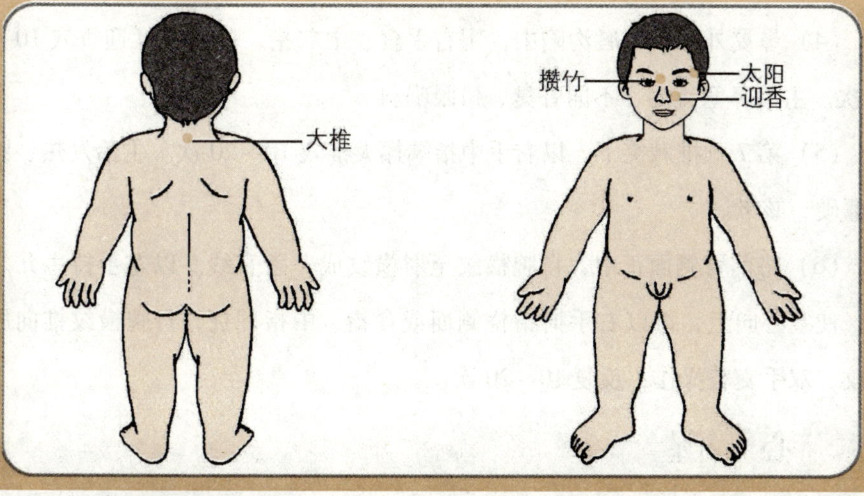

取穴要点

攒竹： 正坐位，目视前方，在眉毛内侧端有一隆起处，按压有酸胀感。在眉头处上下移动时，会感觉到有一条细筋，攒竹穴就在此处。

迎香： 侧坐位，在面部，鼻翼软骨与鼻甲的交界处，近鼻唇沟上端处。

太阳： 正坐或侧坐位，在头部，眉梢与目外眦之间，向后约一横指的凹陷处。

大椎： 取坐位，在颈背交界处椎骨的最高点即为第 7 颈椎，它的下缘凹陷处，按压有酸胀感。

按摩手法

（1）自两眉中间到前发际成一条直线。然后，用两拇指由眉心向额上至发际交替直推 10～20 次。主治外感发热，头痛。

（2）自眉头起，然后沿眉梢成一条直线。用两拇指自眉头向眉梢分推 10～20 次。主治外感发热、头痛、目赤痛。

（3）在两侧眉后凹陷处，用中指端揉太阳穴，向耳的方向揉为泻，向眼的方向揉为补，揉 10～20 次。主治外感发热、头痛、目赤痛。

（4）鼻翼外缘，鼻唇沟陷中，用右手食、中二指，同时按揉迎香穴 10～20 次。主治鼻塞流涕、不闻香臭、口眼㖞斜。

（5）第 7 颈椎棘突下，以右手中指端揉大椎穴 10～20 次。主治发热、脖子僵硬、咳嗽。

（6）将前臂侧面正中，自腕横纹至肘横纹成一条直线。以左手持患儿之手，使掌心向上，再以右手拇指桡侧面或食指、中指并拢，自腕横纹推向肘横纹，双手交替操作，反复 10～20 次。

贴心提醒

（1）食物一定要软、易消化、清淡，如米汤、稀粥、乳制品、豆制品、蔬菜、面条等。

（2）发热是一种消耗性病症，还应给小儿补充含高蛋白质的食物，如肉、鱼、蛋等，但要少荤少油腻食物。

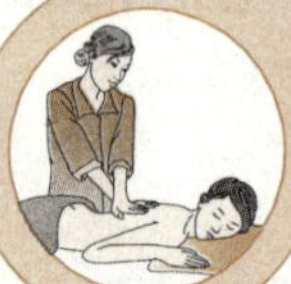

小儿咳嗽

小儿咳嗽是小儿肺部疾病的一种。在一些其他的呼吸系统疾病中可以伴随发生，比如说流感、支气管炎、肺炎、哮喘等。咳嗽在一年四季中都会见到，主要以冬、春季节比较常见。由于外界气候冷热的变化非常大，直接影响了肺气的宣发和肃降，因而造成了咳嗽。冷空气或灰尘、花粉等进入呼吸道，会严重刺激气管，最终导致咳嗽的发生。由于小儿的呼吸道血管非常丰富，气管、支气管的黏膜比较娇嫩，呼吸系统的抵抗力较弱，而免疫功能也非常差，因此，和成年人相比，小儿更容易发生炎症，进而产生咳嗽。

有很多病原微生物，比如说百日咳杆菌、结核杆菌等，这些细菌及病毒、肺炎支原体、衣原体等都会导致呼吸道感染，是儿童慢性咳嗽最为常见的一种原因，多发生在5岁以下的学龄前儿童。如治疗不及时，细菌或病毒向下蔓延便会产生肺炎，这样一来咳嗽就会不断加重，同时会出现不同程度的发热，体质较差或者是一些病情较重的儿童可能会出现休克或死亡。这类咳嗽主要是呈刺激性干咳，或伴少量的白色黏痰，另外，也会出现声音嘶哑等症状。

气管异物可以说是小儿慢性咳嗽的主要原因，这类咳嗽一般会表现为阵发性的剧烈呛咳，而且会有呼吸音减低、喘息、窒息等状况的表现。除此之外，也能够表现为慢性咳嗽伴有的阻塞性肺气肿以及肺不张。在睡觉的时候，将枕头放在小儿的后背，将头撑起，这样可以有效防止分泌出的黏液落入喉咙造成窒息。

一定要全力保证小儿的一日三餐，要保证营养，少吃零食及凉的和黏腻的食物。对于一般的发热、咳嗽，最好能够吃一些可口、清淡、有营养的食物；冬天食用热的饮食，面条、面片汤都是很好的食物。发热出汗的体液消耗非常多，要多喝水，并且多吃水果。饮食一定要规律，最好能够保证营养的供给。营养保证了，身体也就自然强壮起来，抵抗力也必然会有所增强。

孩子睡觉的居室一定要保持清洁、安静、空气流通。孩子如果实在睡不着，也不要强迫，可以陪孩子一起玩耍。孩子生病的时候不要洗澡，这是因为洗澡会使血液循环旺盛，很容易再一次受凉。痰多的孩子甚至会由于洗澡而增加分泌物。

家长在孩子咳嗽没有痊愈的时候，要特别注意饮食宜忌，这样会起到事半功倍的效果。这是由于脾胃虚而导致的饮食不节，过食生冷、辛热香辣，多食肥甘厚味都会伤及脾胃。脾胃受伤，就会导致消化不良，因而非常容易引起咳嗽。按摩疗法能够有效治疗小儿咳嗽。

特效穴位 太阳、天突、膻中、足三里、丰隆、风池、大椎、肺俞、肾俞、涌泉穴。

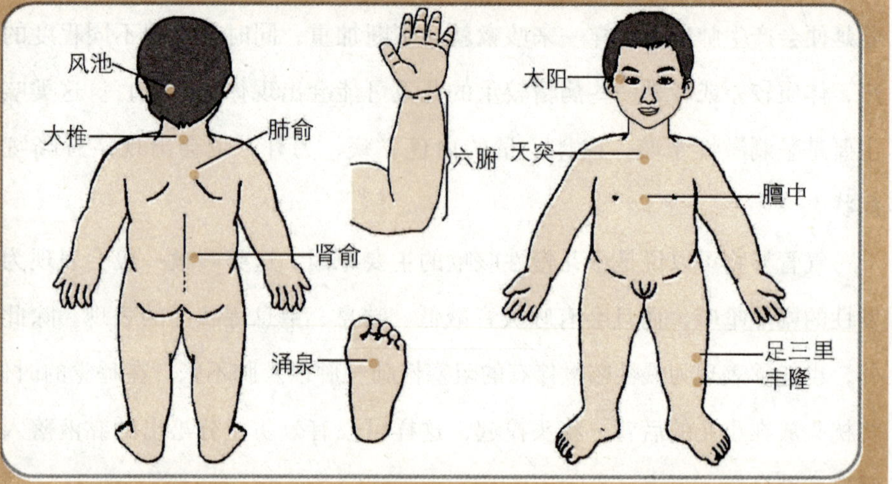

取穴要点

太阳：正坐或侧坐位，在头部，眉梢与目外眦之间，向后约一横指的凹陷处。

天突：仰卧位，在前正中线上，两锁骨中间，胸骨上窝中央。

膻中：正坐或仰卧位，在人体的胸部正中线上，两乳头之间连线的中点，平第4肋间，按压有酸胀感。

足三里：站位，用同侧手张开虎口围住髌骨上外缘，余四指向下，中指尖处为取穴部位。

丰隆：平腘横纹与足腕横纹连线之中点，在胫骨、腓骨之间，距胫骨前嵴约二横指处为取穴部位。

风池： 坐位，在头部，枕骨下斜方肌上端与胸锁乳突肌之间的凹陷中，约平风府，按压有酸胀感。

大椎： 取坐位，在颈背交界处椎骨的最高点即为第7颈椎，它的下缘凹陷处，按压有酸胀感。

肺俞： 大椎穴往下3个椎骨，即第3胸椎，其下缘旁开约两横指（食指、中指）处。

肾俞： 与肚脐中相对应处即第2腰椎，其棘突下缘旁开约两横指（食指、中指）处。

涌泉： 坐位，卷足，在足底掌心前面正中凹陷处的前方，大约可见脚底肌肉组成的“人”字纹路，涌泉穴就在“人”字纹路的交叉部分。

按摩手法

（1）按揉太阳穴280～300次、风池穴80～100次，力度轻缓平稳，以产生酸胀感为宜。这种方法用于治疗小儿风寒咳嗽，症见痰稀色白、发热怕冷、无汗。

（2）按揉合谷穴100～150次，用于治疗风寒咳嗽。

（3）推拿六腑280～300次，能够有效治疗风热咳嗽，症见痰黄咳吐不畅、嗓子疼、发热汗出、舌苔薄黄。

（4）掐揉手上的四横纹穴4～5分钟，运内八卦大约100次，力度以轻柔为主，以产生酸胀感为度，这种方法可以治疗小儿痰白而多。

（5）按揉足三里、丰隆穴各1～2分钟，力度以轻柔为主。

（6）推涌泉穴180～200次，力度以产生酸胀感为宜，用于治小儿干咳少痰。

（7）按揉背部的肺俞穴5～6分钟，然后向两侧分推肩胛骨100～120次，加按肾俞穴1～2分钟。对于治疗小儿干咳有非常好的疗效。按摩时的力度要轻柔，以产生酸胀感为度。

（8）用拇指按揉天突穴50～60次、膻中穴1～2分钟，力度以产生酸胀感为宜。

（9）揉大椎穴1～2分钟，之后用拇指在肩井穴上按揉10～20次，再用双手拇指与食指、中指提拿5～6次。用于治风热咳嗽。

贴心提醒

（1）保持室内空气流通，避免煤气、烟尘等刺激。

（2）适当进行体育锻炼，增强体质，提高抗病能力。

（3）外感咳嗽初起，禁食生冷、酸甜食品，以防加重咳嗽。勿食辛辣食品，以防燥伤肺阴。适当休息，多饮开水。

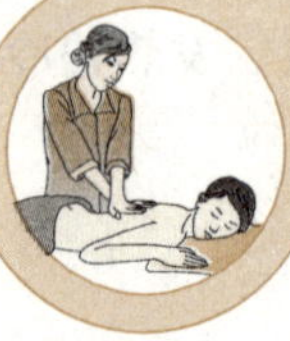

小儿口疮

小儿口疮主要是因为口舌及颊黏膜病变引起的，会出现持续性疼痛，或者吮乳、吞咽食物的时候，舌及口腔黏膜的牵动刺激口腔的溃烂处，进而引起剧痛。这就会造成小儿哭闹、拒食的现象，并且会出现夜啼不眠，长期这样会影响到小儿的身体发育。在治疗上，主要以药物内服以及外治相结合。由于小儿拒食，服药困难，因此外治涂抹及药物刺激很难让小儿接受。按摩特定的穴位，可以很好地治疗小儿口疮。

婴幼儿在6～7个月的时候开始长牙，牙床可能会有轻度的胀痛感。所以这个时期婴幼儿很爱咬手指、咬玩具。这样一来，就容易将细菌、真菌带入口腔中，从而引起感染。

喂养小儿的奶瓶、奶嘴消毒不够彻底，母乳喂养时妈妈的乳头不清洁，都会导致感染。若不及时治疗，就会造成体内菌群失调，真菌乘虚而入，并大量繁殖，最终导致鹅口疮的发生。

轻症患者口腔黏膜表面覆盖白色乳凝块样小点或小片状物，慢慢地融合成大片，不容易擦去，强行剥离后，一般会出现潮红、粗糙，甚至有溢血的情况。一般不影响吃奶，而且全身没有任何症状；重症患者全部口腔均被白色斑膜覆盖，有的甚至会蔓延到咽、喉头、食管、气管、肺等处，通常会伴随低热、拒食、吞咽困难等病症。

在轻微感染的时候，除了口腔之外是很难发现病症的，患儿甚至不会有明显的痛感或者进食时痛苦的表情。严重时，患儿会因疼痛而感到烦躁不安、胃口不佳，出现啼哭、哺乳困难等病症，有时是轻度发热而导致。受损的黏膜治疗不及时会导致病症的不断扩大蔓延，最后引起吞咽困难，甚至继发其他细菌感染，造成败血症。

特效穴位 合谷、足三里、涌泉等穴。

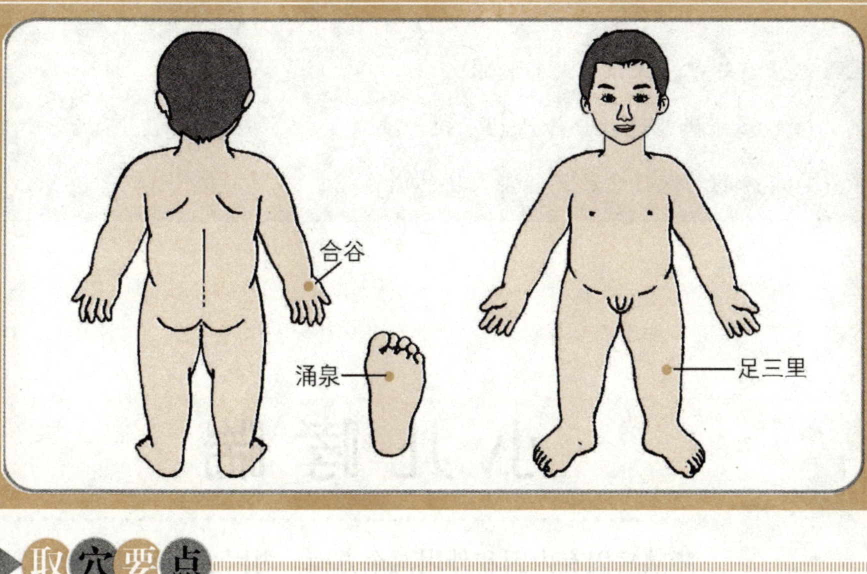

取穴要点

合谷： 以一手的拇指掌面指关节横纹，放在另一手的拇指和食指的指蹼缘上，屈指，当拇指尖尽处为取穴部位。

足三里：站位，用同侧手张开虎口围住髌骨上外缘，余四指向下，中指尖处为取穴部位。

涌泉：坐位，卷足，在足底掌心前面正中凹陷处的前方，大约可见脚底肌肉组成的“人”字纹路，涌泉穴就在“人”字纹路的交叉部分。

按摩手法

（1）摩擦涌泉穴 30～50 次。

（2）按揉足三里穴大约 1 分钟。

（3）按揉合谷穴 1～3 分钟。

（4）推揉涌泉穴 3～5 分钟。

（5）患儿俯卧，按摩者以掌根直擦腰背至骶部的肌肉，以透热为度。

贴心提醒

（1）日常生活中，要特别注意保持患儿口腔的清洁，常用淡盐水漱口，生活起居有规律，保证充足的睡眠。

（2）多带患儿进行户外活动，饮食要清淡，多吃些蔬菜、水果，少食辛辣、厚味的刺激性食品，保持大便的通畅。

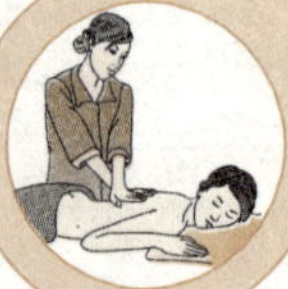

小儿哮喘

哮喘病因有内因和外因两个方面。内因主要是肺、脾、肾不足，最后导致痰饮留在体内；外因则是气候变化、寒温失调、感受外邪、吸入异味、食入发物，还包括劳倦过度、情志过激等不同的因素。哮喘的病位主要在肺、脾、肾三脏，先天禀赋不足是本病的主要发病因素。

通常来说，呼吸道吸入所引起的哮喘主要是由于过敏原的作用而产生的，比如说尘螨、屋尘、真菌、花粉、羽毛等，尤其是螨作为吸入性变应原，在呼吸道变态反应性疾病中有非常重要的地位。儿童期对螨的过敏会更多，春、秋季主要是螨生存的最短适宜季节，所以说，尘螨性哮喘常常会发生于春、秋季，而且在夜间的发病者多。除此之外，吸入变应原而导致的哮喘主要与季节、地区以及环境有关，一旦与以上病源停止接触，症状就会马上减轻或消失。另外，也有报道因接触蚕而引发的哮喘。

灰尘、烟、气味等，这些物质都是非抗原性物质，能够有效刺激支气管黏膜感觉神经末梢以及迷走神经，另外，还可以引起反射性咳嗽和支气管痉挛，如果长期持续下去，会导致气道反应性增高，有的时候会吸入冷空气，从而诱发支气管痉挛，而有的学者也认为空气污染越来越严重，这也是支气管哮喘患病率增加的一个原因。

药物所引起的哮喘也是非常多见的，其中主要有两类药物。一类是阿司匹林及与其类似的解热镇痛药，这类药物可以引发所谓的内源性哮喘，比如说同时伴有鼻窦炎以及鼻息肉等；其他相似的药物有吲哚美辛（消炎痛）、甲灭酸等，会因为释放化学介质而引起哮喘，这类哮喘经常会随着年龄的增长而有所变化。另一类药物主要是治疗心脏的药物，比如说普萘洛尔（心得安）、氧烯洛尔（心得平）等，都会导致哮喘的发生。除此之外，还有很多的喷雾吸入剂，也可以导致支气管痉挛，比如说色甘酸钠、痰易净等。

按摩被认为是治疗小儿哮喘非常有效的一个方法，不仅能够提高小儿体内血清免疫球蛋白水平，同时也能够在相对长的时间内维持这一水平，从而达到治愈哮喘、减轻哮喘病急性发作的目的。

特效穴位 大椎、肩井、肺俞、膈俞、脾俞、肾俞、天突、膻中等穴。

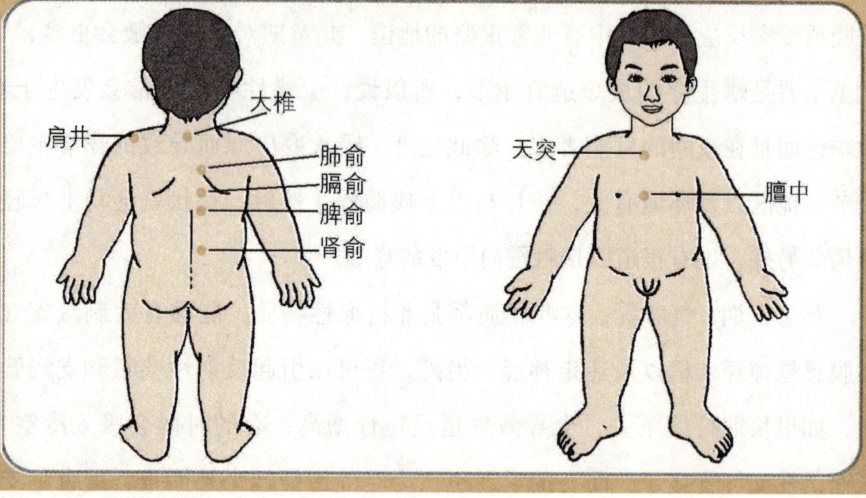

取穴要点

大椎： 取坐位，在颈背交界处椎骨的最高点即为第 7 颈椎，它的下缘凹陷处，按压有酸胀感。

肩井： 坐位，在肩上，大椎与肩峰端连线的中点上，向下直对乳头。

肺俞： 大椎穴往下 3 个椎骨，即第 3 胸椎，其下缘旁开约两横指（食指、中指）处。

膈俞： 由平双肩胛骨下角之椎骨（第 7 胸椎），其棘突下缘旁开约两横指（食指、中指）处。

脾俞： 与肚脐中相对应处即第 2 腰椎，由第 2 腰椎往上 3 个椎体，即第 11 胸椎，其棘突下缘旁开约两横指（食指、中指）处。

肾俞： 与肚脐中相对应处即第 2 腰椎，其棘突下缘旁开约两横指（食指、中指）处，为取穴部位。

天突： 仰卧位，在前正中线上，两锁骨中间，胸骨上窝中央。

膻中： 正坐或仰卧位，在人体的胸部正中线上，两乳头之间连线的中点，平第 4 肋间，按压有酸胀感。

按摩手法

（1）用拇指点揉大椎、肺俞、膈俞穴各1分钟。

（2）用掌根横擦患儿的肩胛骨内侧大约3分钟。

（3）用双手拇指与食、中二指提拿双侧的肩井穴大约10次。

（4）用中指点揉天突穴、膻中穴各大约1分钟。

（5）用双手食指指腹，以任脉为中线，从天突穴起，自上而下慢慢向两侧分推至整个胸部，持续大约2分钟。

（6）按揉天突穴大约20次，揉膻中穴大约100次，然后向左右分托膻中穴50次。

贴心提醒

（1）急性期每天按摩2次，缓解期每天按摩1次。

（2）小儿哮喘的发作期间，主要以药物治疗为主，配合按摩加强疗效。

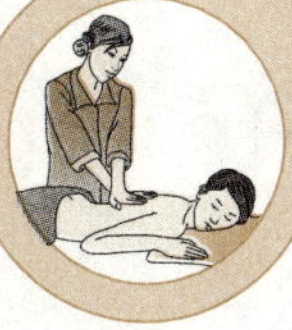

小儿夜啼

小儿夜啼指的是小儿在白天嬉笑如常，并且可以正常入睡，一到夜晚就啼哭不安，每夜定时啼哭，有的甚至通宵达旦，少则持续数日，多则超过一个月。

小儿夜啼的主要原因是脾寒、心热及惊恐。通常来说，孕母素体虚寒，胎儿出生后则禀赋不足；有的乳母恣食生冷，用冷乳喂养，或由于调护失慎，使得腹部中寒，这些都会使小儿脾寒内生。夜晚，寒邪凝滞，人体的气机不通，所以，小儿到了夜晚就会因腹痛而啼哭。小儿胎热内蕴，或者说乳母及乳儿过食香燥炙之物，会使小儿心经热盛，从而因心烦不安而导致夜啼。

预防小儿夜啼应该从孕期做起，孕妇要特别注意饮食清淡，保持营养均衡，不要食用寒凉、燥热的食品。在哺乳期间，要注意保养，少吃辛辣、肥腻的食物。

另外，要特别注意让小儿养成良好的作息习惯，按时睡觉。在小儿入睡前0.5~1小时，就应该让小儿安静下来，不要玩得太过兴奋；同时，也不要过分逗弄小儿。否现时会使小儿因过于兴奋、紧张而无法正常入睡。

另外，治疗小儿夜啼首先要养成孩子日醒夜睡的习惯，在白天不要让小儿睡得太多，夜晚临睡前先让宝宝解净小便，且夜间少喂奶。此外，小孩睡觉的时候要熄灯。专家提醒，如果小儿每逢喝奶时或喝完奶后爱哭，排便稀软有酸臭味，很可能就是胃肠道出现了问题。小儿夜啼是一个比较复杂的病症，通过按摩特定的穴位，可以有效治疗。

特效穴位 百会、神门、中脘、足三里等穴。

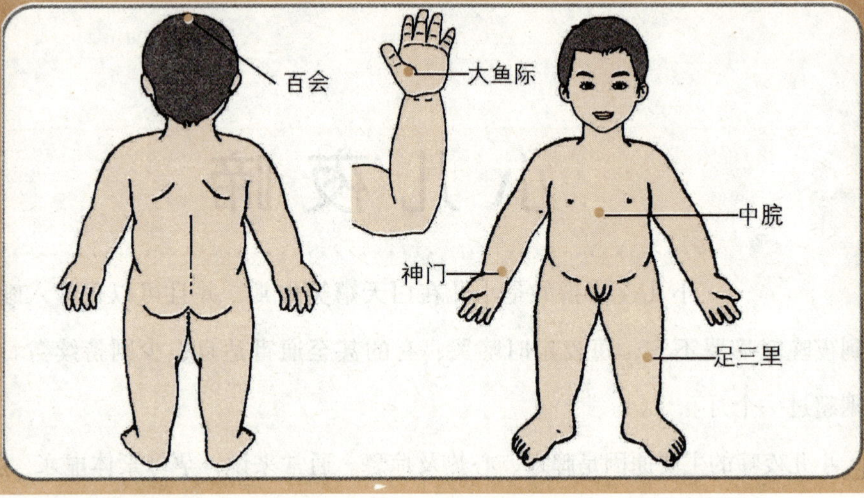

取穴要点

百会： 正坐位或仰卧位，在头部，两耳尖连线中点与眉间的中心线交汇处的凹陷中，用指尖按压有疼痛感。

神门：仰掌，豌豆骨（手掌小鱼际肌近腕部有一突起圆骨）桡侧，掌后第一横纹上，尺侧腕屈肌腱桡侧缘。

中脘：仰卧位，在上腹部，神阙与胸剑结合点连线的中点处，按压有酸胀感。

足三里：站位，用同侧手张开虎口围住髌骨上外缘，余四指向下，中指尖处为取穴部位。

按摩手法

（1）按揉百会穴 1～2 分钟，力度要轻柔，以产生酸胀感为度。这种方法用于治疗因惊恐而致的小儿夜啼，症见声惨而紧、面色泛青、心神不安、时睡时醒。

（2）夜啼因脾虚所致，症见啼哭声弱、手脚冰凉、吃得少而且便溏、面色青白、唇舌淡白。需要加按大鱼际穴 280～300 次，推按三关穴 100～120 次，掐揉推四横纹 4～5 分钟，力度以产生酸胀感为度。

（3）按揉神门穴 1～2 分钟，用于治疗因惊恐所致的小儿夜啼。

（4）按揉足三里穴 1～2 分钟，力度轻缓平稳，以产生酸胀感为度。

（5）夜啼因脾虚或食积所致，按揉中脘穴 3～4 分钟，力度以轻柔为主。

贴心提醒

（1）保持环境安静。要加强新生儿护理，寒温适当，注意保暖、切忌过热。

（2）孕妇及乳母不宜过食寒凉与辛辣的食物，同时要注意补充钙剂。

（3）饮食温度要适中，饮食量要以满足需要，并且不过量为原则。脾寒夜啼者，注意腹部保暖。

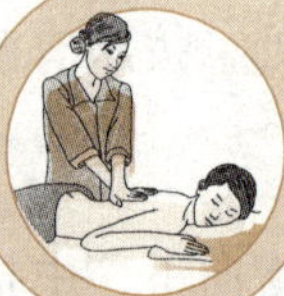

小儿厌食

小儿厌食也叫“恶食”，主要指的是小儿长期食欲不振，甚至拒食的疾病。主要以1～6岁的小儿多见。这种病的发生没有非常明显的季节性，一般夏天会加重。病因主要有饮食不节、喂养不当；多病久病、损伤脾胃；先天不足、后天失调；暑湿熏蒸、脾阳失展；情绪变化、思虑伤脾。在这之中，饮食不节、喂养不当是经常能够见到的。本病病变的脏腑主要在脾胃，发病机制则是脾运胃纳的失常。按摩对治疗小儿厌食有很好的效果。

有一部分药物的副作用会导致消化道出现不良反应，尤其是引起恶心、呕吐等，比如说红霉素、氯霉素、磺胺类药物，以及氨茶碱等药物都会导致食欲不振、厌食的情况发生。维生素A或维生素D的中毒通常会表现出厌食的症状。一些抗癌药物就更容易引起厌食的病症了。身体缺乏某种微量元素会导致内分泌激素不足，也是非常有可能引起厌食的。比如说缺锌就会有厌食的症状，有一些内分泌激素，比如说甲状腺素低下、肾上腺皮质激素相对不足也会导致厌食的发生。

合理喂养可以养成良好的饮食习惯。4个月以内的婴儿最好是食用纯母乳。相关研究表明，纯母乳喂养可以减轻小儿厌食。按一般的顺序来看，要合理添加辅食，不要太急躁。小儿饮食是以主、副食为主的，不要乱加其他的“营养食品”。同时，不要乱用补药和补品，要耐心地讲解不同食品的味道以及营养价值。另外，要特别注意定时、按顿进食，饭前不要吃零食，因为血糖升高会影响食欲。家长要经常变换饮食的品种，不要千篇一律，最好能够荤素搭配。动物食品的含锌量比较多，一定要在膳食中保持一个合理的比例。

家长可以多学习一些心理学知识，通过心理学知识来教育和诱导孩子的饮食。家长还可以当着小儿的面试吃饭菜，并且配以夸张的表情，以此来诱导孩子进食。总之，小儿进食遇到困难，家长要给孩子做好榜样，让孩子不挑食、不偏食。

特效穴位 中脘、天枢、足三里等穴。

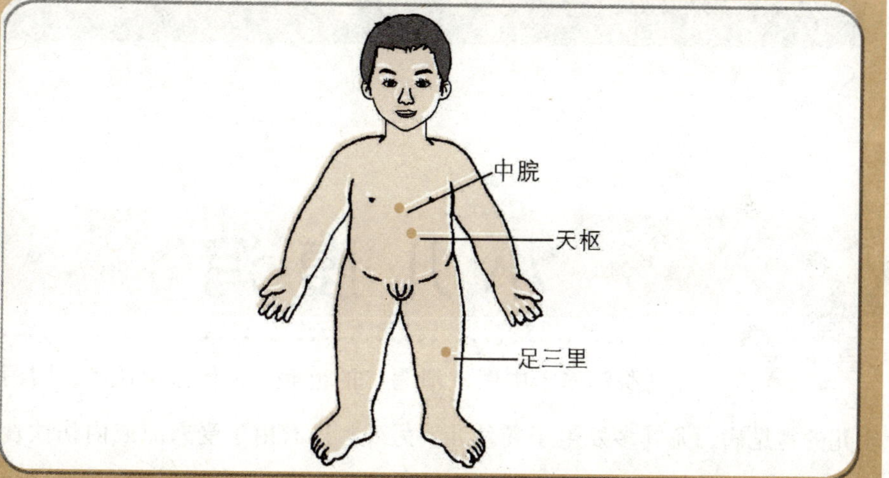

取穴要点

中脘： 仰卧位，在上腹部，神阙与胸剑结合点连线的中点处，按压有酸胀感。

天枢： 坐位或仰卧位，肚脐旁开约 2 横指处，按压有酸胀感。

足三里： 站位，用同侧手张开虎口围住髌骨上外缘，余四指向下，中指尖处为取穴部位。

按摩手法

（1）点揉中脘、天枢穴各 1 分钟。

（2）用手指按顺、逆时针方向分别摩腹大约 3 分钟。

（3）按揉足三里穴大约 1 分钟。

贴心提醒

（1）要让孩子规律饮食，少吃零食，少饮高热量饮料。

（2）平衡膳食，日常生活中保证食物的多样化。合理选择食谱，做到粗细调剂，荤、素菜搭配。

（3）当孩子的生活环境和生活习惯突然改变的时候，家长要帮助其逐步适应新的环境以及新的生活习惯。

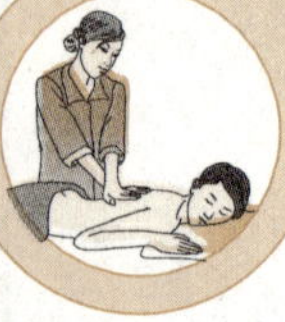

小儿腹泻

小儿腹泻属于中医“泄泻”的范畴。现代医学认为，腹泻是小儿的常见病，尤其多发生于婴幼儿。另外，还有由于受寒凉或内伤饮食而导致。2岁以下的婴幼儿，其消化功能还不够成熟，因此，其抵抗疾病的能力也很低，特别容易发生腹泻等症状。

夏、秋季节是病菌的多发期，在这个时候会有很多细菌、病毒、真菌以及原虫出现，它们会随食物或污染的手、玩具、日常用品等进入小儿的消化道，这样非常容易引起肠道感染性腹泻。通常来说，表现为每日排便5～10次，这样会导致大便稀薄，主要呈黄色或黄绿色的稀水样，和蛋花汤非常相似，也会夹杂一些未消化食物，或含少量黏液，有酸臭味，偶有呕吐或溢乳，食欲减退。通常来说，患儿的体温正常，偶尔也会有发热。重者血压会下降，心音低钝，甚至发生休克或昏迷。对于正处在发育关键期的小儿来说，假如腹泻治疗不及时的话，就会出现营养不良、反复感染的情况，这对小儿的生长发育非常不利。

婴幼儿体内胃酸以及消化酶的分泌量不足，而消化酶的活性太低，神经系统对胃肠道的调节功能也非常差，不能尽快适应食物的质和量，并且，婴幼儿的生长发育较快，对营养物质的需要也较多，所以这个时候胃肠道的负担较大，消化系统长时间处于紧张状态，如此一来，就很容易发生消化功能紊乱。

婴幼儿的免疫功能还不是很成熟，血液以及胃肠道中的免疫球蛋白非常低，胃肠屏障功能也比较弱，胃酸分泌的量较少，胃肠排空较快，因此，对于感染因素的防御功能就非常差。此外，新生儿出生后还没有建立非常完善的肠道正常菌群，因此，对于侵入肠道的病原微生物的抵抗能力是非常弱的，人工喂养的食物中大多缺乏母乳含有的大量免疫物质，而且，食物具有的污染机会也非常多，所以肠道感染的发生率要高很多。

通常来说，不同病因所引起的腹泻机制也是不同的。非感染因素包括饮食的量和质不恰当，导致婴儿消化道功能出现障碍，而食物不能充分消化和吸收，就会积滞在婴儿的肠道上部，此时酸度下降，有利于肠道下部细菌的上移繁殖，最终会导致消化功能紊乱。按摩可以有效治疗小儿腹泻。

特效穴位 百会、肺俞、脾俞、胃俞、足三里。

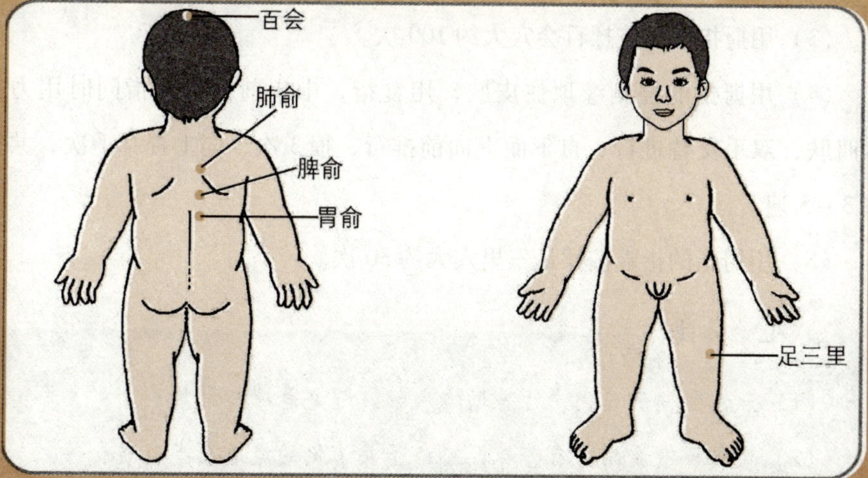

取穴要点

百会：正坐位或仰卧位，在头部，两耳尖连线中点与眉间的中心线交汇处的凹陷中，用指尖按压有疼痛感。

肺俞：大椎穴往下 3 个椎骨，即第 3 胸椎，其下缘旁开约两横指（食指、中指）处。

脾俞：与肚脐中相对应处即第 2 腰椎，由第 2 腰椎往上 3 个椎体，即第 11 胸椎，其棘突下缘旁开约两横指（食指、中指）处。

胃俞：与肚脐中相对应处即为第 2 腰椎，由第 2 腰椎往上 2 个椎体，即第 12 胸椎，其棘突下缘旁开约两横指（食指、中指）处。

足三里：站位，用同侧手张开虎口围住髌骨上外缘，余四指向下，中指尖处为取穴部位。

按摩手法

（1）用食指、中指指端按肺俞、脾俞、胃俞穴各 50 次。

（2）用拇指的桡侧缘自下而上直推七节骨大约 300 次。伤食、湿热所引起的腹泻要推下七节骨。

（3）用拇指指端按揉百会穴大约 100 次。

（4）用拇指的桡侧缘顶住皮肤，用食指、中指前按，三指同时用力提拿肌肤，双手交替进行，自下而上向前推行，捏 3 次，向上提拿 1 次，共操作 3 ~ 5 遍。

（5）用拇指的指端按揉足三里穴大约 30 次。

贴心提醒

（1）注意气候的变化，适当增减衣物，避免着凉与过热。

（2）饮食要清淡而富有营养，可给予易消化的流质及半流质食物。

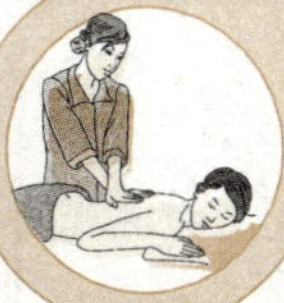

小儿便秘

便秘指的是排便间隔的时间延长，或者是虽有便意，但是排出困难等，也指大便秘结不通。小儿便秘是儿科临床经常会见到的一种症状，可以单独出现，也可以在其他急慢性疾病期间发作。便秘的发生同日常生活的饮食习惯有很大的关系。按摩特定的穴位，可以有效治疗小儿便秘。

患儿的排便次数减少，粪便会变得干燥、坚硬，有时粪便擦伤肠黏膜或肛门引起出血，因此在大便表面就会有少量血或黏液。粪便停留在肠道内太久，甚至会反射性地引起一些症状，比如精神差、乏力、头晕、头痛、食欲不振等。长期摄食不足，会导致患儿出现营养不良的症状，进一步加重便秘的发生，进而形成恶性循环。如粪便在直肠停留的时间太久，就会使局部发生炎症，产生下坠感。有的时候，便秘患儿有便意但是无法排净，就会多次排大便。严重便秘时，大便在局部嵌塞，可在干粪的周围不自觉地流出分泌液，酷似大便失禁。

一些正在断奶期的小儿便秘时，需为其有效增加辅食，除了高营养的蛋类、瘦肉、肝脏和鱼类外，还必须增加含纤维素较多的蔬菜、水果，比如菠菜、油菜、白菜、芹菜以及香蕉、梨等。

大一些的孩子在便秘的时候，可以适当增加一些五谷杂粮，如薯类、玉米、大麦等，还有一些油脂类食物、凉开水，这些都能够起到预防和治疗便秘的作用。

对于 3 岁以上的小孩，在每次饮食后要特别提醒他排便，每次排便的时间不要太短，也不要太长，并鼓励他尽量排干净，养成一个良好的排便习惯。等到便秘治疗了一段时间后，大肠才有可能恢复良好的排便功能。

特效穴位 大肠俞、神门等穴。

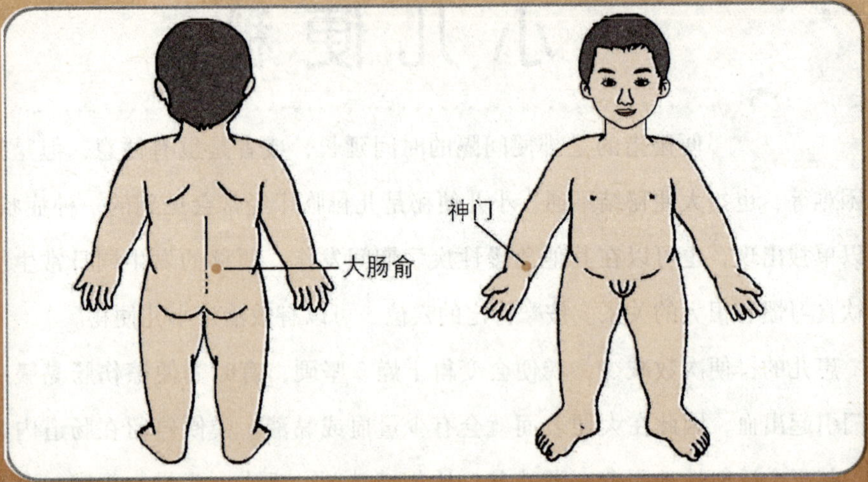

取穴要点

大肠俞： 两侧髂前上棘连线与脊柱之交点，即第 4 腰椎棘突下，其旁开约两横指（食指、中指）处。

神门： 仰掌，豌豆骨（手掌小鱼际肌近腕部有一突起圆骨）桡侧，掌后第一横纹上，尺侧腕屈肌腱桡侧缘。

按摩手法

（1）按摩大肠俞穴 100 ~ 300 次。

（2）六腑位于前臂尺侧缘，神门穴至抖肘成一条直线。在按摩的时候，以中指、食指指腹，自肘关节推至掌根 100 ~ 500 次。可以起到通腑泻热、滑肠泻下的作用，用于阳明腑实、燥满实坚。

（3）位于小指螺纹面。在按摩的时候，自小指根推至小指尖大约 100 次。有补肾固本、清热利尿之功效。

（4）位于第 4 腰椎至尾骨端成一条直线。在按摩的时候，由上往下，擦至皮肤发红为度。具有升降脾胃、调理二便的功效。适用于一切热证、实证

（如烦躁不眠、便秘等）。

（5）用掌或四指轻贴腹部，并且缓缓以顺时针方向移行。具有调和脾胃、降逆消导、补脾健胃之功效，可以直接顺应肠道走向，促进肠蠕动。

（6）为第1胸椎至尾椎成一条直线。可以由下往上30遍，起到调阴阳、理气血、和脏腑、通经络的作用。凡脾胃虚弱之证，均可用之。

贴心提醒

（1）日常生活中，要注意培养小儿良好的生活习惯、有规律的作息时间，养成定时排便的习惯，这些是预防便秘很重要的方法。

（2）多喝水，有利于防止小儿的便秘。

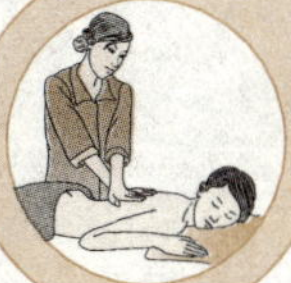

小儿遗尿症

小儿遗尿也叫尿床，指的是3周岁以上的小儿在睡梦中小便自遗，等到醒后才发觉的一种疾病。这种疾病在临床上非常常见。轻者一般每夜或隔数夜会有1次，而重者几乎每夜会尿床2~3次。有些严重的患者，基本上会延至10余年，甚至有的人在成年后依然会有尿床的发生。这主要是由于先天不足、下焦虚寒、闭藏失职；或者脾肺气虚、上虚不能制约于下；或湿热蕴结膀胱、气化失司所导致的。

据报道，原发性遗尿的人群占了大多数，在这之中，特别是夜间遗尿最为常见，主要以男孩多见，夜间遗尿的人大约有半数会每晚尿床，严重的话，甚至每晚会遗尿3次以上。由于白天过度的活动或兴奋，使得身体疲劳，往往遗尿的次数会增加，而白天遗尿非常少见。另外，遗尿患儿经常会伴有夜惊、梦游，以及多动的行为障碍。

遗尿症的流行病学研究发现，早产的儿童通常会在日间遗尿。这些早产儿，不仅有遗尿的问题，还有其他伴随症状，比如说注意缺陷多动障碍，有学者提示这可能是轻微神经损伤所造成的。

遗尿儿童的父母通常会发现他们的子女具有睡眠过深和难以唤醒的现象。实际上，夜间遗尿同睡眠的深度是没有关系的，遗尿能够发生在睡眠的任何阶段，其主要的问题就是，当膀胱充盈的时候，患儿无法从睡眠中觉醒。

强烈的应激因素也会导致儿童遗尿的发生，比如说幼儿时期的不良遭遇（父母离异、死亡，儿童与父母突然分离、因病住院或意外事故）、初入学不适应新的学习环境等都会引发儿童在控制排尿的关键时期由于心理紧张而出现遗尿的症状。遗尿症儿童也经常会出现多种行为问题以及情绪问题，比如说多动、抽动、不合群、害羞、脾气古怪等。按摩一定的穴位，对小儿遗尿症有非常好的治疗效果。

特效穴位 百会、肾俞、命门、三阴交。

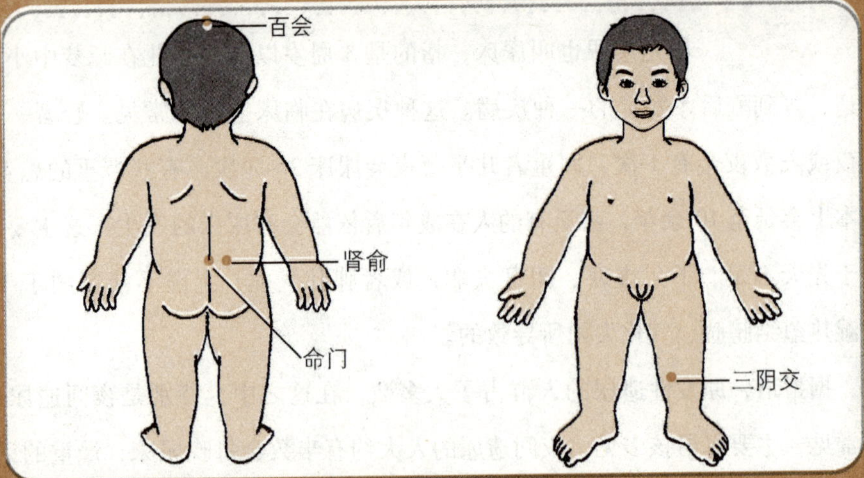

取穴要点

百会： 正坐位或仰卧位，在头部，两耳尖连线中点与眉间的中心线交汇处的凹陷中，用指尖按压有疼痛感。

肾俞：与肚脐中相对应处即第 2 腰椎，其棘突下缘旁开约两横指（食指、中指）处。

命门：坐位，在腰部，两髂前上棘连线与后正中线的交点处为第 4 腰椎棘突，再向上数 2 个椎体，在其棘突下缘之凹陷处。

三阴交：以手四指并拢，小指下边缘紧靠内踝尖上，食指上缘所在水平线在胫骨后缘的交点。

按摩手法

（1）用拇指指端按揉百会穴大约 100 次。

（2）用食、中、无名指，按顺时针方向按摩丹田 5 ~ 10 分钟。

（3）用拇指指端按揉肾俞、命门穴各 100 次。

（4）以拇指指端按揉三阴交穴大约 30 次。

贴心提醒

（1）不要让患儿过度疲劳和情绪激动，一定要控制好睡前饮水量。每晚尿床的患儿，到了夜间要按时唤醒排尿，慢慢养成自控排尿的习惯。

（2）鼓励患儿消除紧张、害羞的情绪，要让他们建立战胜遗尿的信心，积极配合服药和各种治疗。

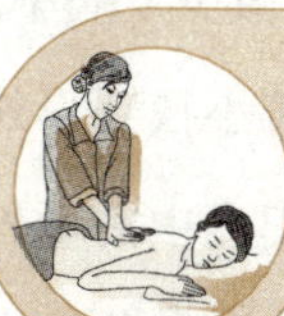

小儿佝偻病

小儿佝偻病也叫小儿软骨病，指的是婴幼儿时期，由于维生素 D 不足，钙和磷吸收不良，引起骨骼生长的障碍，以致影响其他器官发育的一种慢性营养不良疾病。患有小儿佝偻病的人，在最开始的时候以精神改变为主，会感到烦躁不安、易激惹、睡眠不安、夜间惊叫、多汗以及因头出汗而导致的头皮发痒、摩擦枕头，最终使脑后头发脱落，并且变成“枕秃”。

天然食物中维生素D的含量非常少，无法满足儿童的需要。另外，乳类中维生素D的含量也很少，如果母乳喂养儿又缺少户外活动，加之无法及时补充鱼肝油、肝泥等富含维生素D的辅食，就非常容易出现佝偻病。早产或双胎婴儿体内贮存的维生素D不足，在出生后的生长速度又很快，如果没有及时补充维生素D，也容易发生佝偻病。生长迟缓的婴儿通常很少有发生佝偻病的。大多数胃肠道或肝胆疾病会影响人体维生素D的吸收，比如婴儿肝炎综合征、先天性胆管狭窄，以及闭锁、脂肪泻、胰腺炎、慢性腹泻等；一些较为严重的肝、肾损害能够导致维生素D羟化障碍，最终引起佝偻病的发生。

小儿佝偻病患者，如果不能够及时治疗，就会进一步发展成全身肌肉松弛无力，腹部膨隆如蛙状，而且，严重者会出现骨骼系统改变的情况。通常来说，6个月以内的婴儿会出现颅骨软化，这就是我们常见的“乒乓头”，颅、前囟过大和闭合过晚、出牙延迟；等到6~8个月即可出现方头、肋外翻、肚子大，严重的患者会出现鸡胸或漏斗胸，“O”或“X”形腿，驼背，甚至脊柱和骨盆变形等。如果是体质弱的人，还特别容易患其他疾病。

有的母亲听说母乳中的钙、磷含量比牛奶低，就进行人工喂养，将牛奶当作婴儿的主食，这是不对的。最主要的是忽视了母乳中钙、磷的比例，并且母乳中含各种免疫因子，这些免疫因子能够提高婴儿抵抗力，减少发病率。一般情况下，由于怕热怕冷，甚至其他原因，很多家长不会带着小孩到户外活动，仅仅是让小孩在室内隔着玻璃晒晒太阳。这样的话，太阳光中的紫外线是不能充分透过玻璃而进入人体的，因此就起不到作用。按摩疗法能够有效治疗小儿佝偻病，对小儿的身体健康非常有好处。

特效穴位 神门、中脘、气海、三阴交、足三里、命门、脾俞、胃俞、肾俞等穴。

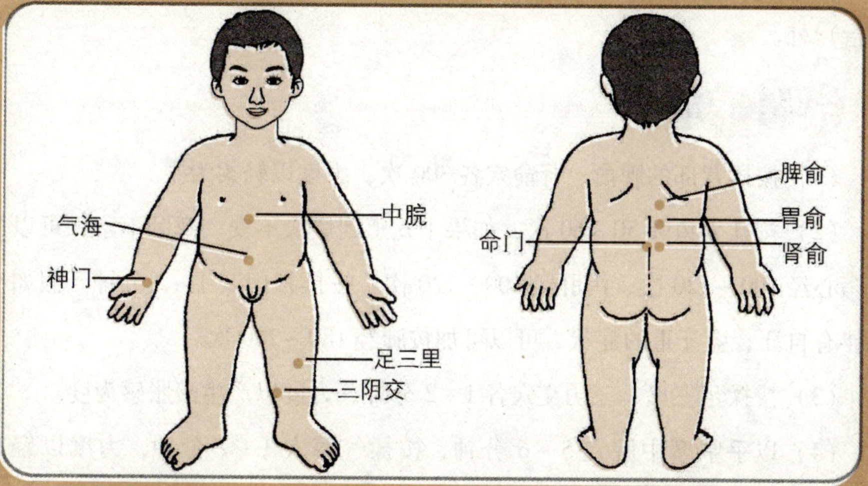

取穴要点

神门： 仰掌，豌豆骨（手掌小鱼际肌近腕部有一突起圆骨）桡侧，掌后第一横纹上，尺侧腕屈肌腱桡侧缘。

中脘： 仰卧位，在上腹部，神阙与胸剑结合点连线的中点处，按压有酸胀感。

气海： 仰卧位，在下腹部，前正中线上，当脐中下 1.5 寸。

三阴交： 以手四指并拢，小指下边缘紧靠内踝尖上，食指上缘所在水平线在胫骨后缘的交点。

足三里： 站位，用同侧手张开虎口围住髌骨上外缘，余四指向下，中指尖处为取穴部位。

命门： 坐位，在腰部，两髂前上棘连线与后正中线的交点处为第 4 腰椎棘突，再向上数 2 个椎体，在其棘突下缘之凹陷处。

脾俞： 与肚脐中相对应处即第 2 腰椎，由第 2 腰椎往上 3 个椎体，即第 11 胸椎，其棘突下缘旁开约两横指（食指、中指）处。

胃俞：与肚脐中相对应处即为第2腰椎，由第2腰椎往上2个椎体，即第12胸椎，其棘突下缘旁开约两横指（食指、中指）处。

肾俞：与肚脐中相对应处即第2腰椎，其棘突下缘旁开约两横指（食指、中指）处。

按摩手法

（1）按揉背部的脾俞、肾俞穴各300次，力度以轻柔为主。

（2）按揉大鱼际50~60次，如果小儿感到烦躁不安、睡卧不宁，可以加按泻心经100~120次、泻肝经100~120次，按揉神门穴1~2分钟。假如小儿伴有自汗、盗汗重的症状，可以可加按肺经180~200次。

（3）按揉足三里、三阴交穴各1~2分钟，力度以产生酸胀感为度。

（4）以手掌摩中脘穴5~6分钟，按揉气海穴1~2分钟，力度以轻柔为度。

（5）让小儿俯卧，按揉脾俞、胃俞、肾俞、命门穴各1~2分钟，然后再捏脊5~6遍，力度以轻柔为主。

贴心提醒

（1）严格控制饮食，禁食肥甘厚味。定时、定量进食，选择易消化并含丰富营养的食物。

（2）有呕吐症状的患者，腹胀痛时可揉摩脐部，脾虚者常按摩足三里穴。

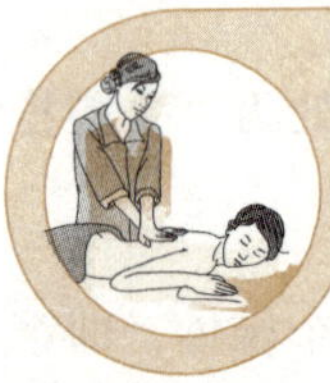

儿童多动症

儿童多动症主要是一种常见的儿童行为异常问题，也叫脑功能轻微失调，或者是轻微脑功能障碍综合征，以及注意力缺陷障碍。这样的患儿通常智力没有问题，但学习、行为及情绪方面都有很大的缺陷，表现为注意力不集中、注意力短暂、活动过多等，而且情绪非常容易冲动，从而影响学习成绩。同时，在家庭及学校不易与人相处，日常生活中，会让家长和老师都感到非常难以亲近。有人将这种失调看作交响乐失去了协调性。资料报告显示，患病率为5% ~10%。在国内也有很多儿童发病，占全体小学生的1% ~10%，男孩的发病率较高。

患有多动症的儿童主动注意保持的时间不长，年龄较小，可以说是多动障碍的核心症状。患有多动症的儿童非常容易受到环境的影响而分散注意力，而且注意力集中的时间非常的短暂。所以，他们是在玩积木或上课的时候也不会专心。最主要的是非常容易受到环境的干扰而分心。通常来说，会频繁地从一种活动转移到另一种活动，会很快注意到新事物，从而对原来的事物失去兴趣。在做功课的时候也不能够全神贯注，边做边玩，而且在不断地改变作业的内容，不断喝水、吃东西。他们在做事的时候粗心大意、随意涂改，还有丢三落四的毛病。由于拖拉而使写作业时间明显延长。少数患儿会表现出发呆，虽然端坐在教室中，但是，他们的内心活动早就不在教室了。一些轻度注意缺陷的儿童，能够对一些自己感兴趣的活动集中注意，比如说看电视、听故事等；而严重注意缺陷的儿童，对任何活动都无法集中注意力。

大部分的多动症患儿从幼年开始就表现出了好动。而在需要安静的环境中，他们的活动量就会非常多，而且，在进行自我约束或秩序井然的场合中显得更为突出，这是多动障碍的一个主要症状。这类儿童在幼儿早期就有活动量大的表现，等到了小学后，由于有各方面的限制，多动症的表现更为显著。有一部分儿童，他们在婴儿时期就已经有了过度活动的迹象，表现的格外活泼，可能会从摇篮或小车里向外爬。等到他们刚刚能走的时候，通常是以跑代走。患儿稍大的时候，他们就无法认真阅读一本书，有的患儿干脆就将书撕掉了。有的时候，翻箱倒柜会将家里弄得乱七八糟。

等到进入小学以后，就会表现出在教室内过分不安宁，并且有很多的小动作，无法静坐，总是左顾右盼，东张西望，只要是可以接触到的东西，都会去碰一下，还会故意闹出声音让其他人注意到自己。经常会和同学发生争吵，甚至打架。

通常来说，多动症儿童的临床症状波动比较大，这和他们所处的环境有很大的联系。多动症儿童在做作业的时候，会进行很多重复性的活动，其注意力是非常难以集中的。有吸引力，在新的环境下，多动症的症状才可以减轻。按摩特定的穴位，可以有效减轻患儿的多动症症状。

特效穴位 太阳、气海、关元、百会、风池、大椎、命门。

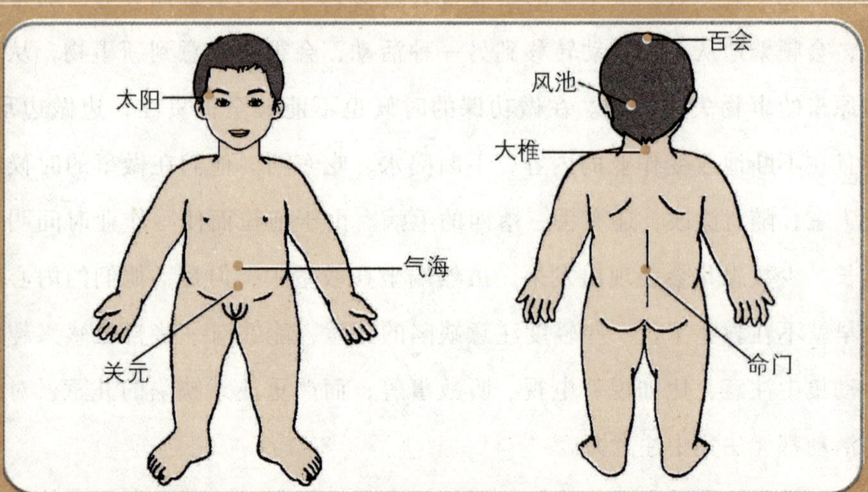

取穴要点

太阳： 正坐或侧坐位，在头部，眉梢与目外眦之间，向后约一横指的凹陷处。

气海： 仰卧位，在下腹部，前正中线上，当脐中下1.5寸。

关元： 仰卧位，在下腹部，前正中线上，当脐中下3寸。

百会：正坐位或仰卧位，在头部，两耳尖连线中点与眉间的中心线交汇处的凹陷处，用指尖按压有疼痛感。

风池：坐位，在头部，枕骨下斜方肌上端与胸锁乳突肌之间的凹陷中，约平风府，按压有酸胀感。

大椎：取坐位，在颈背交界处椎骨的最高点即为第7颈椎，它的下缘凹陷处，按压有酸胀感。

命门：坐位，在腰部，两髂前上棘连线与后正中线的交点处为第4腰椎棘突，再向上数2个椎体，在其棘突下缘之凹陷处。

按摩手法

（1）按压百会穴大约1分钟，并且按揉太阳穴。

（2）按揉气海、关元穴，摩腹至发热即可。

（3）患儿俯卧位，按揉风池、大椎穴等，拿捏颈肌。

（4）按揉命门穴大约30次。

贴心提醒

（1）保证患儿有规律的生活，日常生活中，培养良好的生活习惯。

（2）对患儿的学习进行耐心的训练和帮助。

（3）保证患儿的营养，补充蛋白质、新鲜蔬菜和水果。

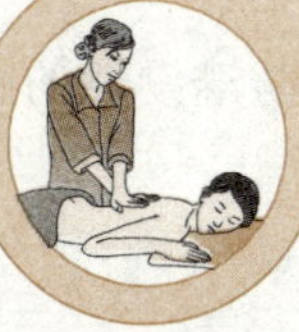

小儿荨麻疹

荨麻疹经常会因为吃鱼、虾、蟹等海鲜受寒而发生，有的也是由于药物过敏或者花粉过敏而引起，这是一种变态反应性皮肤病。通常来说，容易产生荨麻疹的患儿，其不但体质较弱，抵抗力也非常低，对居住环境的变化、季节的变更、饮食的改变等有很差的适应性。按摩一定的穴位，能够有效增强患儿的体质，从而更好地调节其免疫系统的功能，有效治疗荨麻疹。

通常来说，小儿具有遗传性的过敏体质，主要是由于自身的血管神经免疫功能出现一定的障碍。假如所吃进或吸入花粉、真菌、动物皮屑等，这些过敏原非常容易透过较薄的肠壁进入人体的血液中。小儿的皮下毛细血管非常丰富，因此，症状很容易表现出来。

有15%～20%的小儿会出现荨麻疹，这是一种常见的皮肤病。患儿皮肤表面通常会出现水肿、红斑，而这个时候小儿也会感到瘙痒，并且会不断地用小手去抓。一般疹子在持续几分钟后就会消失，但有的会持续很长时间。

小儿荨麻疹症状通常不超过6周的为急性，如果超过6周，就是慢性。慢性荨麻疹指的是对特定的抗原发生过敏的反应。一般来说，荨麻疹会出现一些特定的体征，有的时候患儿白天好好的，可是到了晚上就变得非常严重。有的吃了特定的食物或被蚂蚁等昆虫叮咬后，会出现部分发红、发胀、瘙痒的症状，这就是荨麻疹。而有一些过敏反应的小儿，甚至会出现腹泻、呕吐，并且会打喷嚏、流鼻涕。

一旦小儿出现了荨麻疹，爸妈就一定要注意观察引起小儿荨麻疹的过敏原，从而避免再次接触，比如停服、停用引起过敏的药品和食物。在孩子感到痒得厉害的时候，能够先涂炉甘石洗剂等药水来缓解瘙痒的症状。将宝宝的指甲剪短，防止小儿抓破皮肤而引起感染。另外，还要适当地分散患儿的注意力。特别需要注意的是，保持宝宝皮肤的清洁、干燥，预防继发性的感染。宝宝活动的地方要保持整洁、干燥，尽量避免过敏原。

特效穴位 膻中、足三里、三阴交、风池、曲池、肾俞、大肠俞、血海等穴。

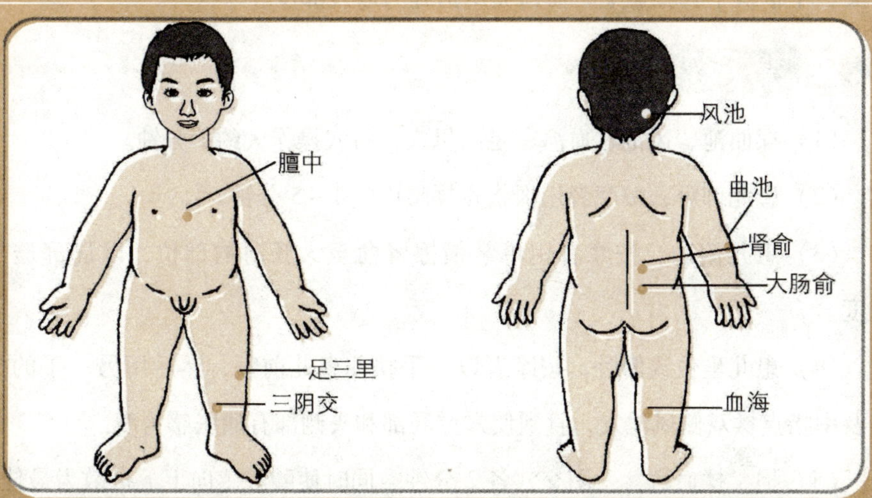

取穴要点

膻中： 正坐或仰卧位，在人体的胸部正中线上，两乳头之间连线的中点，平第4肋间，按压有酸胀感。

足三里： 站位，用同侧手张开虎口围住髌骨上外缘，余四指向下，中指尖处为取穴部位。

三阴交： 以手四指并拢，小指下边缘紧靠内踝尖上，食指上缘所在水平线在胫骨后缘的交点。

风池： 坐位，在头部，枕骨下斜方肌上端与胸锁乳突肌之间的凹陷中，约平风府，按压有酸胀感。

曲池： 仰掌屈肘成45°，肘关节桡侧，肘横纹头为取穴部位。

肾俞： 与肚脐中相对应处即第2腰椎，其棘突下缘旁开约两横指（食指、中指）处。

大肠俞： 两侧髂前上棘连线与脊柱之交点，即第4腰椎棘突下，其旁开约两横指（食指、中指）处。

血海： 坐位，屈膝成90°，取穴者立于患者对面，用左手掌心对准右髌骨中央，手掌伏于其膝盖上，拇指尖所指处为取穴部位。

按摩手法

（1）揉曲池、风池、血海、足三里穴，每穴操作大约1分钟。

（2）患儿仰卧，按摩者用拇指点揉膻中穴1~5分钟。

（3）患儿俯卧，按摩者用单掌横擦肾俞至大肠俞的部位，以局部透热为度。

（4）患儿坐位或俯卧，按摩者以一手扶住患儿前额，然后用另一手的拇指及中指点揉双侧风池穴，直到使穴位局部和头侧部有酸胀感为度。

（5）掐、揉血海、三阴交穴各2分钟，同时使酸胀感向上下扩散为最佳。

（6）患儿坐位，按摩者以掌按揉并推擦患儿颈项部，以透热为度。

贴心提醒

（1）保持小儿的皮肤清洁、干燥，预防继发感染。

（2）小儿活动的室内必须要保持通风、干燥，不要放置可能引起过敏的花卉，也不要喷洒杀虫剂、清香剂等化学药物，以免致敏。

（3）加强身体锻炼。可以让小儿参加各项有利于健康的运动。如夏季可以从用冷毛巾擦身逐渐过渡到用冷水冲澡，以使增强身体的抗病能力。

第八章

缓解压力，上班族减压按摩法

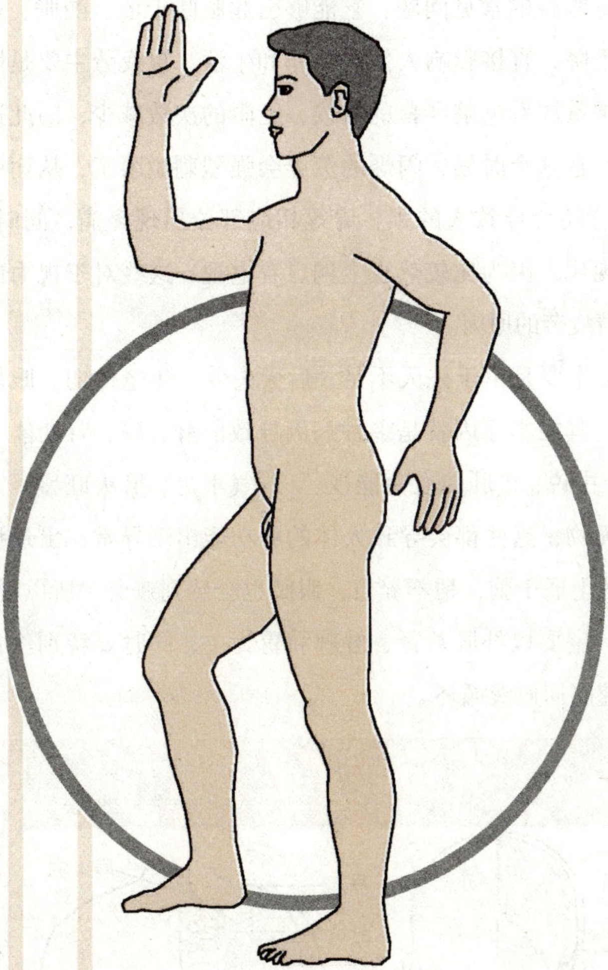

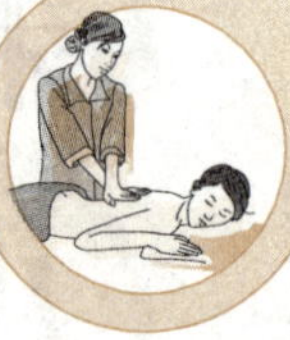

缓解视疲劳

视疲劳是眼科的常见问题，它能够引起眼睛干涩、酸胀、视物模糊，甚至出现视力下降，直接影响人们的工作和生活。视疲劳主要是因为人们在日常生活中全神贯注看电脑屏幕的时候，眨眼的次数减少，因此造成眼泪分泌的相应减少。在这个时候，闪烁的荧屏会强烈刺激眼睛，从而引起视疲劳的发生。视疲劳还会导致人的颈、肩等相应部位出现疼痛，同时，还可能加重各种眼病。现代人因为比较热衷上网、看电视，这些对于视力的危害非常大，是导致眼睛疲劳的原因。

中医认为，眼睛疲劳主要是由于先天不足、后天失养、年老体弱、眼周肌肉过度疲劳而导致的，其根本原因就是多种病因导致的肝、脾、肾功能失调。《素问·五脏生成》中说："肝受血而能视。"肝气不足、肝火旺盛，人体津液亏虚，眼睛润泽无物，这些都会导致人体的肝功能出现异常，出现疲劳现象；肾精不足，无法上通于脑，精不养目，眼睛也会感到疲劳。所以说，采用按摩疗法的时候，一定要以补肝益肾、健脾和胃为主，同时要特别注意缓解眼周肌肉疲劳，加速眼周血液循环。

特效穴位 太阳、风池、攒竹、阳白、肩井、曲垣、肩中俞等穴。

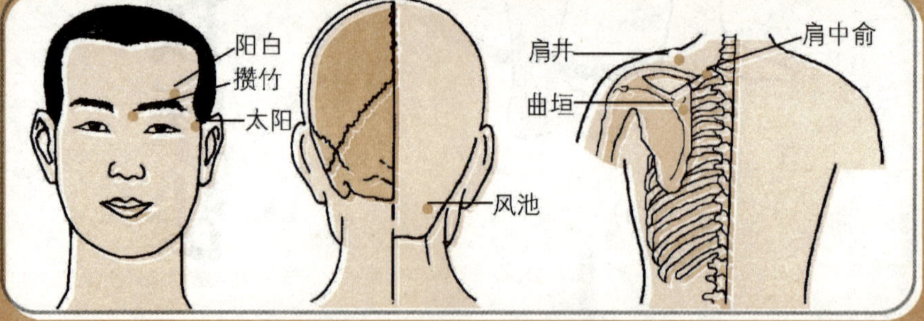

取穴要点

太阳： 正坐或侧坐位，在头部，眉梢与目外眦之间，向后约一横指的凹陷处。

攒竹： 正坐位，目视前方，在眉毛内侧端有一隆起处，按压有酸胀感。在眉头处上下移动时，会感觉到有一条细筋，攒竹穴就在此处。

阳白： 正坐位，在头部，目正视，自眉中直上一横指处，按压有酸胀感。

风池： 坐位，在头部，枕骨下斜方肌上端与胸锁乳突肌之间的凹陷中，约平风府，按压有酸胀感。

肩井： 坐位，在肩上，大椎与肩峰端连线的中点上，向下直对乳头。

曲垣： 坐位，在肩胛部，冈上窝内侧端，当臑俞与第 2 胸锥棘突连线的中点处。

肩中俞： 本穴定位时，先要找到第 7 颈椎棘突，也就是颈部最高的棘突。它的下缘水平旁开即本穴。

按摩手法

（1）用双手食指指腹揉搓两侧太阳穴，每次大约 3 分钟，用力应适度，主要以穴位出现酸胀感为度。

（2）用双手拇指的指端按揉同侧的风池穴大约 100 下，等到穴位处出现微微热感为度。

（3）用双手拇指指腹点按头面部的攒竹穴，每次大约 1 分钟，主要以穴位处微微发热为度。

（4）用双手食指指腹按压头面部的阳白穴 50 ~ 100 次，以穴位处微微出汗、出现酸胀感为度。

（5）用两手食指和中指的指腹按压肩部的肩井穴 100 ~ 200 下，之后将肩部向上提 3 ~ 5 秒，反复进行 8 ~ 10 次。

（6）将食指弯曲，以食指第 2 指关节按揉肩部的曲垣穴大约 50 次，按摩力度要适宜，以穴位处出现酸痛感为佳。

（7）以中指和食指指腹按揉颈后肩中俞穴，每次 50 ~ 100 下，每天早、晚各进行 1 次。

贴心提醒

（1）多摄取维生素A，维生素A是保护眼睛、维持正常视力的“灵丹妙药”。

（2）要特别注意用眼习惯，定时休息，连续在电脑荧屏前待的时间不要太长，每隔1小时就休息5～10分钟。尽量在空隙的时候远眺，让眼睛放松。

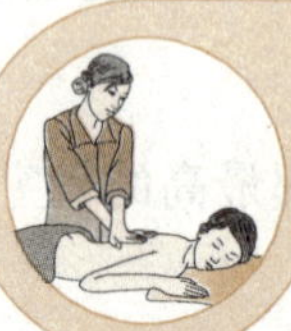

消除困倦

工作的时候感到困乏，这是上班族经常会遇到的情形。睡眠不足会感到困倦；饭后，血液会集中在消化器官中，引起“大脑贫血”，也是感到困乏的原因。困倦主要是由于脑细胞清醒信号的输送次数减少而导致的。困倦时，拍打脸颊、用冷水洗脸，或在太阳穴上涂抹清凉油，都能够有效刺激大脑，缓解疲劳。

工作中感到疲劳，身体的姿势会变得松弛，肌肉的收缩也会慢慢减弱，这个时候会本能地打哈欠，同时会影响工作效率。按摩适当的穴位，可以有效起到缓解困倦的作用。

中医认为，人体疲劳和五脏的失调有一定联系，腰酸腿软通常会与肾脏功能有关；而有气无力则是和肺功能有关；脑力疲劳与心脏功能有关；易疲乏与肝脏功能有关。除了这些，疲劳与人体元气也有直接的关系。元气虚衰的人，人体的各个器官都会处于低迷的状态，因而导致人产生了疲劳的感觉。脾胃具有消化、吸收、转输、提供造血原料、参与水液代谢等功能，脾胃壮的人，元气充足，其免疫力也就高，抗疲劳的能力也会更强。按摩时，一定要以调和五脏、增强体质，促进血液和淋巴循环为主。

特效穴位印堂、太阳、头维、百会、风池等穴。

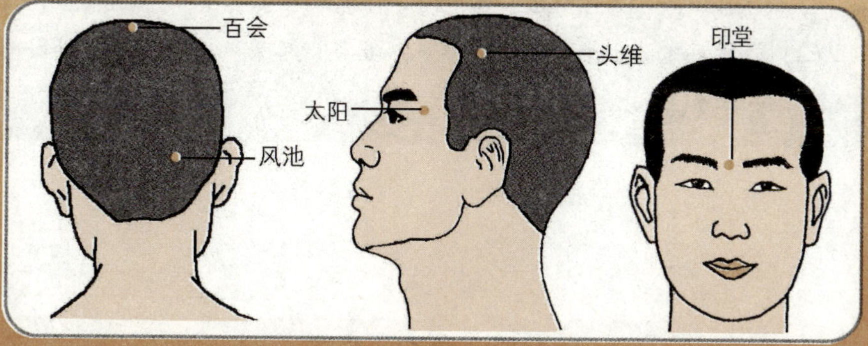

取穴要点

印堂：正坐或仰靠、仰卧姿势，位于面部，在两眉头连线中点凹陷处，按压有酸胀感。

太阳：正坐或侧坐位，在头部，眉梢与目外眦之间，向后约 1 横指的凹陷处。

头维：耳前鬓角前缘向上直线与前发际交点上 5 分处为取穴部位。

百会：正坐位或仰卧位，在头部，两耳尖连线中点与眉间的中心线交汇处的凹陷中，用指尖按压有疼痛感。

风池：坐位，在头部，枕骨下斜方肌上端与胸锁乳突肌之间的凹陷中，约平风府，按压有酸胀感。

按摩手法

（1）用食指反复点按两眉之间的印堂穴 20 ~ 30 遍。

（2）用手指指端分别点按太阳、风池、头维穴等，再对每个穴位进行深搓，反复进行 1 分钟即可。

（3）闭目静养，先用双手的拇指指端点按，然后深搓百会穴，每个穴位反复按摩 1 分钟即可。

贴心提醒

（1）注意休息、放松心情，劳逸结合，减轻工作压力。

（2）注意补充维生素，多吃胡萝卜、韭菜、苹果、橙子等，另外补充瘦肉、鱼肉等食品，养成良好的生活习惯。

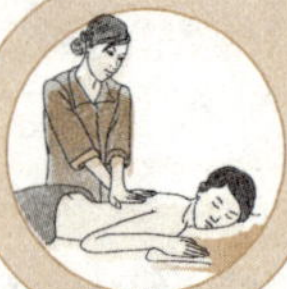

缓解压力

现代社会发展迅速，人们的压力较大。由于长时间处于精神紧张的状态，所以会大量消耗人的精力、体力，非常容易造成心理和内分泌系统的强烈变化，这对于心脑血管、血压和神经系统都有非常大的影响。人们身心疲惫、情绪焦虑、烦躁不安已经成了日常生活中的普遍现象。

按摩疗法可以有效起到解压的作用，需要先做深呼吸，缓和激烈的情绪，然后保持平静、从容的心态去做按摩。情绪波动比较大的时候，最好去冲个热水澡或听音乐、散步等。这样会有效缓解压力，松弛和缓紧张、激烈的情绪。

中医认为，压力太大会引起不适，这和心、肝等脏腑功能失调有很大的关系，人体气血不畅、机体阴阳失衡也会导致压力太大。“心藏神”，主一身的血脉，如果心失所养，人就容易气血不足、精神不安。肝主疏泄，指的是肝推动全身气血运行，如果肝失疏泄，人就容易气郁上火，出现头痛、失眠的症状。按摩相关穴位，能够有效养心补肝、行气活血、平衡阴阳，可以很好地促进全身气血循环，有利于放松情绪、愉悦心情、缓解精神压力。

特效穴位印堂、太阳、上星、头维、百会、风池、天柱等穴。

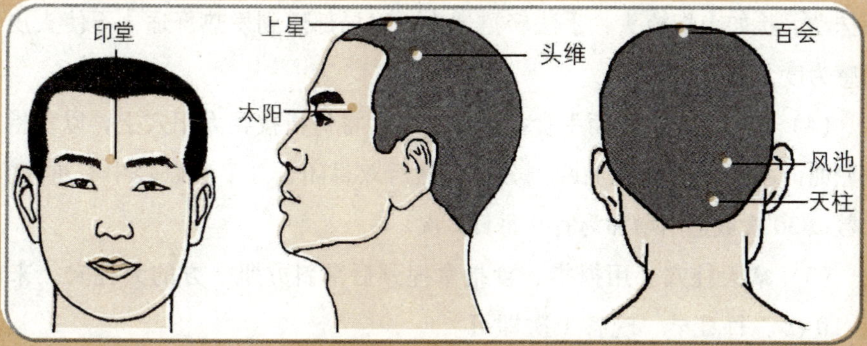

取穴要点

印堂： 正坐或仰靠、仰卧姿势，位于面部，在两眉头连线中点凹陷处，按压有酸胀感。

太阳： 正坐或侧坐位，在头部，眉梢与目外眦之间，向后约一横指的凹陷处。

上星： 正坐位或仰卧位，在头部，前发际正中直上量一横指处，按压有酸胀感。

头维： 耳前鬓角前缘向上直线与前发际交点上5分处为取穴部位。

百会： 正坐位或仰卧位，在头部，两耳尖连线中点与眉间的中心线交汇处的凹陷中，用指尖按压有疼痛感。

风池： 坐位，在头部，枕骨下斜方肌上端与胸锁乳突肌之间的凹陷中，约平风府，按压有酸胀感。

天柱： 低头，后发际正中直上5分处是哑门穴，由哑门穴旁开约两横指，项部大筋的外侧缘为取穴部位。

按摩手法

（1）揉太阳穴。将双手掌根放在太阳穴，双目闭合，做轻缓平和的揉动即可。

（2）拿捏风池穴。用拇指、食指、中指捏住颈后肌肉近发际的地方，采用一上一下、一紧一松拿捏，以颈部感到酸胀为度。不限次数，左右手可以交替进行。

（3）浴全头穴。头部有上星、头维、百会等穴，经常按摩头部各穴，能够起到健脑的功效。操作的过程中，将两手五指分开，由前发际分别向后发际抹动，状如十指梳头，手法轻重适中，以局部感到发热舒适，不使头皮有痛感为度，不限次数。

（4）抹印堂穴。将两手食指屈曲，然后将拇指按在太阳穴上，以食指内侧屈曲面由印堂穴沿眉毛两侧分抹，然后双目闭合。手法以轻中有重为宜，次数以 30 次或适当增加为宜，每日 2 次。

（5）拿天柱穴。用拇指、食指拿捏颈后部斜方肌上方的天柱穴，来回 5～10 次。每日早、晚各 1 次即可。

贴心提醒

（1）音乐有助于放松神经，因此，要引发良好的情绪反应，建议多听舒缓或欢快的古典音乐，这样可以释放压力，有益身体健康。

（2）多参加体育运动。

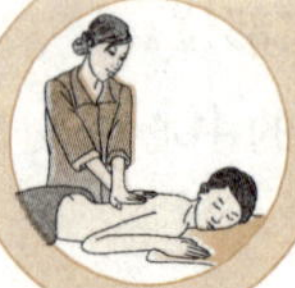

改善失眠

失眠也叫不寐，指的是经常无法获得正常的睡眠。程度轻的患者通常会入睡困难、睡不实，醒来后就很难入睡；而严重的患者甚至会出现整夜睡不着的情况。原因比较复杂，通常来说，是由于情绪紊乱、精神过度紧张，以及神经衰弱、外界环境干扰等原因造成的。另外，过饥、过饱及肝气郁滞等都是导致失眠的主要原因。

失眠的症状主要是多梦、易醒、易惊醒，经常会出现头痛、头晕、胸闷、心烦意乱、情绪低落、易激动发怒、疲乏、记忆力明显减退，对声、光的刺激特别敏感等。按摩疗法能够有效治疗失眠，只要长期坚持一定能够收到满意的效果。

大脑兴奋以及抑制过程的平衡失调会破坏高级神经活动的正常规律，这样会使人白天在该兴奋的时候无法很好的兴奋，在晚上该抑制的时候不能够很好的抑制，于是就发生了失眠。中医称失眠为“不寐”“失寐”，认为失眠大多数是因为劳倦、思虑太过，损伤心脾，或肾气不足、心火旺盛、心肾失交而导致的。按摩特定的穴位可以镇静安神、补血养心、增强脾肾功能，从而有效改善失眠症状。

特效穴位 印堂、太阳、头维、百会、不容、巨阙、气海、关元、合谷、涌泉等穴。

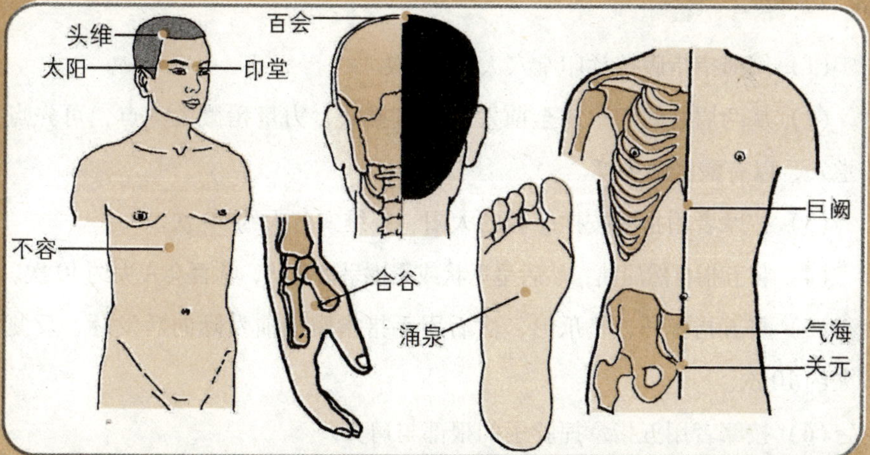

取穴要点

印堂：正坐或仰靠、仰卧姿势，位于面部，在两眉头连线中点凹陷处，按压有酸胀感。

太阳：正坐或侧坐位，在头部，眉梢与目外眦之间，向后约一横指的凹陷处。

头维：耳前鬓角前缘向上直线与前发际交点上 5 分处为取穴部位。

百会：正坐位或仰卧位，在头部，两耳尖连线中点与眉间的中心线交汇处的凹陷中，用指尖按压有疼痛感。

不容：坐位，从肚脐向上量 2 个四横指，再水平旁开约两横指处，按压有酸胀感。

巨阙：仰卧位，在上腹部，前正中线上，将胸剑结合点与神阙连线 4 等分，在连线的上 1/4 与下 3/4 交点处，按压有酸胀感。

气海：仰卧位，在下腹部，前正中线上，当脐中下 1.5 寸。

关元：仰卧位，在下腹部，前正中线上，当脐中下 3 寸。

合谷：以一手的拇指掌面指关节横纹，放在另一手的拇指和食指的指蹼缘上，屈指，当拇指尖尽处为取穴部位。

涌泉：坐位，卷足，在足底掌心前面正中凹陷处的前方，大约可见脚底肌肉组成的“人”字纹路，涌泉穴就在“人”字纹路的交叉部分。

按摩手法

（1）用拇指指腹按揉印堂穴大约 50 次。

（2）从两眉之间印堂穴至前发际做直推法，力量稍微大一点，可先点按印堂穴，以有酸胀感为度。

（3）按摩者用指腹按揉患者的太阳、头维穴各大约 30 次。

（4）将五指自然屈曲，然后呈爪状或聚拢呈梅花状，啄百会穴大约 10 次。

（5）将五指张开，呈爪形，然后用手指指腹从前发际向后发际，反复点按大约 10 次。

（6）按摩者用五指拿捏脖子的根部与肩头。

（7）用拇指指腹按揉不容、巨阙、气海、关元、合谷、涌泉穴，每穴大约 2 分钟。

贴心提醒

（1）注意精神的调摄，做到喜怒有节；另外，要解除忧思焦虑，从而保持精神舒畅。

（2）睡眠环境要安静，在睡前要避免饮用浓茶、咖啡以及过度兴奋。

（3）注意规律作息，适当地参加体育活动等。

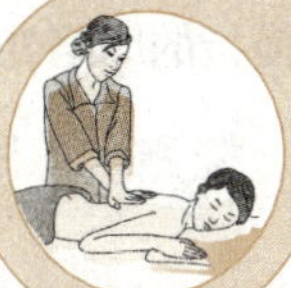

对抗焦虑

焦虑指的是由于紧张、焦急、忧虑、担心以及恐惧等感受而导致的一种复杂的情绪反应。这种反应可以在人遭受挫折的时候出现，同时可以在没有明显诱因的情况下发生，就是说，在缺乏客观根据的情况下慢慢地出现某些情绪的紊乱。焦虑实际上是和精神打击以及即将来临的、可能造成的威胁有着非常紧密的联系，在主观上会感到紧张、不愉快，甚至痛苦。

焦虑属于中医“不寐”“烦躁”“善恐”“惊悸”“郁症”范畴，通常是由于情志不畅、气机郁滞而导致的，病位主要在心。思虑过重会伤到肝、脾、肾。肝郁化火会显得易怒，肝不藏血则气衰；脾虚也会引发血、痰、湿、热、食等多种躯体症状；心肾不交、肾水亏虚就会感到惊恐。在按摩治疗中，不仅要调心养神、缓解焦虑，还要疏肝理气、交通心肾，进而更好地增强人体的免疫力，有效改善人体的生物节律，提高细胞的活力，从而达到消除焦虑的目的。

特效穴位 风池、太阳、神门、通里等穴。

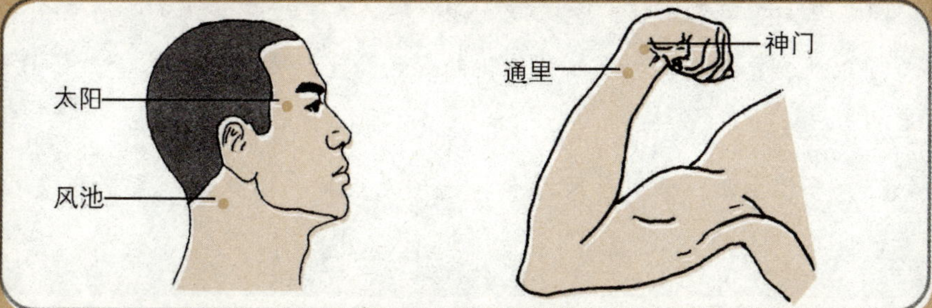

取穴要点

风池： 坐位，在头部，枕骨下斜方肌上端与胸锁乳突肌之间的凹陷中，约平风府，按压有酸胀感。

太阳：正坐或侧坐位，在头部，眉梢与目外眦之间，向后约一横指的凹陷处。

神门：仰掌，豌豆骨（手掌小鱼际肌近腕部有一突起圆骨）桡侧，掌后第一横纹上，尺侧腕屈肌腱桡侧缘。

通里：坐位，仰掌，在前臂前区，于尺侧腕屈肌桡侧缘，在神门与少海连线上，神门上1寸处。

按摩手法

（1）用一手的拇指点按另一手的神门穴，如此反复30~40次，等到有酸胀感为止；之后，可以换另一只手，用同样的方法进行按摩。

（2）将全身放松，调整好呼吸，再用双手的拇指抵住风池、太阳穴，之后沿顺时针、逆时针的方向按摩，每个方向大约30次，重复做2遍。

（3）用一手的拇指指端着力，然后点按另一手臂的通里穴，如此反复30~40次，等到有了酸胀感为止；然后换另一只手，用同样的方法按摩。

（4）用双手掌轻轻地搓面部和后颈部，如此反复揉搓30次，能够有效起到缓解焦虑情绪的作用。

（5）将双手掌相对，然后轻轻地对搓30~40次，直到有温热感为止。

贴心提醒

（1）适当地放松心情，多进行体育锻炼。

（2）饮食要清淡，主要以易消化的食物为主。多补充营养素，如B族维生素、钙及镁。

（3）合理生活，防止暴饮暴食、进食无规律，以免增加胃肠道负担，加重症状。

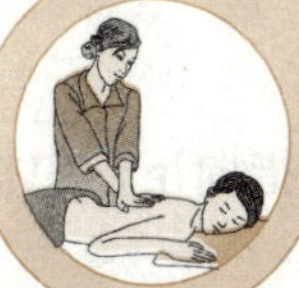

缓解抑郁

抑郁症主要是以情绪低落、思维迟缓，以及言语动作减少、迟缓为典型的症状。抑郁症严重困扰了患者的生活和工作，给家庭和社会带来沉重的负担。据了解，大约有 15% 的抑郁症患者有自杀倾向。适当地按摩可以有效缓解抑郁症状，而且，对于日常工作的心情有非常大的帮助。

抑郁属于中医“郁证”范畴，主要是因为情志不畅、气机郁滞、肝失调达而导致的。中医认为，肝主疏泄，肝气郁结、疏泄失职，所以会导致五脏气机的失常而引发抑郁，肝气郁结甚至会导致脾失运化，最后使人心神失守，出现抑郁病症。按摩特定的穴位能够有效疏理肝气、清肝泻火，从而达到养心安神、补益心脾、健脾解郁的作用。

特效穴位 神门、阴郄、百会、足三里等穴。

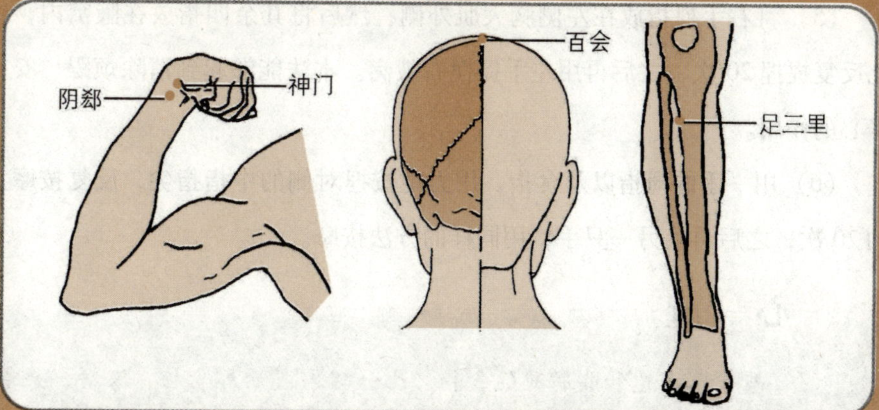

取穴要点

神门： 仰掌，豌豆骨（手掌小鱼际肌近腕部有一突起圆骨）桡侧，掌后第 1 横纹上，尺侧腕屈肌腱桡侧缘。

阴郄：仰掌，平尺骨小头头部，在尺侧腕屈肌腱桡侧缘为取穴部位。

百会：正坐位或仰卧位，在头部，两耳尖连线中点与眉间的中心线交汇处的凹陷中，用指尖按压有疼痛感。

足三里：站位，用同侧手张开虎口围住髌骨上外缘，余四指向下，中指尖处为取穴部位。

按摩手法

（1）用一手的拇指点按另一手的神门穴，如此反复进行 30 次，等到有酸胀感为止，之后，再换另一只手，用相同的方法按摩。

（2）用手指的指腹端着力，然后点按小腿两侧的足三里穴，等到有了明显的酸胀感时，再继续点按大约 30 次。

（3）用手指指腹端点按百会穴，直到其有酸胀感的时候，再继续点按 30 次，每日 1 遍即可。

（4）用手指指腹端着力，点按手臂的阴郄穴，等到出现酸胀感即可，反复点按大约 30 次。

（5）将右手拇指放在左侧胸大肌外侧，然后将其余四指放在腋窝内，如此反复提捏 20 次，之后再用左手提捏右腋窝。本法能够起到消除烦躁、安神静心的作用。

（6）用一手的拇指以及食指，用力地按捏对侧的中指指尖，反复按摩大约 20 次；之后再换另一只手，用同样的方法按摩。

贴心提醒

（1）少食富含饱和脂肪酸的食物，比如猪肉或油炸食物、汉堡、薯条等，多吃会导致行动缓慢、思考迟钝及疲劳。

（2）培养良好的身心素质，日常生活中要放松心情，多参加集体活动。

第九章

魅力女王，女性美容美体按摩法

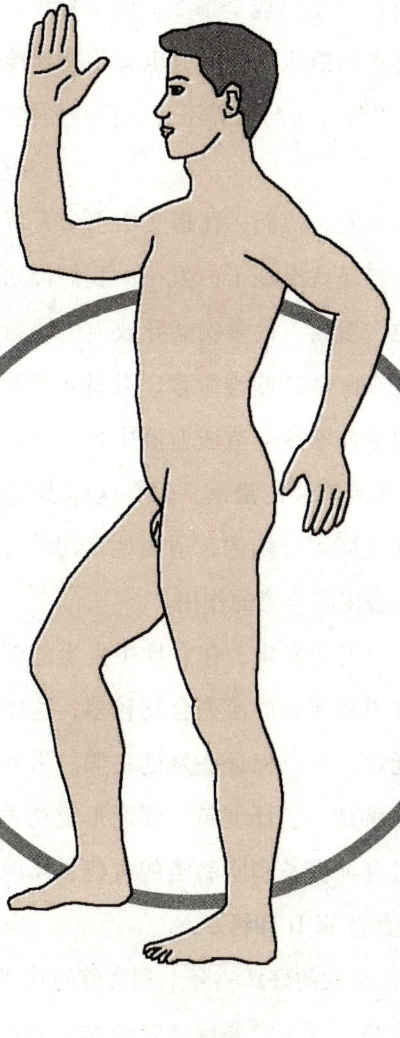

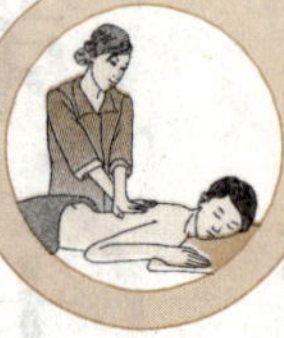

乌　发

白发指的是头发部分变白或全部变白的一种皮肤病。白发的病因非常复杂，有先天性的，通常和白化病并发，也有呈家族性或与色素缺乏有关。后天除老年生理性白发以外，还与营养不良，精神创伤，情绪激动、悲观或抑郁等有一定的关系。

每个人都想拥有乌黑美丽的头发，然而，在现实中很多人不能如意。有的人头发稀疏、分叉，甚至年纪轻轻就出现了白发……我们都知道，头发乌黑是因为毛干中含有黑色素颗粒。然而，很多疾病导致人体缺乏必要的黑色素。由于精神高度紧张，所以，食物中 B 族维生素、微量元素的缺乏，都会影响黑色素颗粒的形成。严重的营养不良会造成血液中蛋白质的减少，这样会导致毛发的稀疏；毛发甚至还需要皮脂的滋润，只有这样才会亮泽不分叉。皮脂是由头发根部、表皮下层的皮脂腺分泌的，适当地食用动、植物脂肪以及 B 族维生素，能够有效起到促进皮脂分泌的作用。

另外，缺铁也会导致脱发、白发的发生，在女性中发生的较多。女性由于月经、妊娠、哺乳等原因，体内铁元素的流失会比较多，这样就非常容易导致脱发、白发。每天补充铁元素，可以保证头发的乌黑。另外，缺乏维生素 D 和钙，头发也会变得越来越稀疏，色泽变黄，逐渐形成枕秃。人的体力和精神过度疲劳，经过了长期过食纯糖类和脂肪类的食物，体内在代谢过程中产生酸毒素。因此，要多补充维生素 D 和钙。

中医认为，肾“其华在发”。头发的好坏实际上和肾脏的功能有着非常密切的相关。如果想要头发乌黑光亮，就一定要保持肾经循行的正常，从而更好地提高肾脏功能。按摩四肢、躯干的穴位能够有效调节肾脏功能，从而更好地促进肾经的气血循行，增强机体免疫力，达到乌发、润发的效果。坚持按摩头部经穴，能够快速改善头皮的血液循环，进而有效促进人体的新陈代谢，活化头皮细胞，让头发变得乌黑亮丽。

特效穴位 太阳、头维、风池、太溪等穴。

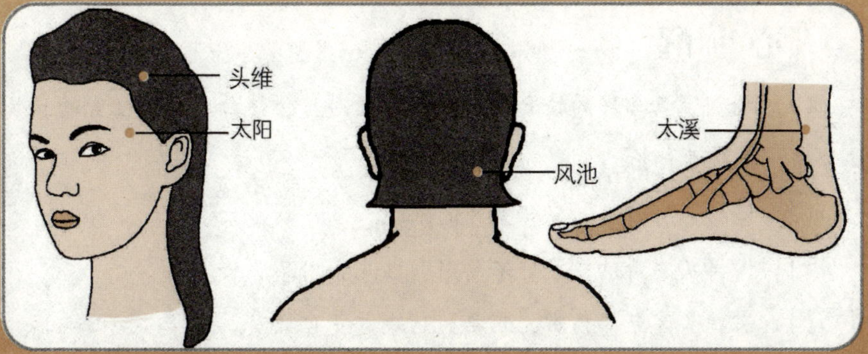

取穴要点

太阳： 正坐或侧坐位，在头部，眉梢与目外眦之间，向后约一横指的凹陷处。

头维： 耳前鬓角前缘向上直线与前发际交点上 5 分处为取穴部位。

风池： 坐位，在头部，枕骨下斜方肌上端与胸锁乳突肌之间的凹陷中，约平风府，按压有酸胀感。

太溪： 坐位或仰卧位，由足内踝尖向后推至与跟腱之间的凹陷处，大约相当于内踝尖与跟腱之间的中点，按压有酸胀感。

按摩手法

（1）用手指指腹按揉太溪穴，等到出现酸胀感为佳，每天坚持大约 2 分钟，可以治疗因肾气不足而造成的脱发、白发。

（2）将拇指按在两侧的太阳穴上，然后，将其余手指自然地弯曲，再用食指桡侧把手指固定在前额处，这样一来，用拇指推按颞侧头部，反复做 36 次。

（3）按揉头维、风池穴各10次，以胀为度。

（4）用两手抓满头发，并且不使滑脱，然后轻轻用力向上提拉，等到全部头发都提拉起来即可。

（5）将双手四指并拢拍打整个头部大约2分钟。

贴心提醒

（1）特别注意合理的饮食营养。经常食用富含蛋白质和维生素的食物，少食糖和脂肪类食物。

（2）坚持体育锻炼，保持充足的睡眠。

（3）保持头发清洁，最好不要用碱性洗涤用品洗头。

（4）保护头发免受伤害，不要太勤地烫发、染发。

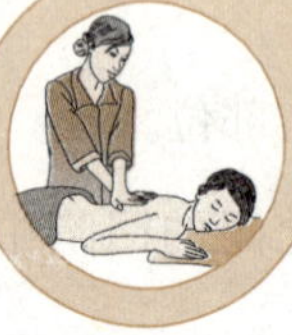

美　　肤

肌肤漂亮可以说是女性最为重要的事情。女人爱美，因此，美容也就成了她们最为关心的话题。通常来说，肤色以白为美。而实际上，美丽的肌肤首先要气色好、透明度高，没有黯沉，光滑柔润并且有弹性。因此，肌肤漂不漂亮就能够看出一个人的健康状态。

想要美肤，就必须对皮肤进行深层清洁和保湿。这样做能够有助于毛孔收缩，让肌肤变得更加有弹性。在日常生活中，最好按肤质来使用个人护理品，另外，还要注意正常的作息、饮食。当然，想要收缩变得粗大的毛孔，改善肤质，不是一天两天就可以看到效果的，任何方法都要长期坚持使用才能够有效果。

去除老废角质能够更好地促进肌肤的新陈代谢，让肌肤有一个更好的吸收养分的机会。大部分的去角质产品都是搓除式的，效果非常强。然而在干燥的季节，最好不要使用这类产品。可以用具有温和更新肌肤功效、促使肌肤老废的角质自然脱落的去角质产品。这样一来，不仅能够起到活化肌肤的功效，还可以为肌肤提供较好的保湿因子。

身体中的黑色素通常会慢慢出现在肌肤的表层，如果这个时候缺水，肌肤必然会变得暗沉、蜡黄，所以，肌肤的美白问题是不能忽视的。按摩疗法能够有效抑制黑色素的生成，从而减少雀斑、黑斑等，让肌肤变得更加白皙、明亮。

肌肤中弹力纤维支撑能力的下降通常是引发肌肤松弛的一个重要因素。中医理论认为，肌肤的变化同脏腑功能有很大的关系。中医认为“肺主皮毛”，也就是说，人体肌肤问题与肺脏功能有非常紧密的联系，一旦肺脏功能出现了异常、气血失调，肌肤松弛等各种各样的肌肤问题就会逐渐显现出来。按摩疗法可以从调理脏腑、气血入手，使肌肤充盈，富有弹性和光泽。

特效穴位 背部的大椎、肝俞、脾俞、肾俞、长强等穴。

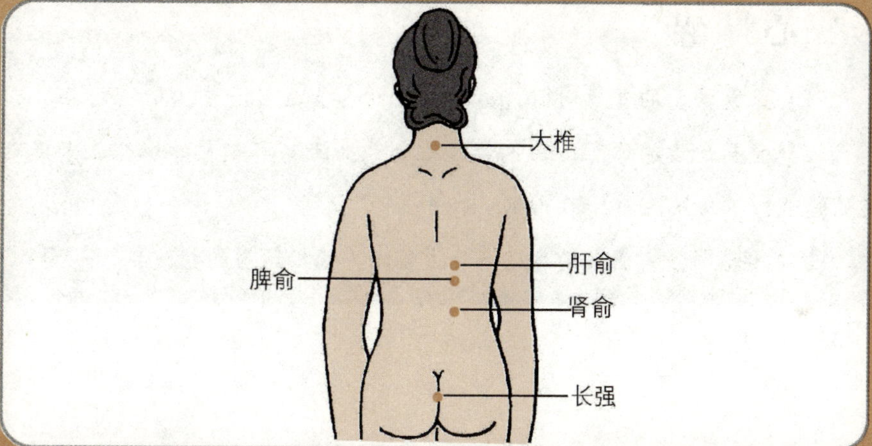

取穴要点

大椎：取坐位，在颈背交界处椎骨的最高点即为第 7 颈椎，它的下缘凹陷处，按压有酸胀感。

肝俞：由平双肩胛骨下角之椎骨（第 7 胸椎），往下 2 个椎骨，即第 9 胸椎棘突下缘，旁开约两横指（食指、中指）处。

脾俞： 与肚脐中相对应处即第 2 腰椎，由第 2 腰椎往上 3 个椎体，即第 11 胸椎，其棘突下缘旁开约两横指（食指、中指）处。

肾俞： 与肚脐中相对应处即第 2 腰椎，其棘突下缘旁开约两横指（食指、中指）处，为取穴部位。

长强： 跪伏或胸膝卧位，本穴在尾骨尖端与肛门连线中点凹陷处。

按摩手法

（1）以缓和、顺时针方向的揉法进行按摩。时间要稍微长一些，10 ~ 15 分钟为宜。

（2）以背部肝俞、脾俞、肾俞等穴为重点，然后用平稳着实的按揉法按摩，每次大约 1 分钟。

（3）从大椎穴至长强穴按揉 5 ~ 7 遍，在肝俞、脾俞、肾俞等穴上各按揉大约 50 次。

贴心提醒

（1）注意饮食的营养均衡，45 岁以上的人要适当进补。

（2）坚持适度的体育运动，劳逸结合。生活要有一定的规律，保证充足的睡眠，不暴饮暴食，不抽烟、酗酒。

（3）要特别注意面部的护理，外出防晒，选择适当的护肤品。

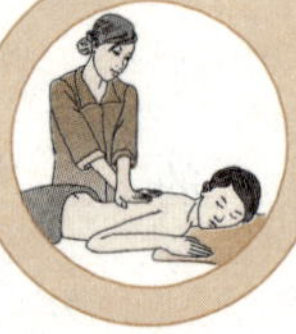

祛　斑

雀斑、黄褐斑是由于皮肤色素沉着而导致的，通常来说，夏天会增多，这主要是由于强烈的紫外线照射所致。另外，某些化妆品、精神压力、烦躁等也会诱发雀斑、黄褐斑的产生。此外，一些卵巢或子宫疾病、肝脏疾病等也会导致雀斑、黄褐斑的增多，同时会伴有恶心、倦怠等症状。

当人们受到压力的时候，机体就会分泌肾上腺素。人长期处于压力之下，体内新陈代谢的平衡就会遭到破坏，皮肤所需的营养供应也会趋于缓慢，而人的色素母细胞就会变得非常活跃。肝的新陈代谢功能如果不正常，或者卵巢功能减退，就会出现斑。这是由于新陈代谢不顺畅或内分泌失调的身体非常敏感，使色素问题得到了加剧，产生了斑。便秘也会形成斑，这是由于内分泌失调导致过敏体质而出现的。身体状态不佳的时候，强烈的紫外线照射也非常容易形成斑。使用了不适合自己皮肤的化妆品，进而导致了皮肤过敏，这样的情况也会出现各种斑。

在日常生活中，一定要注重防晒。尤其是女孩，白天注重美白保养，会涂一些防晒霜，以防紫外线对皮肤造成伤害。实际上，除了白天的护理，夜晚也需要护理。夜间可以说是肌肤休养生息的好时机，想要真正美白、气色好，夜间的护理也是非常重要的。

人们每天忙碌工作，特别是脑力工作者，不仅会消耗大脑能量，面部的肌肤也会受到很大的损耗。空气里的灰尘，电脑辐射，还有一些不为人知的细菌，会导致皮肤的水分迅速流失，让肤色看起来晦暗无光。

中医认为：“脸上斑块，体内瘀块，有斑必有瘀，治斑不离血。”说的就是人体内部经脉不通、气血运行不畅，这样会导致瘀血内停，使血液无法快速到达面部营养肌肤，这个时候，肌肤中的黑色素也就没办法随人体的正常新陈代谢排出去。经常这样，皮肤中的黑色素细胞就会不断地增加，最终形成黄褐斑。按摩特定的穴位能够起到畅通经脉、活血散瘀的作用，不仅能够消除黄褐斑，对于消除其他色斑也有非常好的效果。

特效穴位 睛明、迎香、印堂、太阳、耳门、听宫、颧髎等穴。

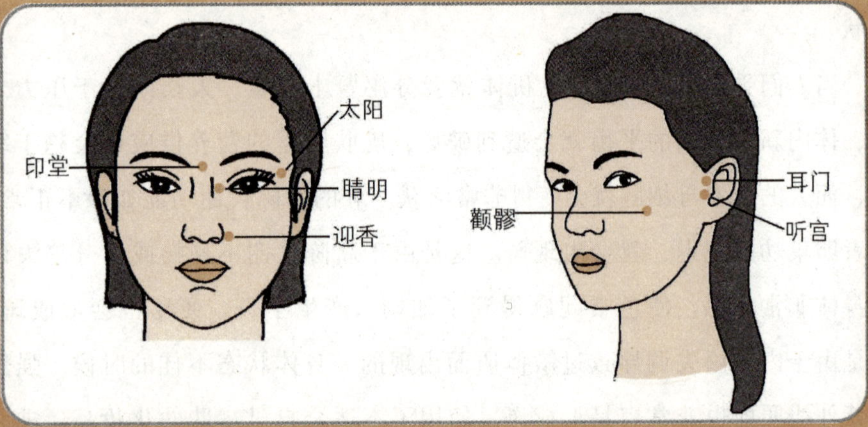

取穴要点

睛明： 正坐位，目视前方，手置于内侧眼角稍上方，轻轻按压有一凹陷处，按压有酸胀感。

迎香： 侧坐位，在面部，鼻翼软骨与鼻甲的交界处，近鼻唇沟上端处。

印堂： 正坐或仰靠、仰卧姿势，位于面部，在两眉头连线中点凹陷处，按压有酸胀感。

太阳： 正坐或侧坐位，在头部，眉梢与目外眦之间，向后约一横指的凹陷处。

耳门： 耳门穴就在我们所说的“耳朵眼”前面，张嘴时在耳朵前方摸到一个凹陷，就是耳门穴的位置。

听宫： 侧卧位，与外耳道相平，间隔耳屏。取穴时，嘱患者张口，耳屏前微凹陷处，下颌骨髁状突后。

颧髎： 侧坐位，在颧骨下缘平线与目外眦角垂线之交点处，约与迎香同高，按压有明显酸胀感。

按摩手法

(1) 用中指和无名指的指腹推抹睛明穴，之后，顺着鼻梁向下直推到迎香穴，如此反复10~15次；再从鼻尖直上推抹到印堂穴，反复10~15次。

（2）用中指和食指指腹从印堂穴沿着眉骨分别推向太阳穴，之后，再由太阳穴沿耳际推至耳门穴和听宫穴。

（3）用一只手指点按四门穴，一只手指点按阳白穴，并且用双手轻轻揉按此穴位。先是顺时针方向揉50圈，再逆时针方向揉50圈；最后用小指指腹点颧髎穴，在做此动作的时候，一定要由慢到快。

（4）用手掌沿着小腿外侧推摩，要坚持左右腿交替重复进行按摩，每个腿反复做6次左右。

（5）用左手手指的指腹按压右肩与手臂的凹点，每个凹点按压3秒钟，之后再停1秒钟；再用同样的手法，用右手手指的指腹对左肩和左手手臂的凹点进行按摩。每个手臂反复做6次。

贴心提醒

（1）日常生活中，要特别注意防晒。不管是在室内还是在室外，无论是春夏秋冬，防晒应该是四季必做的护肤功课。

（2）早、晚都要做好洁面的功课，最好用洁面乳，或是面膜等。

（3）要严禁食用辛辣的食品，禁烟酒等。

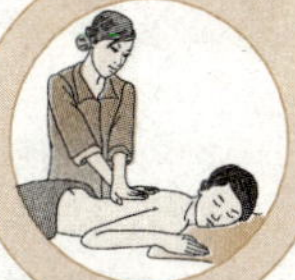

去眼袋

眼袋是日常生活中经常会遇到的症状，它让人看起来疲倦，没有精神。由于眼睑皮肤非常的薄，皮下组织薄而疏松，所以非常容易发生水肿的现象，这个时候，随着年龄的增长就变得更加的明显。迟睡早起，或者不当的卸妆方法都是导致眼袋的重要原因。此外，肾脏患病、妊娠 、睡眠不足或疲劳都会造成眼部体液堆积，形成眼袋。

在日常生活中，一定要多补充维生素A、维生素E，这是因为它们对眼球和眼肌都有滋养的作用，能够有效地缓解眼睛干涩的症状。富含维生素A的食物包括动物肝脏、禽蛋、胡萝卜等。富含维生素E的食物包括芝麻、核桃、花生、葵花子等坚果类。

中医认为，眼袋的形成和人体的脾胃功能有着直接的关系，特别是脾脏功能的好坏，会直接影响到人体的营养输送以及体内脂肪、水分的代谢。脾、胃、三焦功能失调，会引起人体水液代谢失调，这便会导致眼部水肿，从而出现眼袋。在按摩治疗的过程中，要特别以调和脾胃、疏经通络为主，通过按摩调节脏腑功能，促进血液、淋巴循环和水分代谢，可以轻松消除眼袋。

特效穴位 攒竹、睛明、瞳子髎、承泣等穴。

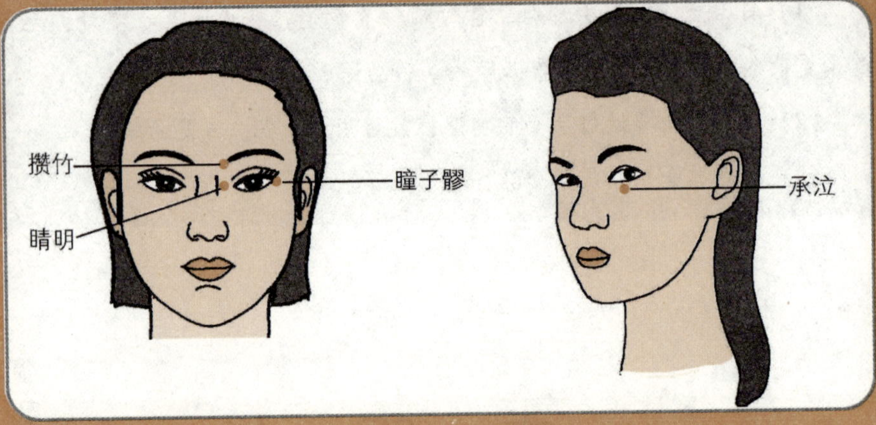

取穴要点

攒竹： 正坐位，目视前方，在眉毛内侧端有一隆起处，按压有酸胀感。在眉头处上下移动时，会感觉到有一条细筋，攒竹穴就在此处。

睛明： 正坐位，目视前方，手置于内侧眼角稍上方，轻轻按压有一凹陷处，按压有酸胀感。

瞳子髎： 眼眶骨外缘有一凹陷，距外眼角 5 分处。

承泣： 正坐位，直视前方，瞳孔直下 0.7 寸。

按摩手法

（1）将双手拇指分别放在攒竹穴上，并且以指端用力，一按一松，如此反复 20 次；之后再将两手食指指腹放在攒竹穴上，先按顺时针的方向按揉 1 分钟，再以逆时针的方向按揉 1 分钟。

（2）先用双手中指按摩睛明穴，再用无名指按承泣穴，食指按住眼睛，轻轻按压大约 1 分钟；之后，再用中指贴睛明穴向下、向外抹动，一直到瞳子髎穴，连续做大约 30 次。

（3）用双手中指和无名指的指腹交替进行，轻弹眼袋部位，持续大约 1 分钟；之后再用双手的中指和无名指并拢，然后分别交替，沿着鱼尾纹的方向连续轻揉大约 15 次。

（4）将双手用力地摩擦发热之后，再用双手掌捂眼，这个时候最好把眼睛闭上，并做深而慢的呼吸。反复做大约 5 次。

（5）先让双眼快速地眨动大约 15 次，这样可以锻炼眼括约肌以及提睑肌；之后再做单眼的眨眼动作。在做此动作的时候，另一只眼睛要睁开，如此反复做大约 10 次。

贴心提醒

（1）注意检查肾脏功能是否有异常，在排除肾脏疾病的前提下进行眼部的保健。

（2）注意休息，劳逸结合，保证睡眠。

（3）加强眼区的运动，加快血液循环。

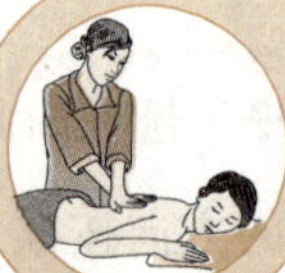

丰胸

丰满的乳房可以增加女性的曲线美，让女性在生活中更加自信。然而，有的女性乳房过小、下垂、形状不佳等，给她们带来很多不必要的烦恼和困惑。通常来说，丰满的胸部是女性曲线美非常重要的一个部分。

每个女性都希望自己拥有柔软挺拔的双乳，然而，并不是每个人都能如愿以偿。经常见到的有扁平、不对称、外扩或下垂等。最让女性苦恼的是小乳症、乳房肥大、巨乳症、乳房下垂、不对称乳房、乳头内陷等。中医学认为，乳头属于足厥阴肝经，而乳房属足阳明胃经，肝主气机疏泻，胃主运化水谷精微，因此，乳房的发育、丰满与人的情志是否舒畅、气血运行是否畅通有非常紧密的联系。除此之外，女性乳房的发育以及丰满还与肾的精气有一定的联系，当女子“肾气盛，天癸至”的时候，其乳房也会慢慢隆起。所以说，乳房的美容保健要特别注意肝、肾、脾、胃等脏腑经络的保养。

西医认为，丰胸应该从增加脂肪入手。但中医认为，女性乳房的发育不良主要是因为经络的阻塞不通。一个人肝、肾、脾、胃等脏腑气血虚衰，就无法灌养乳络。如果可以适当地按摩同乳房经络有关的穴位，就能够起到补肝益肾、健脾养胃的作用；另外，还可以改善机体组织功能，进而有效促进淋巴循环，使乳房重新发育，达到乳房坚挺、丰满的目的。

特效穴位 膻中、乳根、膺窗、天池、足三里等穴。

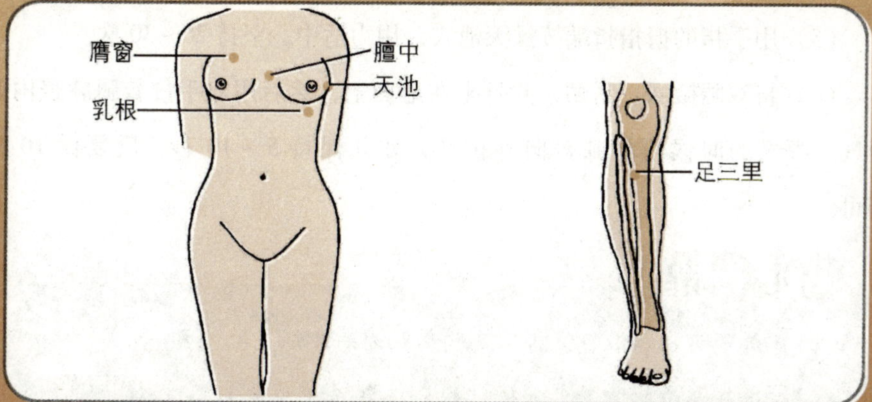

取穴要点

膻中：正坐或仰卧位，在人体的胸部正中线上，两乳头之间连线的中点，平第 4 肋间，按压有酸胀感。

乳根：仰卧位，在胸部，男性当乳头直下，女性沿锁骨中线，第 5 肋间隙，距前正中线 4 寸，按压有酸胀感。

膺窗：正坐位，从乳头沿垂直线向上推 1 个肋间隙，即为本穴，按压有酸胀感。

天池：取侧坐位，在胸部，先取乳头下的第 4 肋间隙，再从锁骨中线外量一横指处，按压有酸胀感。

足三里：站位，用同侧手张开虎口围住髌骨上外缘，余四指向下，中指尖处为取穴部位。

按摩手法

（1）用中指指端用力按揉膻中穴 20～30 次，适度用力。

（2）用手指的中指指端用力按揉乳根穴 20～30 次。

（3）用双手拇指的指端着力，然后按揉腿部的足三里穴大约 1 分钟。

（4）用双手的食指、中指以及无名指分别按摩左右两侧的膺窗穴，用力适中，反复做3次。

（5）用手指的拇指指端按揉天池穴，用力适中，坚持20~30次。

（6）将双腿微屈、紧贴，并且坐在地面上，然后用双手按着腿膝盖内侧吸气，呼气的时候再将膝盖向外拉开，如此保持5~10秒，反复做10次即可。

贴心提醒

（1）加强运动和锻炼，特别是胸部肌肉的锻炼。

（2）选择合适的胸罩，如果过松会使乳房下垂；如果过紧，则影响乳房的血液循环。

（3）日常生活中要注意饮食、增加营养，身体健康才会有丰满健美的乳房。

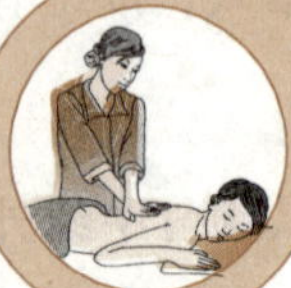

提臀美臀

臀部可以很好地展现女性的形体美、曲线美，是爱美的女性渴望拥有的关键部位之一。然而，对于女性来说，臀部又是体内多余脂肪最容易堆积的部位。上班族一坐几个小时不活动，这会使臀部肥胖和扁平。按摩是缓解和改善这种状况的最简单办法。

垂体、肾上腺、甲状腺、副甲状腺和性腺为人体的内分泌腺，内分泌紊乱会导致人体代谢的迟缓，进而形成激素性的肥胖。对于经常在办公室工作的人来说，他们全身的重量都集中在臀部，体液也流向臀部，所以，非常容易形成水肿。另外，由于久坐而引起的血液循环不畅、脂肪堆积等，也是导致臀部肥大的一个因素。因此，在按摩治疗的时候，当以调节人体内分泌、消除水肿、畅通臀部的血液循环、促进脂肪消耗为主要目的。

据了解，男性认为女性的身材曲线中最为动人的是腰、臀部的曲线。在这个方面，女性和男性可以说达成了共识。由此我们可以知道臀部对于女性身材优美的重要性。

控制臀部长肉，还应注意减少盐的摄取量。这是因为，盐是人类维持生命必不可少的元素，它不只是参与新陈代谢、分解食物、排泄废弃物，还具有提高人体抵抗力的能力。但是，盐分摄取过多，就会阻碍体内淋巴液和组织液循环，非常容易引起水肿，从而加重大腿和臀部周围的脂肪堆积。如果想要减少脂肪团的形成，就一定要多摄取膳食纤维。另外，按摩特定的穴位也可以达到瘦臀美臀的效果。

特效穴位 环跳、承扶穴。

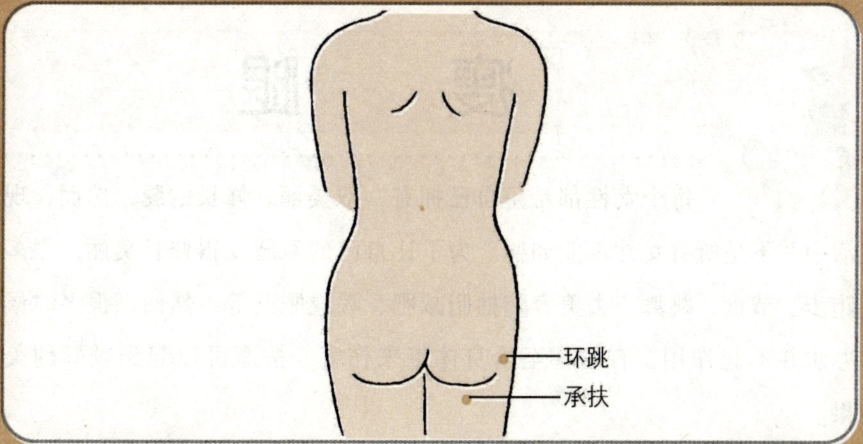

取穴要点

环跳：侧卧位，伸直下腿，屈上腿，以拇指关节横纹按在股骨大转子上，拇指指向脊柱，当拇指尖处，按压有酸胀感。

承扶：俯卧位，穴在臀横纹中点，大腿与臀部交界处，按压有酸胀感。

按摩手法

（1）用双手拇指的指端，或者是一侧肘尖着力，然后按揉两侧的环跳穴，每个穴位按揉10～20次。

（2）用双手拇指的指端用力，按揉两侧的承扶穴，每个穴位按揉10～20次。

贴心提醒

（1）按摩臀部的力度要适中，一定要以能承受为宜，不要过轻；按摩臀下部时以向上推为主。

（2）注意节制饮食，经常进行体育锻炼。

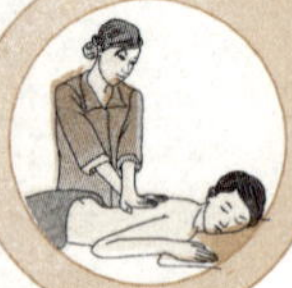

瘦　　腿

每个女性都希望自己拥有一双美丽、修长的腿，然而，现实生活中并不是所有女性都能如愿。为了让自己的双腿变得修长美丽，很多女性跑步、节食、跳舞、去美容院抽脂减肥、喝减肥茶等，然而，很多时候这些办法并不起作用，有的甚至给身体带来伤害。按摩可以起到较好的美腿效果。

膝盖以及小腿肚上的多余脂肪是造成小腿粗的一个重要原因。膝盖上的赘肉通常来说是最让人难堪的，这会让小腿显得粗而短。假如你有翘腿的习惯，最好尽快改掉这个坏毛病，因为翘腿会阻碍血液的循环，从而引起小腿和脚踝的水肿、静脉曲张等多种腿部病症。

大部分人的小腿粗基本上是局部脂肪堆积而导致的，也有很多人是因为肌肉发达而造成的，有的人是因为脂肪堆积、肌肉发达两者都有而出现的。

想要瘦腿，就必须辨别自己属于哪种情况。可以通过用力触摸小腿，看看触摸到的小腿脂肪厚度以及肌肉形态进行辨别。瘦小腿最为关键的就是通过锻炼来消耗掉堆积在小腿上的多余脂肪以及水分，这样可以让小腿看起来更加修长好看，不管是穿裙子还是裤子，都会有非常完美的身材。每天的练习是非常重要的，饮食以及坐姿也会起到非常关键的作用。当然，使用瘦身紧致的产品也能够让小腿看起来更加健美一点。

通常来说，腿部粗大不仅仅和腿部肌肉过度发达有密切的联系，还与人体的脾胃功能衰弱有一定的关系。一个人脾失健运，人体代谢功能就会出现障碍，水液流溢于肢体，就必然会导致腿部脂肪堆积，并出现小腿水肿。很多时候，人们由于久坐而引起的血液、淋巴循环不畅，也会导致小腿水肿粗大。按摩特定的穴位能够加快血液、淋巴循环和新陈代谢，对于排出体内多余水分非常有利，从而达到消除水肿的目的。除此之外，按摩还可以加快腿部脂肪的分解以及燃烧，能够有效促进脂肪的消耗，从而让腿部快速消瘦。

特效穴位 足三里、伏兔、髀关、风市等穴。

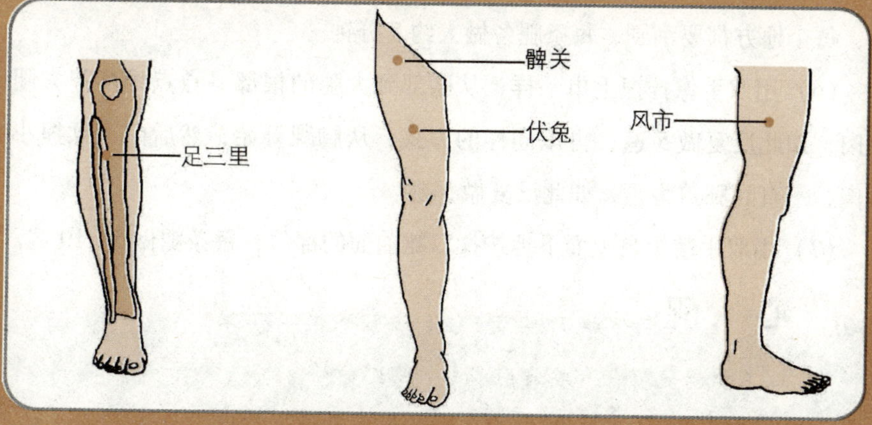

取穴要点

足三里：站位，用同侧手张开虎口围住髌骨上外缘，余四指向下，中指尖处为取穴部位。

伏兔：被取穴者正坐屈膝成90°，取穴者以手掌后第一横纹中点按在髌骨上缘中点，手指并拢压在被取穴者的大腿上，当中指尖端所达处为取穴部位。

髀关：坐位，右手手掌第一横纹中点按于伏兔穴，手掌平伸向前，在中指尖到处，按压有酸胀感。

风市：仰卧位，在大腿外侧部的中线上，两手自然伸直时，在大腿外侧部的中线上，中指尖处，按压有明显的酸胀感。

按摩手法

（1）取坐式，然后用食指的指关节按揉足三里穴，反复10～20次。

（2）用拇指指端揉按伏兔穴10～20次。

（3）用双手中指的指端着力，然后按揉风市穴，反复10～20次。

（4）用双手拇指指端揉按髀关穴10～20次。

（5）将双手握拳，然后用第2指节，从接近膝盖的地方向大腿根部刮回来，每个地方都要刮到，每条腿各做大约5分钟。

（6）用双手像拧捏毛巾一样，从膝部到大腿的根部一点点地揉捏大腿的肌肉，如此反复做5遍；再以同样的方式，从脚踝开始，然后向上揉捏小腿肌肉，一直到膝盖为止，如此反复做5遍。

（7）用双手掌根自上而下地按揉双腿前面的部位，每条腿做5～10遍。

贴心提醒

（1）不要胡乱节食，或采用不当的瘦腿方法。

（2）稍微吃一点辛辣的食品，如生姜、胡椒、花椒、辣椒等，这样可以提升新陈代谢功能。

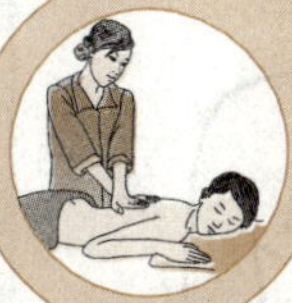

减　肥

肥胖被认为是过多脂肪堆积在体内的一种状态。通常来说，容易堆积脂肪的部位是下颏到乳房之间、肚脐到腰围之间，或是大腿及膝盖的后侧、脚踝等。然而，如果脂肪堆积在人体内没有脂肪组织的血管、心脏和肝脏等地方，就会出现糖尿病、高血压、动脉硬化、心脏病和胆石症等病症。因此，我们一定要保持标准体重。

遗传是造成肥胖的一个重要因素，其次是无节制的饮食，久坐不动的生活方式。如何将肥胖的危机降到最低点，让自己变成一个苗条的人，成了很多人的一个追求。目前来说，肥胖并不是疾病，却是会很多人都非常苦恼的问题。市面上有很多的减肥方法，但是，并不是对每一个人都有效。

现代医学认为，肥胖是人体营养过剩的表现，身体会将多余的脂肪贮存在皮下，这就导致了肥胖的发生。

中医通常将肥胖分成四种类型：一是由饮食过多而导致的胃燥热型；二是产后虚胖的脾虚型；三是老年、更年期所导致的肾虚型；四是由于心理压力而造成的肝气郁滞型。所以说，在进行按摩治疗的时候，一定要从调理肝、肾、脾、胃等脏腑入手。按摩相关的穴位可以增强脏腑功能，消除脂肪中的水分，加速脂肪组织的“液化”及分解等，对于减肥有非常好的疗效。

特效穴位 风池、头维、颈百劳等穴。合谷、后溪、八邪、中泉、神门等穴。足三里、上巨虚、下巨虚、三阴交、内庭、涌泉等穴。背部的脾俞、胃俞、大肠俞、小肠俞，腹部的期门、中脘、天枢、关元等穴。

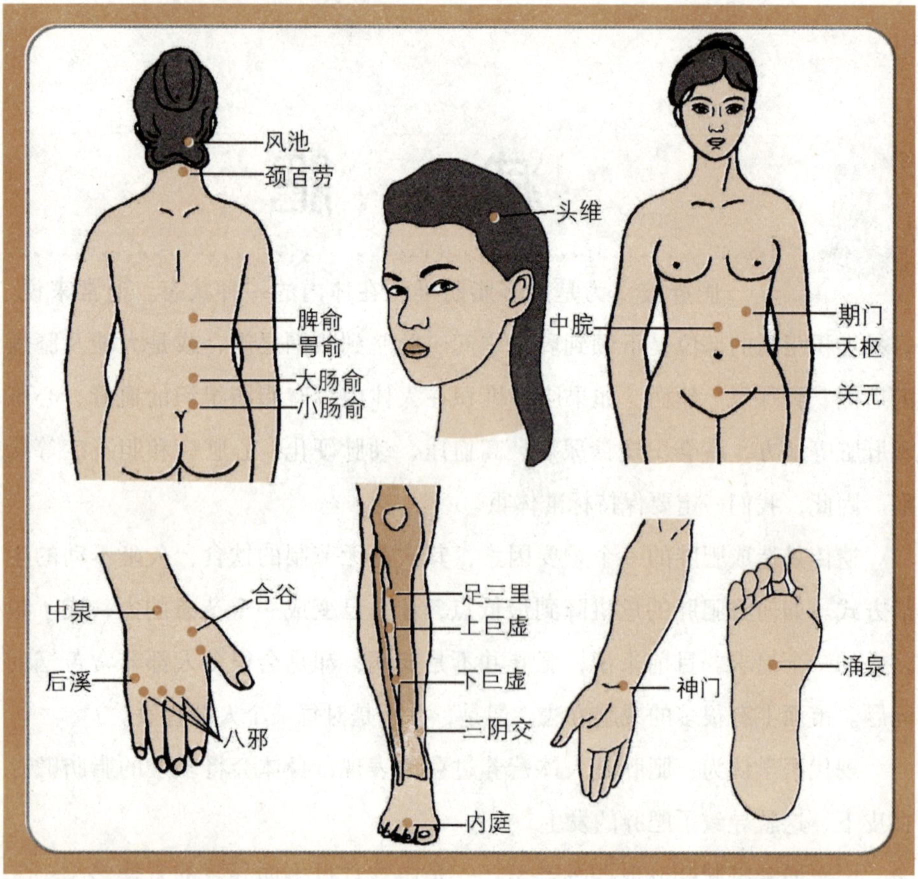

取穴要点

风池： 坐位，在头部，枕骨下斜方肌上端与胸锁乳突肌之间的凹陷中，约平风府，按压有酸胀感。

头维： 耳前鬓角前缘向上直线与前发际交点上5分处为取穴部位。

颈百劳： 坐位，在颈部，从第7颈椎直上量约两横指处，旁开1寸处。

合谷： 以一手的拇指掌面指关节横纹，放在另一手的拇指和食指的指蹼缘上，屈指，当拇指尖尽处为取穴部位。

后溪： 仰掌，握拳，第五掌指关节后，有一皮肤皱襞突起，其尖端为取穴部位。

八邪： 在第1～5指间缝纹端凹陷中。

中泉：坐位伏掌，在腕背侧远端横纹上，阳溪与阳池连线中点，指总伸肌腱桡侧的凹陷中。

神门：仰掌，豌豆骨（手掌小鱼际肌近腕部有一突起圆骨）桡侧，掌后第一横纹上，尺侧腕屈肌腱桡侧缘。

足三里：站位，用同侧手张开虎口围住髌骨上外缘，余四指向下，中指尖处为取穴部位。

上巨虚：坐位屈膝，从足三里向下量四横指，在胫、腓骨之间可触及一凹陷处。

下巨虚：条口下约一横指，距胫骨前嵴约一横指处为取穴部位。

三阴交：以手四指并拢，小指下边缘紧靠内踝尖上，食指上缘所在水平线在胫骨后缘的交点。

内庭：正坐，在足背，第2、3趾间，趾蹼缘后方赤白肉际处，按压有酸胀感。

涌泉：坐位，卷足，在足底掌心前面正中凹陷处的前方，大约可见脚底肌肉组成的“人”字纹路，涌泉穴就在“人”字纹路的交叉部分。

脾俞：与肚脐中相对应处即第2腰椎，由第2腰椎往上3个椎体，即第11胸椎，其棘突下缘旁开约两横指（食指、中指）处。

胃俞：与肚脐中相对应处即为第2腰椎，由第2腰椎往上2个椎体，即第12胸椎，其棘突下缘旁开约两横指（食指、中指）处。

大肠俞：两侧髂前上棘连线与脊柱之交点，即第4腰椎棘突下，其旁开约两横指（食指、中指）处。

小肠俞：俯卧位，先摸髂后上嵴内缘，其与背脊正中线之间为第1骶后孔，平该孔的椎体为第1骶椎，旁开两横指（食指、中指）处。

期门：仰卧或正坐位，在胸部锁骨中线上，前正中线旁开4寸，男性沿乳头向下推2个肋间隙，女性则是锁骨中线的第6肋间隙处。

中脘：仰卧位，在上腹部，神阙与胸剑结合点连线的中点处，按压有酸胀感。

天枢：坐位或仰卧位，肚脐旁开约两横指处，按压有酸胀感。

关元：仰卧位，在下腹部，前正中线上，当脐中下3寸。

按摩手法

（1）按揉颈百劳、头维穴各100～200次。

（2）拿捏风池穴20～30次，以产生酸胀感为度。

（3）点揉合谷、后溪、八邪、中泉、神门等穴各50～100次，重点在合谷、后溪、中泉穴，力度适中，以酸痛为佳。

（4）点按三阴交、涌泉穴各50～100次，以力度适中为宜。

（5）掐内庭穴10～30次，以疼痛为佳。

（6）按揉腹部的期门、中脘、天枢、关元穴各50次，力度稍重，以有胀痛感为佳。

（7）按压背部的脾俞、胃俞、大肠俞、小肠俞穴各50～100次，力度稍重，以疼痛为佳。

（8）揉足三里、上巨虚、下巨虚穴各30～50次。

贴心提醒

（1）科学进食，多吃含纤维素多的食物，控制过多热量的摄入。养成规律的饮食习惯可以有效减少体内脂肪的囤积，避免拉长两餐间的时间以及在深夜进食。

（2）适当加强体育锻炼，如跑步、打球等。

第十章

防老抗衰，中老年常见病按摩法

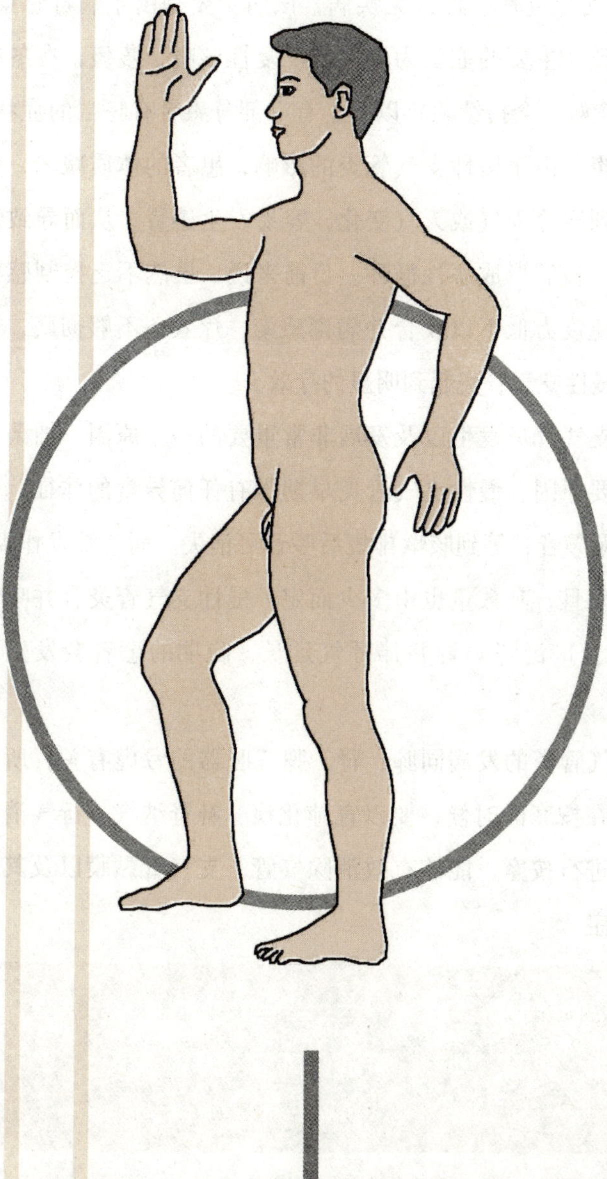

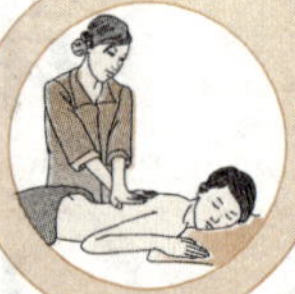

慢性支气管炎

慢性支气管炎是一种常见疾病，该病主要是由于病毒感染，继之合并细菌的感染所致。主要的症状为慢性或反复性咳嗽、咳痰，在冬季病情会加重，夏季有所缓解，会持续两年以上。有一部分患者有哮喘的症状，也称之为喘息性支气管炎。由于慢性支气管炎的影响，患者的体质减弱，免疫力也在逐渐下降，遇到寒冷天气或天气变化，容易发生感冒，从而导致慢性支气管炎的急性发作，最后形成恶性循环。目前来说，虽然不乏控制感染的药物，但由于患者的免疫力低下以及合并病毒感染，疗效还不够彻底。长期坚持穴位按摩可以对慢性支气管炎起到明显的疗效。

感染被认为是慢性支气管炎发生以及发展非常重要的一个原因。细菌感染是本病急性发作的主要原因。慢性支气管炎早期没有任何异常的体征，仅仅是在肺底部出现干、湿啰音，等到咳嗽排痰后啰音可消失。而急性发作期，肺部的啰音就会增多，而且，其数量也由多少而定。慢性支气管炎合并哮喘的患者急性发作时可闻及广泛哮鸣音并伴呼气延长，晚期的患者会发生肺气肿。

中医认为，慢性支气管炎的发病同肺、肾、脾三脏器的亏虚有关，所以会感受到外邪的产生。在按摩的时候，要以宣肺化痰、补肾纳气、行气消肿为原则。对特定的穴位进行按摩，能够有效消除气管、支气管黏膜以及其周围神经组织的肿胀和炎症。

特效穴位 胸乡、膻中、中脘、气海、内关、尺泽、曲池、合谷、外关、足三里、丰隆、三阴交、太溪、风府、风池、风门、大椎、肺俞、脾俞、肾俞、志室等穴。

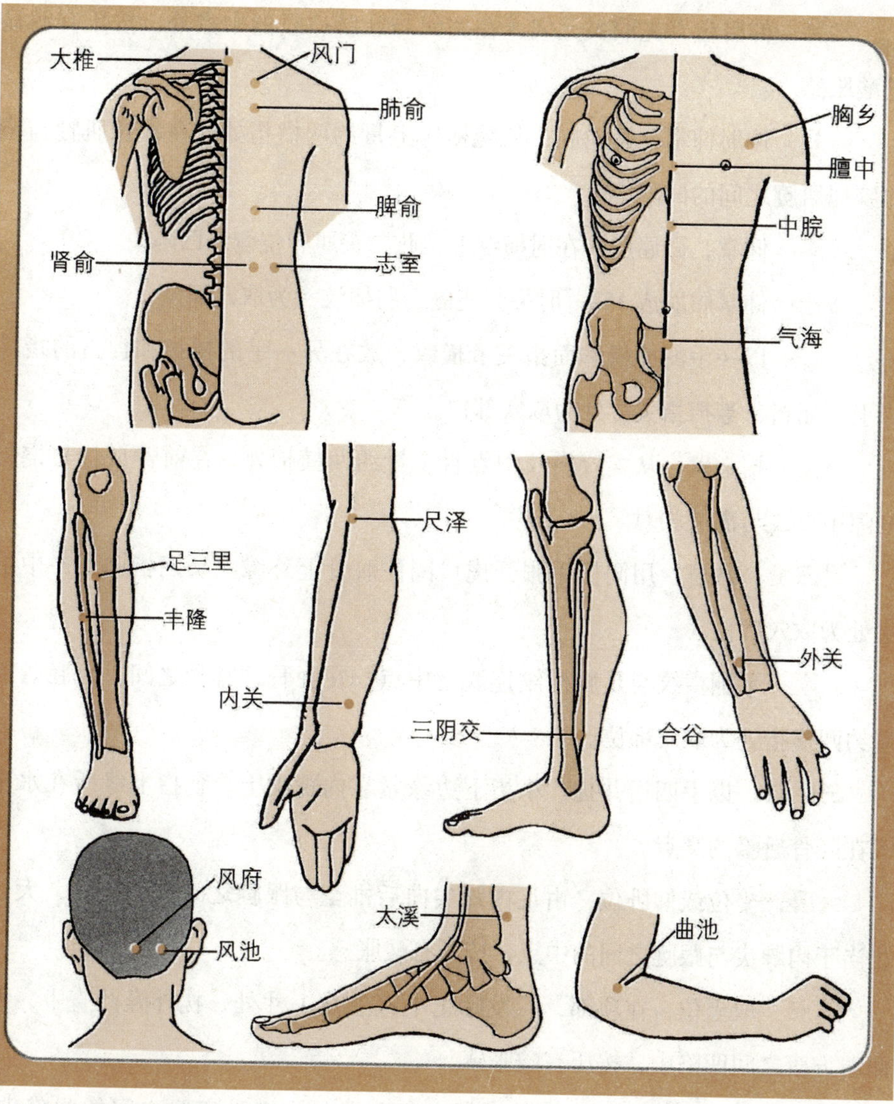

取穴要点

胸乡：仰卧位，在胸部第3肋间隙，前正中线旁开6寸。

膻中：正坐或仰卧位，在人体的胸部正中线上，两乳头之间连线的中点，平第4肋间，按压有酸胀感。

中脘：仰卧位，在上腹部，神阙与胸剑结合点连线的中点处，按压有酸胀感。

气海：仰卧位，先取关元穴，在关元与肚脐连线的中点处，按压有明显的酸胀感。

内关：伸肘仰掌，微屈腕，从腕横纹上量约两横指处，在掌长肌腱与桡侧腕屈肌腱之间的凹陷中。

尺泽：仰掌，微屈肘，在肘横纹上，肱二头肌腱桡侧缘凹陷中。

曲池：仰掌屈肘成45°，肘关节桡侧，肘横纹头为取穴部位。

合谷：以一手的拇指掌面指关节横纹，放在另一手的拇指和食指的指蹼缘上，屈指，当拇指尖尽处为取穴部位。

外关：抬上臂，从腕背横纹中点直上量约两横指处，在前臂尺骨与桡骨间隙中点，与内关相对。

足三里：站位，用同侧手张开虎口围住髌骨上外缘，余四指向下，中指尖处为取穴部位。

丰隆：平腘横纹与足腕横纹连线之中点，在胫骨、腓骨之间，距胫骨前嵴约两横指处为取穴部位。

三阴交：以手四指并拢，小指下边缘紧靠内踝尖上，食指上缘所在水平线在胫骨后缘的交点。

太溪：坐位或仰卧位，由足内踝尖向后推至与跟腱之间的凹陷处，大约相当于内踝尖与跟腱之间的中点，按压有酸胀感。

风府：取坐位，在项部，后发际正中直上量1寸处，枕外隆凸直下，两侧斜方肌之间凹陷中，按压有酸胀感。

风池：坐位，在头部，枕骨下斜方肌上端与胸锁乳突肌之间的凹陷中，约平风府，按压有酸胀感。

风门：大椎穴往下2个椎骨，其下缘旁开约两横指（食指、中指）处。

大椎：取坐位，在颈背交界处椎骨的最高点即为第7颈椎，它的下缘凹陷处，按压有酸胀感。

肺俞：大椎穴往下3个椎骨，即第3胸椎，其下缘旁开约两横指（食指、中指）处。

脾俞：与肚脐中相对应处即第2腰椎，由第2腰椎往上3个椎体，即第11胸椎，其棘突下缘旁开约两横指（食指、中指）处。

肾俞：与肚脐中相对应处即第2腰椎，其棘突下缘旁开约两横指（食指、中指）处。

志室：与肚脐中相对应处即第2腰椎，其棘突下缘旁开四横指处。

按摩手法

（1）擦大椎、胸乡穴3～5分钟，以产生局部胀痛感为度。

（2）揉膻中穴2～3分钟，以产生局部胀痛感为度。

（3）摩中脘穴2～3分钟，以产生局部胀痛感为度。

（4）按揉肺俞、足三里穴各3～5分钟，以产生局部胀痛感为度。

（5）拿合谷穴2～3分钟，以产生局部胀痛感为度。

（6）拿按内、外关穴各2～3分钟，以产生局部胀痛感为度。

（7）起病急、咳嗽痰白、发热恶寒的患者，加按揉风池、尺泽、风门穴，点按风府穴，各2～3分钟。

（8）咳嗽痰黄、口干咽痛、发热恶风的患者，加按揉脾俞、丰隆穴，拿按曲池、尺泽穴，各2～3分钟。

（9）咳嗽痰多、痰白而黏、胸脘胀闷，食少易疲的患者，加摩中脘穴，按揉脾俞、丰隆、三阴交穴，各2～3分钟。

贴心提醒

（1）平时要加强体育锻炼，增强自身的抗病能力。在未发病时，要慎起居，戒烟酒，忌辛辣。

（2）室内温度一定要适宜，而且，空气要流通。

（3）加强体育锻炼，但是不要太过疲劳。

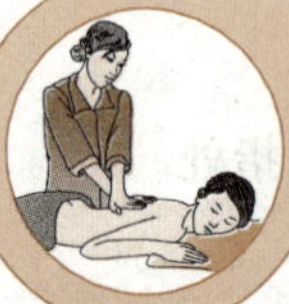

高血压

高血压是由于高级神经中枢调节血压功能紊乱而导致以动脉血压升高为主要表现的一种疾病。通常来说，成人如舒张压持续在90毫米汞柱以上，就是高血压了。患者通常会感到头痛、头晕、失眠、心悸、胸闷、烦躁等病症，严重的时候会发生心、脑、肾功能障碍。中医认为，引起血压升高的原因还有情志抑郁、愤怒忧思而导致的肝气郁结、化火伤阴；或者是饮食失节，饥饱失宜，最后导致了脾胃受伤、痰浊内生。高血压主要分为原发性高血压以及继发性高血压两大类。原发性高血压指的是以血压升高为主要临床表现的一种疾病，占高血压患者的80%～90%。继发性高血压是指在某些疾病中并发血压升高，只是某些疾病的症状之一，所以也叫症状性高血压。

钠盐能够有效起到升高血压的作用，是高血压发病的风险因子，但是，钾盐可以对抗钠盐升高血压的作用。在我国各地的居民，钠盐摄入量要比目前世界卫生组织每日应少于6克的推荐量高，但是，钾盐摄入量却严重的不足。所以说，所有高血压患者都要采取不同的措施，尽可能减少钠盐的摄入量。

超重以及肥胖是导致血压升高的一个非常重要的因素。主要表现为腹部脂肪堆积，会进一步增加高血压等心血管疾病的发生风险，通过适当控制体重，可以减少体内脂肪的含量，从而显著降低血压。

吸烟会导致高血压等心血管病和癌症的发生。尤其是被动吸烟，更容易增加心血管疾病的发生风险。吸烟会导致血管内皮的损害，能够显著增加高血压患者发生动脉粥样硬化性疾病的风险。高血压患者最好能够戒烟，而且不论在任何年龄戒烟都能够获益。

一般来说，体力活动能够有效增加能量的消耗，这对于健康非常有益。而这个时候定期的体育锻炼也会产生非常有效的治疗作用，能够降低血压、改善糖代谢等。最好每天应进行适量的体育活动，比如说步行、慢跑、骑车、游泳、做健美操、跳舞、划船等。

心理或精神的压力非常容易引起应激反应，也就是说人体对环境的心理和生理因素的刺激会做出反应。长期的应激反应会增加心血管疾病的发病风险。这个时候，我们应该采取不同的措施，从而有效地帮助患者预防和缓解精神压力，并且纠正和治疗病态心理，必要的时候建议患者去做心理辅导或进行心理治疗。

高血压属中医“眩晕”“头痛”的范畴。中医认为，人先天体质不足、后天情志不畅以及饮食不节等多种因素都会导致人体肝肾阴虚的发生，伴随肝火上扰、阴阳失调、脾胃不足等，最后导致高血压的发生。按摩治疗主要是以调和阴阳、疏肝理气、补气养血为原则，同时有效调整人体中枢神经系统以及内分泌系统的功能，使体液调节功能恢复正常，从而有效改善心脑的血液循环。

特效穴位 百会、天柱、人迎、天鼎、神门等穴。太溪、照海、太白、涌泉等穴位。

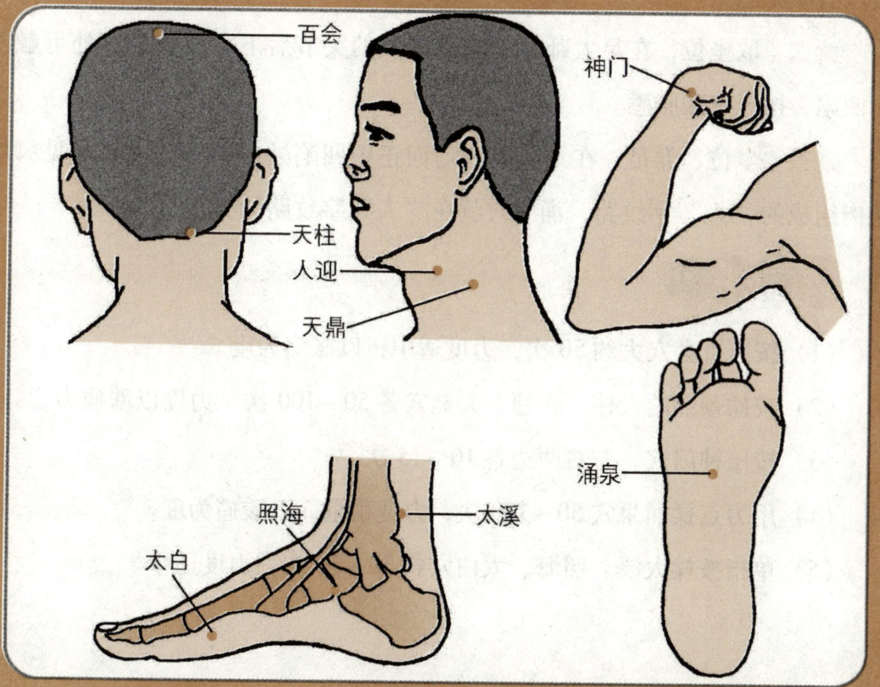

取穴要点

百会：正坐位或仰卧位，在头部，两耳尖连线中点与眉间的中心线交汇处的凹陷中，用指尖按压有疼痛感。

天柱：位于颈部，斜方肌外缘凹陷中，约后发际正中旁开1.3寸。

人迎：摸颈总动脉搏动处的内侧缘，平喉结处为取穴部位。

天鼎：胸锁乳突肌胸骨头与锁骨头汇合处为扶突穴，扶突穴下1寸，胸锁乳突肌后缘处即为此穴。

神门：仰掌，豌豆骨（手掌小鱼际肌近腕部有一突起圆骨）桡侧，掌后第一横纹上，尺侧腕屈肌腱桡侧缘。

太溪：坐位或仰卧位，由足内踝尖向后推至与跟腱之间的凹陷处，大约相当于内踝尖与跟腱之间的中点，按压有酸胀感。

照海：坐位或仰卧位，在足内侧由内踝尖垂直向下推，至其下缘凹陷处，按压有酸胀感。

太白：取坐位，在足大趾与足掌所构成的关节后下方掌背交界处可触及一凹陷，按压有酸胀感。

涌泉：坐位，卷足，在足底掌心前面正中凹陷处的前方，大约可见脚底肌肉组成的“人”字纹路，涌泉穴就在“人”字纹路的交叉部分。

按摩手法

（1）按压百会穴大约50次，力度适中，以胀痛为度。

（2）按揉颈部的天柱、人迎、天鼎穴各50～100次，力度以酸痛为度。

（3）按压神门穴，左右两边各10～15次。

（4）用力点揉涌泉穴50～100次，力度稍重，以酸痛为度。

（5）单指按揉太溪、照海、太白穴各30～50次，力度适中。

贴心提醒

（1）高血压患者的生活要有一定的规律，要保证足够的睡眠。患者要定期量血压，至少每周1次。

（2）患者的饮食要清淡，少吃动物脂肪及内脏，戒烟酒。高血压患者适合少盐饮食。肥胖者要节制饮食。

（3）患者一定要善于控制自己的情绪，不管是喜怒哀乐，都要避免大起大落。经常参加适当的体育锻炼，注意劳逸结合。不要参加竞争性强的活动。

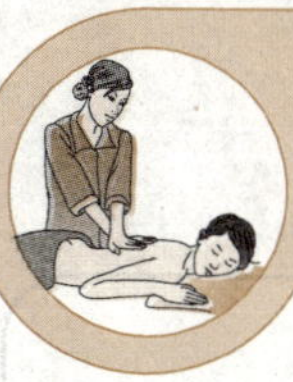

低血压

低血压主要是由于高级神经中枢调节血压功能紊乱而引起的，主要是以体循环动脉血压偏低作为主要症状的一种疾病。若成人收缩压持续低于90毫米汞柱，同时伴有不适症状的时候，就是低血压。通常来说，低血压的症状有头晕、气短、心慌、乏力、健忘、失眠、神疲易倦、注意力不集中等。女性会有月经量少，持续的时间短等表现。

低血压患者通常会有头痛症状出现。头痛往往在紧张的脑力或体力活动后更加明显。头痛性质和程度是不一样的，大部分表现为头顶区或枕下区的隐痛，也有的会表现为剧烈的搏动性疼痛，以及麻木性疼痛。头晕的轻重程度不一样，轻者两眼发黑、眩晕；而重者一般会失神、晕厥，在突然改变体位的时候最容易发生。除此之外，在静止并且负担过重的工作条件下也是非常容易发生头痛的。头痛和头晕可能也与血压低致脑供血不足有关系。

低血压患者会有心前区隐痛、不适，不只是在体力劳动或紧张脑力劳动的时候发生，在安静时也会发生，甚至会引起心绞痛样的发作，特别是40岁以上的患者。这种情况不只是低血压患者会出现，一些冠心病患者也可能由于血压过低而导致心绞痛的发生。

通常来说，早上起床的时候应缓慢地改变体位，这样可以防止血压的突然下降。在起立的时候不能太过突然，一定要转身缓缓而起，肢体屈伸动作也不要太猛，比如说提起、举起重物等，最好动作慢些。在洗澡的时候，水温不要太热或过冷，因为热会使血管扩张而降低血压，冷会刺激血管而增高血压。通常来说，淋浴可以加速血液循环，或者以冷水、温水交替洗足。下肢血管曲张的老人，一定要穿有弹性的袜子，以加强静脉回流。

中医认为，低血压属于“眩晕”“虚劳”“厥证”的范畴，其主要是气血两虚、脾肾阳虚所造成的。除此之外，低血压患者也通常会因血管收缩力差，血流不畅，而导致心脏血液循环异常，这样会出现各种不适的症状。按摩特定的穴位能够滋养脾肾、补气益血、升高血压，从而更好地改善低血压的症状。

特效穴位 百会、天柱、曲池、阳池、合谷、太渊、大陵、劳宫、中冲等穴。足三里、三阴交、太溪、太冲等穴位。

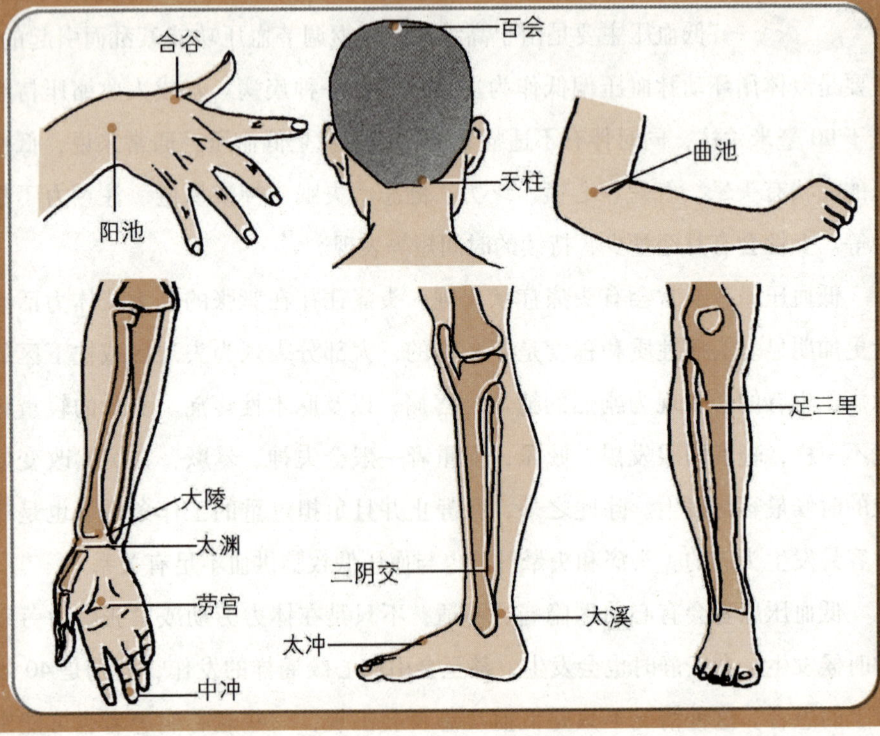

取穴要点

百会：正坐位或仰卧位，在头部，两耳尖连线中点与眉间的中心线交汇的凹陷处，用指尖按压有疼痛感。

天柱：位于颈部，斜方肌外缘凹陷中，约后发际正中旁开1.3寸。

曲池：仰掌屈肘成45°，肘关节桡侧，肘横纹头为取穴部位。

阳池：微屈指，沿手背部第4、5掌指关节向上至腕背侧横纹处可触及一凹陷，用力按压有酸胀感。

合谷：以一手的拇指掌面指关节横纹，放在另一手的拇指和食指的指蹼缘上，屈指，当拇指尖尽处为取穴部位。

太渊：坐位，伸臂侧掌，在腕横纹桡侧轻触桡动脉，从感觉到搏动处稍往桡侧移动至凹陷处。

大陵：仰掌，微屈腕关节，在掌后第一横纹的两筋之间。

劳宫：掌骨之间偏于第3掌骨，以中指、无名指之间切于掌心横纹，中指尖处。

中冲：仰掌，微屈指，在中指末端尖端中央，距离指甲游离缘0.1寸处。

足三里：站位，用同侧手张开虎口围住髌骨上外缘，余四指向下，中指尖处为取穴部位。

三阴交：以手四指并拢，小指下边缘紧靠内踝尖上，食指上缘所在水平线在胫骨后缘的交点。

太溪：坐位或仰卧位，由足内踝尖向后推至与跟腱之间的凹陷处，大约相当于内踝尖与跟腱之间的中点，按压有酸胀感。

太冲：由第1、2趾间缝纹向足背上推，至其两骨联合缘凹陷中（约缝纹头上两横指）处。

按摩手法

（1）按压百会、天柱穴各大约50次，力度稍轻、平稳。

（2）按揉曲池、阳池、太渊穴各 50～100 次，力度以酸痛为度。

（3）掐揉合谷、大陵、劳宫、中冲穴各 30～50 次，力度稍重，以酸痛为度。

（4）点按足三里、三阴交、太溪、太冲穴各 30～50 次，力度以酸胀为度。

贴心提醒

（1）患者生活一定要有规律，加强营养，保持好心情，戒烟酒。

（2）进行适当的锻炼，比如说打太极拳、跑步等。

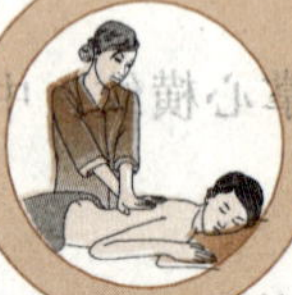

糖尿病

糖尿病是由胰岛素分泌相对不足或者是胰高血糖素分泌过多而导致的糖代谢紊乱、血糖增高，其主要是全身慢性代谢性疾病。这种病早期是没有症状的，随着发展可以出现多尿、多饮、多食和体重减轻的症状，尿液中血糖含量增高，也可能引发急性感染、肺结核、动脉粥样硬化、末梢神经炎、趾端坏死等病症的发生。早期的诊断主要是依靠化验尿糖和空腹血糖试验。这种病重者会发生动脉硬化、白内障、酮中毒症等。

另外，糖尿病患者虽然说食欲和食量是正常的，甚至会有所增加，但是体重下降，以至于出现消瘦，主要是由于胰岛素绝对或相对缺乏而导致的脂肪和蛋白质分解的加强，糖尿病经过了合理的治疗，症状会得到控制，体重下降也会得到控制，甚至会有所回升。

糖尿病患者由于体内葡萄糖不能被完全氧化，也就是说人体不能充分地利用葡萄糖以及有效地释放能量，就会导致组织细胞失水，电解质失衡，最后导致患者全身乏力、精神萎靡。

很多糖尿病患者在早期就诊的时候，主诉视力下降或看东西模糊。这主要是由于高血糖导致的晶体渗透压改变，引起晶体屈光度变化而导致的，早期通常属于功能性改变，一旦血糖得到了控制，视力就会很快得到恢复。

糖尿病属中医“消渴症”的范畴。中医认为，糖尿病主要是由于人体阴虚、五脏柔弱，再加上饮食不节、过食肥肉甜食等所引起的。情志失调、纵欲过度是导致糖尿病发生的主要原因之一。按摩特定的穴位，能够起到疏通经络、行气活血、健脾和胃、补肾培元的作用，可以促进胰岛素分泌，加速糖的利用，降低人体对糖的吸收，从而辅助治疗糖尿病。

特效穴位 风池、神庭、攒竹、印堂、太阳等穴。曲池、手三里、劳宫、合谷、阳池等穴。

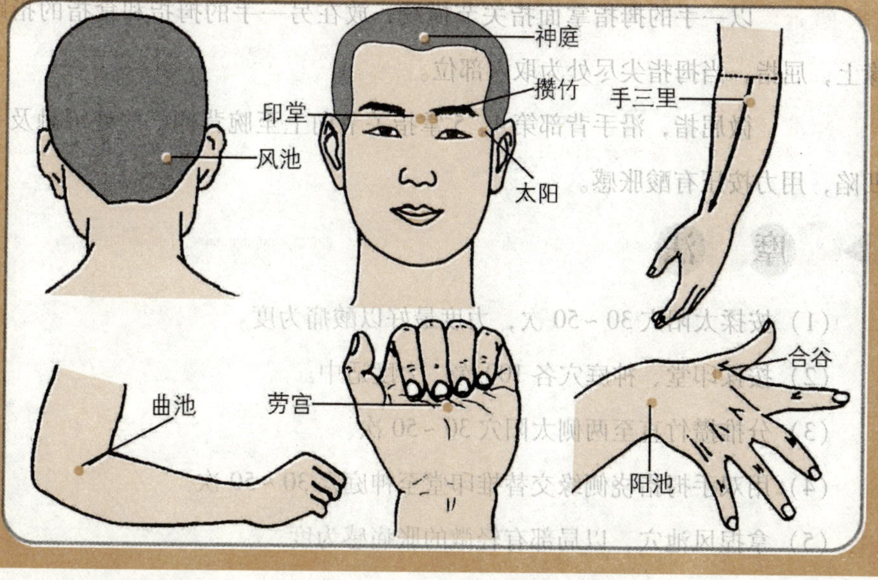

取穴要点

风池：坐位，在头部，枕骨下斜方肌上端与胸锁乳突肌之间的凹陷中，约平风府，按压有酸胀感。

神庭：正坐位或仰卧位，在头前部，前发际正中直上量约半横指处，按压有酸胀感。

攒竹：正坐位，目视前方，在眉毛内侧端有一隆起处，按压有酸胀感。在眉头处上下移动时，会感觉到有一条细筋，攒竹穴就在此处。

印堂：正坐或仰靠、仰卧姿势，位于面部，在两眉头连线中点凹陷处，按压有酸胀感。

太阳：正坐或侧坐位，在头部，眉梢与目外眦之间，向后约一横指的凹陷处。

曲池：仰掌屈肘成45°，肘关节桡侧，肘横纹头为取穴部位。

手三里：侧腕屈肘，先确定阳溪与曲池的位置，从曲池沿阳溪与曲池的连线向下量约两横指。

劳宫：掌骨之间偏于第3掌骨，以中指、无名指之间切于掌心横纹，中指尖处。

合谷：以一手的拇指掌面指关节横纹，放在另一手的拇指和食指的指蹼缘上，屈指，当拇指尖尽处为取穴部位。

阳池：微屈指，沿手背部第4、5掌指关节向上至腕背侧横纹处可触及一凹陷，用力按压有酸胀感。

按摩手法

（1）按揉太阳穴30～50次，力度最好以酸痛为度。

（2）按揉印堂、神庭穴各100次，力度适中。

（3）分推攒竹直至两侧太阳穴30～50次。

（4）用双手拇指桡侧缘交替推印堂至神庭穴30～50次。

（5）拿捏风池穴，以局部有轻微的胀痛感为度。

（6）按劳宫穴50～100次。

（7）点按曲池、手三里、合谷穴各50～100次。

（8）重点掐按劳宫穴，能够活血化瘀，有效改善全身的血液循环。

贴心提醒

（1）注意生活调摄。在保证机体合理需要的情况下，限制粮食、油脂的摄入，忌食糖类，饮食要以适量米、面、杂粮，配以蔬菜、豆类、瘦肉、鸡蛋等，定时定量进餐。

（2）戒烟酒、浓茶及咖啡等。保持心情平和。制订并实施有规律的生活起居计划。

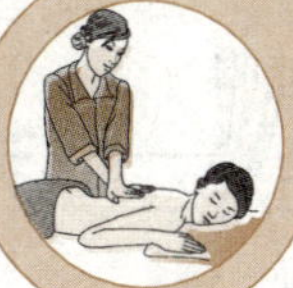

类风湿关节炎

类风湿关节炎主要是一种以关节滑膜炎作为特征的慢性全身性免疫疾病，这种疾病的发生和细菌、病毒、遗传及性激素有很大的联系。临床主要是以慢性对称性多关节肿痛为特征。中医认为，本病为“尪痹”，是由于风寒湿热之邪滞留于筋骨关节所造成的。

在饮食方面，要选择容易消化的食物，比如说烹调方式要以清淡爽口为原则，尽量不吃辛辣、油腻的食物。另外，尽可能地减少脂肪的摄取，如果体重超过正常值，要适当减轻体重。除此之外，还应该减少长时间卧床休息的时间，而且，在运动的时候，不要太过剧烈，可以选择坐着或者是卧床运动。

在冬季，清晨起床的时候要特别注意保温，这个时候可以适当地做些暖身的运动。比如说，将双手向前伸直，手掌向下，往下、往后做伸展划水的动作等。按摩特定的穴位，可以起到缓解关节炎的效果。

特效穴位 尺泽、曲泽、太渊、大陵、曲池、阳池、阳溪等。阳陵泉、足三里、太溪、照海、涌泉等穴位。

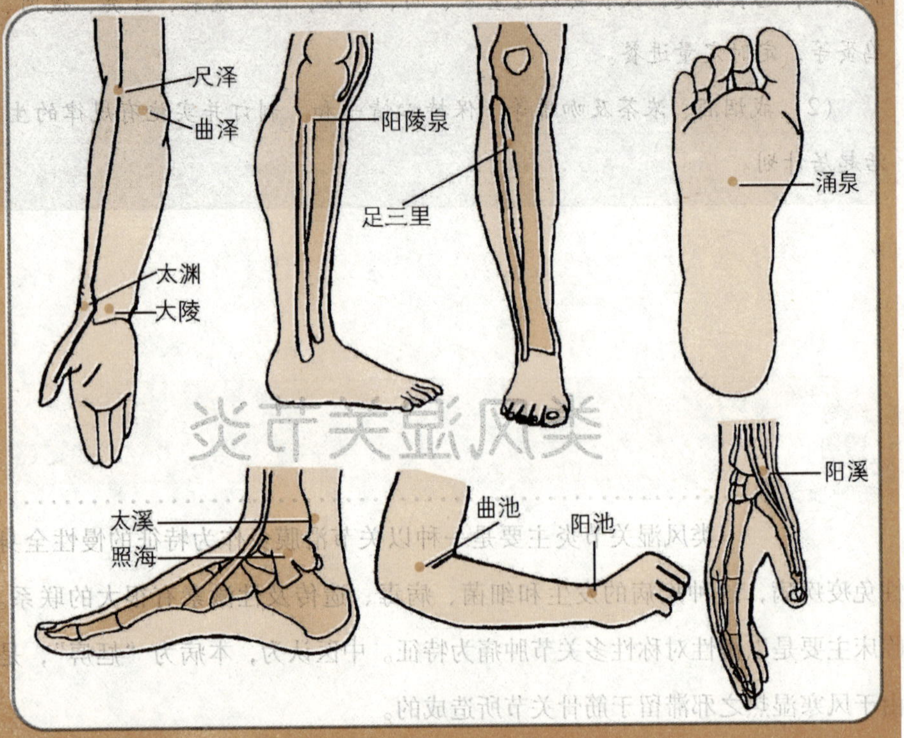

取穴要点

尺泽： 仰掌，微屈肘，在肘横纹上，肱二头肌腱桡侧缘凹陷中。

曲泽： 伸肘仰掌，肘部稍弯曲，在肘弯里可摸到一条大筋，即肱二头肌腱，在其内侧，肘横纹上可触及一凹陷处。

太渊： 坐位，伸臂侧掌，在腕横纹桡侧轻触桡动脉，从感觉到搏动处稍往桡侧移动至凹陷处。

大陵： 仰掌，微屈腕关节，在掌后第一横纹的两筋之间。

曲池： 仰掌屈肘成45°，肘关节桡侧，肘横纹头为取穴部位。

阳池： 微屈指，沿手背部第4、5掌指关节向上至腕背侧横纹处可触及一凹陷，用力按压有酸胀感。

阳溪： 拇指向上翘起，腕横纹前露出两条筋，即拇长伸肌腱和拇短伸肌腱，两筋与腕骨、桡骨茎突所形成的凹陷为取穴部位。

阳陵泉： 坐位，屈膝成90°，膝关节外下方，腓骨小头前缘与下缘交叉处的凹陷。

足三里： 站位，用同侧手张开虎口围住髌骨上外缘，余四指向下，中指尖处为取穴部位。

太溪： 坐位或仰卧位，由足内踝尖向后推至与跟腱之间的凹陷处，大约相当于内踝尖与跟腱之间的中点，按压有酸胀感。

照海： 坐位或仰卧位，在足内侧由内踝尖垂直向下推，至其下缘凹陷处，按压有酸胀感。

涌泉： 坐位，卷足，在足底掌心前面正中凹陷处的前方，大约可见脚底肌肉组成的“人”字纹路，涌泉穴就在“人”字纹路的交叉部分。

按摩手法

（1）点按肘部的尺泽、曲泽、曲池穴各30～50次，力度以酸痛为度，缓慢按摩。

（2）按揉太渊、大陵、阳池、阳溪穴各30～50次，力度稍重，以酸、胀、痛为度。

（3）捏揉太溪、照海穴各30～50次。

（4）点按阳陵泉、足三里穴各50～100次，力度以酸痛为度。

（5）擦涌泉穴50～100次，力度稍重。

贴心提醒

（1）要特别注意保暖，避免受寒。在病变关节处进行热敷。

（2）进行适当的体育锻炼，但不宜过度疲劳，以促进关节功能的恢复和预防肌肉萎缩为原则。

（3）注意营养，忌食生冷寒凉食物。

（4）初次治疗后，如疼痛症状加重者，要进行对症处理。

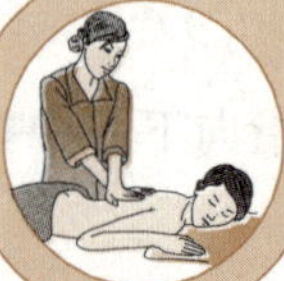

耳　鸣

耳鸣是耳科疾病中经常会见到的症状，患者自觉耳内或头部有声音，但其环境中并无相应的声源，而且越是安静，感觉鸣音越大。耳鸣音常为单一的声音，如蝉鸣声、蒸汽机声、嘶嘶声、铃声、振动声等，有时候声音也非常复杂。可以是间歇性的，也可以是持续性的，响度不一。有一些响度比较高的持续性耳鸣，会让人难以入眠。

引起耳鸣的原因非常复杂，有一些耳病可以引起耳鸣，如耵聍栓塞、咽鼓管阻塞、鼓室积液、耳硬化症等；而另外的内耳疾病也非常容易引起此症，比如说声损伤、梅尼埃病。除了这些，高血压、低血压、贫血、白血病、神经症、耳毒药物等都会不同程度地导致耳鸣的发生。中医学认为，耳鸣大多数是由于暴怒、惊恐、胆肝风火上逆，最后导致了少阳经气闭阻出现。耳鸣的出现有的时候是持续性的，而有的时候则是间歇性的，病轻的时候不会引起人们的重视，等到病情严重的时候，往往扰人不宁。

耳鸣的临床表现主要是搏动性耳鸣和非搏动性耳鸣。如果仅仅有一侧性耳鸣，其病变大多在传音器官。如果是双侧的耳鸣，要全面考虑是某些疾病的早期征象，比如说早期动脉硬化、老年性聋等。按摩特定的穴位可以起到一定的辅助治疗效果。

特效穴位 耳门、头窍阴、听宫、翳风、角孙、百会、风池、天柱等，及外耳、肾、肝、三焦等耳穴。合谷、液门、后溪、少泽、八邪等。

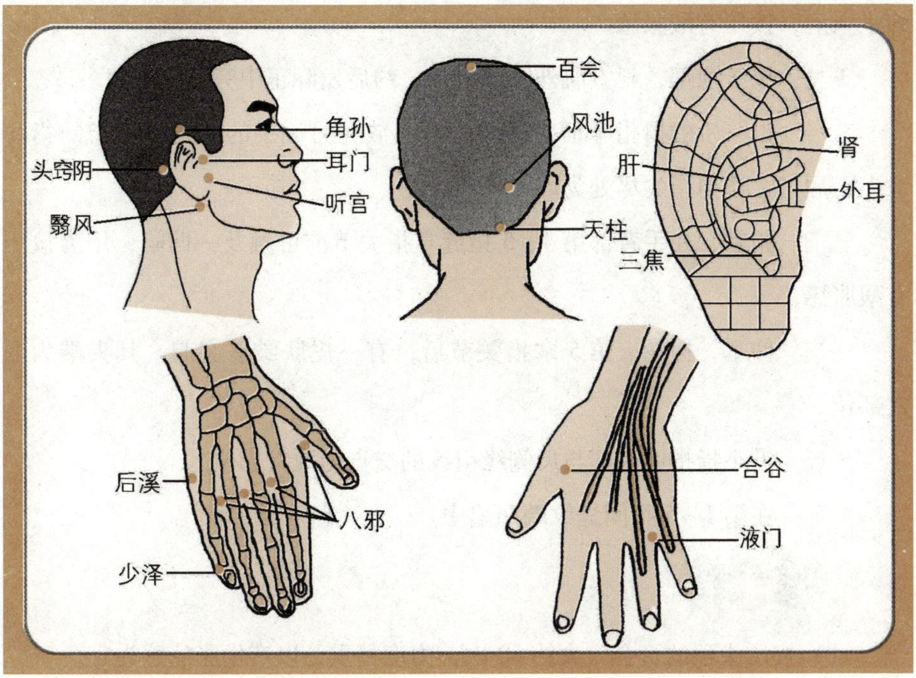

取穴要点

耳门： 耳门穴就在我们所说的“耳朵眼”前面，张嘴时在耳朵前方摸到一个凹陷，就是耳门穴的位置。

头窍阴： 侧坐位或侧卧位，先取天冲、完骨，于两穴间与耳郭平行之弧形连线的下、中 1/3 折点处，按压有酸胀感。

听宫： 侧卧位，与外耳道相平，间隔耳屏。取穴时，嘱患者张口，耳屏前微凹陷处，下颌骨髁状突后，该处为取穴部位。

翳风： 将耳垂后按于头侧部，耳垂的边缘为取穴部位。

角孙： 将耳朵以盖住耳洞的方式往前弯曲时，耳尖所接触的头侧部位。按之上下滑动，有凹陷感。

百会： 正坐位或仰卧位，在头部，两耳尖连线中点与眉间的中心线交汇处的凹陷中，用指尖按压有疼痛感。

风池： 坐位，在头部，枕骨下斜方肌上端与胸锁乳突肌之间的凹陷中，约平风府，按压有酸胀感。

天柱：位于项部，斜方肌外缘凹陷中，约后发际正中旁开1.3寸。

合谷：以一手的拇指掌面指关节横纹，放在另一手的拇指和食指的指蹼缘上，屈指，当拇指尖尽处为取穴部位。

液门：俯掌，在手背部第4、5指缝掌指关节前可触及一凹陷，用力按压有酸胀感。

后溪：仰掌，握拳，第5掌指关节后，有一皮肤皱襞突起，其尖端为取穴部位。

少泽：沿小指指甲底部与尺侧缘引线的交点为取穴部位。

八邪：在第1~5指间缝纹端凹陷中。

按摩手法

（1）按压头顶的百会穴大约50次，力度稍重，以产生胀痛感为宜。

（2）按揉耳门、头窍阴、听宫、翳风、角孙、风池、天柱穴各大约200次，点揉时应有明显的胀痛感。

（3）指揉耳部的外耳穴大约4分钟，每分钟大约60次，力度偏重。

（4）指揉耳部的肾穴大约3分钟，每分钟75次，力度适中。

（5）棒推耳部的肝穴大约3分钟，每分钟90次，力度要轻缓柔和。

（6）棒点耳部的三焦穴大约3分钟，每分钟120次，力度以轻柔为主。

（7）重点按揉或点按后溪、八邪、少泽、合谷、液门穴各50~100次。

贴心提醒

（1）按摩对神经性耳鸣、耳聋和暴发性耳聋有一定的疗效。如果可以持久性的按摩，对于先天性耳聋，或内耳器质性病变引起的耳聋，都有很好的效果。

（2）由全身性疾病引起的耳鸣、耳聋，应积极治疗原发病；耳道有器质性病变需要手术治疗者，应及时进行。

（3）不要经常挖耳，保持耳道清洁，避免劳倦，节制房事，对治疗和预防均有积极意义。

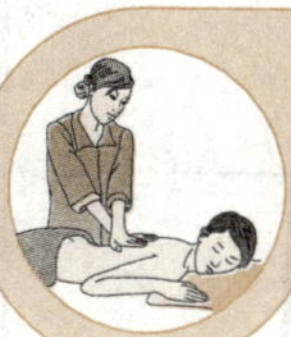

眩晕

眩晕主要是由于机体对空间定位障碍所产生的一种动性或者位置性错觉，涉及多个学科。大部分的人一生中都会经历这个病症。据了解，眩晕症患者占内科门诊患者的5%，占耳鼻咽喉科门诊患者的15%。眩晕通常可以分为真性眩晕和假性眩晕。真性眩晕主要是由于视觉、本体觉或前庭觉功能障碍导致的，有非常明显的外物或自身旋转感。而假性眩晕大多数是由全身系统性疾病而引起的，比如说，心血管疾病、脑血管疾病、贫血、尿毒症、药物中毒、内分泌疾病及神经症等，通常来说，都会有不同程度的头晕症状。

常见的眩晕原因有很多种，比如说贫血、焦虑、神经衰弱、慢性阻塞性肺疾病及其他的慢性疾病等。严重的眩晕患者，通常会感到四周或身体好像在旋转。更严重的患者会有恶心、呕吐、心悸、失眠、胸闷、出汗、食欲减退等病症。

患有眩晕的患者在外出的时候最好有家人陪伴，以防意外的事情发生。眩晕症在临床上表现非常复杂，涉及几十种疾病。患者需要积极地预防，控制原发病。一旦出现症状，就应该马上到医院诊治，以免耽误病情。按摩特定的穴位能够起到一定的辅助治疗效果。

特效穴位 百会、完骨、风池、天柱等穴。曲池、手三里、合谷、劳宫等穴。足三里、丰隆、大敦、至阴、足窍阴等穴位。

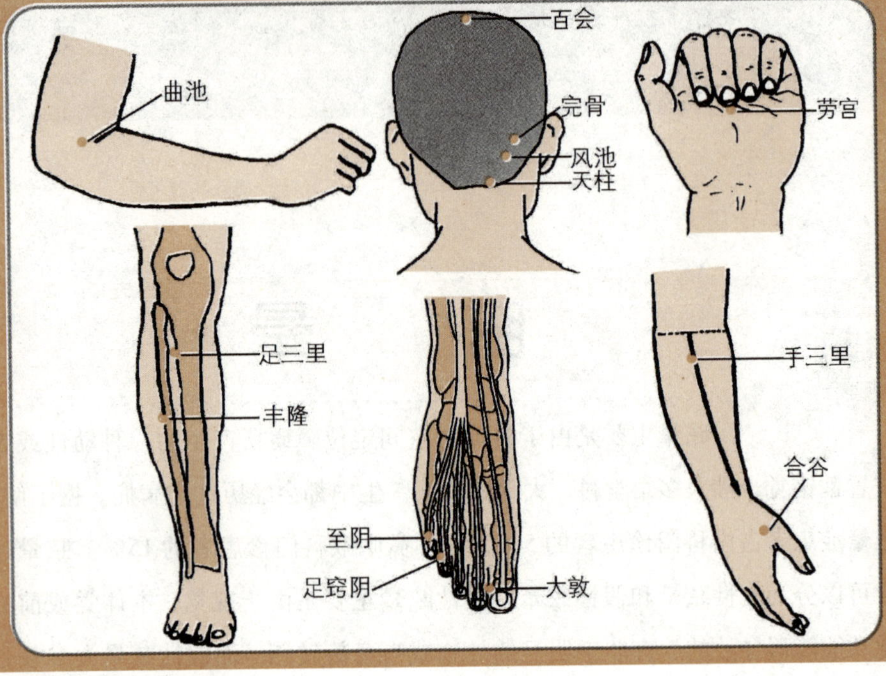

取穴要点

百会：正坐位或仰卧位，在头部，两耳尖连线中点与眉间的中心线交汇的凹陷处，用指尖按压有疼痛感。

完骨：侧坐位或侧卧位，在头部，耳后乳突下方沿后缘，有一凹陷，按压有震动感。

风池：坐位，在头部，枕骨下斜方肌上端与胸锁乳突肌之间的凹陷中，约平风府，按压有酸胀感。

天柱：位于项部，斜方肌外缘凹陷中，约后发际正中旁开 1.3 寸。

曲池：仰掌屈肘成 45°，肘关节桡侧，肘横纹头为取穴部位。

手三里：侧腕屈肘，先确定阳溪与曲池的位置，从曲池沿阳溪与曲池的连线向下量约两横指。

合谷：以一手的拇指掌面指关节横纹，放在另一手的拇指和食指的指蹼缘上，屈指，当拇指尖尽处为取穴部位。

劳宫：掌骨之间偏于第 3 掌骨，以中指、无名指之间切于掌心横纹，中指尖处。

足三里：站位，用同侧手张开虎口围住髌骨上外缘，余四指向下，中指尖处为取穴部位。

丰隆：平腘横纹与足腕横纹连线之中点，在小腿前外侧，距胫骨前嵴约二横指处为取穴部位。

大敦：在大趾背外侧，由趾甲根正中至趾关节外侧作一“田”字，“田”字的中央为取穴部位。

至阴：侧坐，在足小趾外侧，由足小趾甲外侧缘与下缘各作一垂线之交点，按压有酸胀感。

足窍阴：位于人体第 4 趾末节外侧，距趾甲角 0.1 寸。

按摩手法

（1）双手指按压头顶的百会穴 30～50 次，力度轻缓，此穴对眩晕所产生的不适症状有非常好的效果。

（2）揉按天柱、风池、完骨穴各 10～30 次，力度以酸痛为度，风池穴对眩晕很有疗效。

（3）揉按曲池、手三里、合谷、劳宫穴各大约 3 分钟，每分钟 75 次，力度轻重兼施，以轻柔为宜。

（4）按揉大敦、足窍阴、至阴穴各 5～10 次，力度适中。

（5）按揉足三里、丰隆穴各 10～30 次。

贴心提醒

（1）坚持体育锻炼，比如太极拳、八段锦、气功等，可以有效增强人体正气，预防和治疗眩晕。

(2) 注意劳逸结合，避免体力和脑力的过度消耗。节制房事，切忌纵欲过度。饮食要清淡，忌暴饮暴食及酗酒，戒除烟酒等不良嗜好。

(3) 对反复发作的严重眩晕，要防止跌倒外伤，要避免突然、强力的头部运动，并要及时治疗、合理休息。

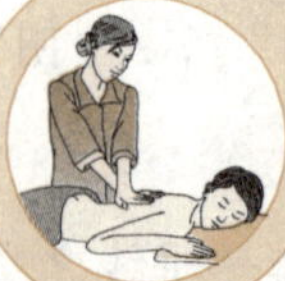

三叉神经痛

三叉神经痛是一种位于颜面部三叉神经分布区域内短暂的、反复发作性的剧烈疼痛的病症。这种病多发生在40岁以上的中老年人。三叉神经痛分为原发性和继发性两大类。原发性的病因现在也没有定论；继发性多数和血管畸形、动脉瘤引起的局部血液循环障碍、带状疱疹、蛛网膜炎有很大的关系。疼痛的特点主要是突然发生，呈烧灼样、钻凿样、针刺样或者是刀割样的疼痛；发作的时间不会太长，每次疼痛大概持续数秒钟。经常伴有流泪、流涎、不敢说话、坐立不安等病症。患者在说话、打呵欠、刷牙、洗脸、咀嚼、吞咽或局部受刺激、情绪激动的时候，多会加重病情。

患者发病初期的疼痛发作次数非常少，经常会在受凉感冒后出现，间歇期可以长达数月或几年之久。能够自愈的病例非常少见。后来，发作逐渐频繁，疼痛加重，病程为几年或数十年。严重的患者发作不分日夜，每天甚至会有几十次，无法进食喝水，体质消瘦。患者终日处于一种疼痛的状态，严重的会失去生活信心而轻生。有些患者早期呈季节性发作，而疼痛在每年的春天、秋天会周期性发作，并且每次发作的时间在1～3个月不等。

有50%以上患者，他们在颜面部的某一区域内会有皮肤敏感区，只要是轻微的触动，面部肌肉就必然会牵拉震动，从而引起疾病的发作。通常来说，一个患者可以有很多个触发点，部位也经常会出现在患侧上下唇、口角、鼻翼、颊部或齿龈等部位。只要是刺激和牵动此点就一定会引起发作。按摩特定的穴位可以起到一定的辅助治疗效果。

特效穴位 太阳、下关、风池、合谷、血海、太冲等穴。

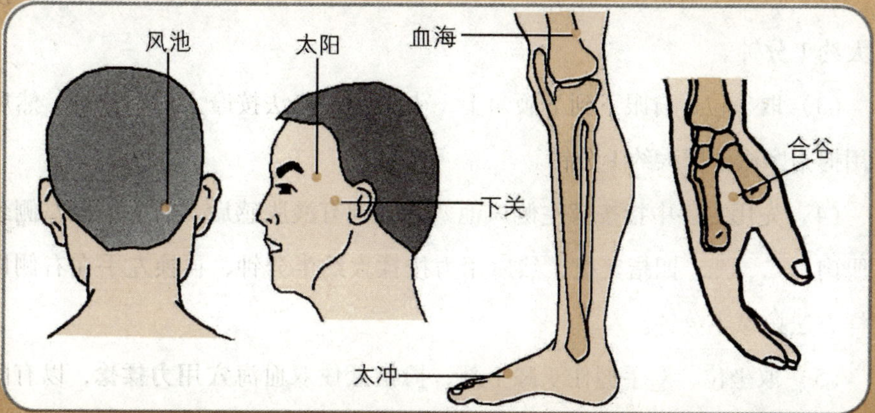

取穴要点

太阳： 正坐或侧坐位，在头部，眉梢与目外眦之间，向后约一横指的凹陷处。

下关： 闭口，由耳屏向前摸有一高骨，其下方有一凹陷，若张口，则该凹陷闭合和突起，此凹陷为取穴部位。

风池： 坐位，在头部，枕骨下斜方肌上端与胸锁乳突肌之间的凹陷中，约平风府，按压有酸胀感。

合谷： 以一手的拇指掌面指关节横纹，放在另一手的拇指和食指的指蹼缘上，屈指，当拇指尖尽处为取穴部位。

血海： 坐位，屈膝成90°，取穴者立于患者对面，用左手掌心对准右髌骨中央，手掌伏于其膝盖上，拇指尖所指处为取穴部位。

太冲：由第1、2趾间缝纹向足背上推，至其两骨联合缘凹陷中（约缝纹头上两横指）处。

按摩手法

（1）将双手拇指抵住两边的太阳穴，然后用力揉捻，直到局部酸胀为度，大约1分钟。

（2）以一手拇指按住患侧下关穴，食指置于耳后翳风穴，一起用力，按压大约1分钟。

（3）取坐位，自眼下到下颌角上，先用拇指掐法按摩大约1分钟，然后再用拇指摩法按摩大约1分钟。

（4）先用右手中指按揉左侧风池穴，等到有酸胀感后，右手指至左侧颈后肌肉，二、三、四指交拢，然后用力按揉大约半分钟，再换左手在右侧以同样方法按摩半分钟。

（5）取坐位，双手握住双膝上部，拇指抵住双血海穴用力揉捻，以有酸胀感为度，大约2分钟。

（6）取坐位，用拇指指甲轻轻掐双脚的太冲穴，大约2分钟。

（7）用拇指和食指掐合谷穴，大约2分钟。

贴心提醒

（1）要特别注意排除脑部占位性病变。谨慎起居，避风寒，以防御外邪侵袭。

（2）适当参加体育锻炼，以增强体质。

（3）戒烟酒，避免吃辛辣等刺激性食物。调节情志，避免不良情绪的刺激。

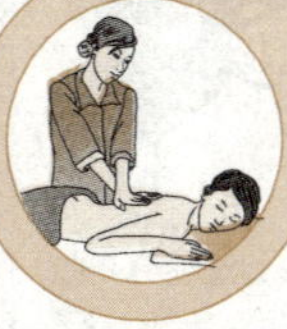

偏 瘫

偏瘫也叫半身不遂，指的是一侧上下肢、面肌和舌肌下部的运动障碍，是急性脑血管病经常会见到的一种症状。轻度的偏瘫患者虽然还可以活动，但是通常会上肢屈曲，下肢伸直，走起路来非常困难。严重者则常年卧床不起，基本丧失了生活的能力。

偏瘫的发生和急性脑血管病有一定的联系。急性脑血管病主要是由于大脑半球皮质运动中枢受损而导致的。从人的大脑半球分工来说，右侧大脑半球主要是通过运动中枢管理着左侧肢体的运动；而左侧大脑半球则是通过运动神经管理着右侧肢体的运动。所以说，任何一侧发生病变都会导致偏瘫的发生。

定期的体格检查是预防偏瘫的主要措施。有很多人突然发生偏瘫，家属通常会很吃惊。因为患者平时从来没有疾病，而且从不看病吃药，没想到突然就偏瘫了。实际上，身体健康仅仅是患者和家属的一种错觉。偏瘫的患者并不知道危险因素。如果这些人可以早点发现疾病，也是能够预防的。因此，对年龄在40岁以上的人群，尤其是有高血压、糖尿病的人，最好定期进行体格检查，这样可以及早预防偏瘫的发生。

特效穴位 印堂、神庭、睛明、太阳、曲鬓、百会、风池等穴位。内关、尺泽、手三里、曲池、外关、合谷等穴位。阳陵泉、足三里、三阴交、太冲、太溪、水泉、涌泉等穴位。

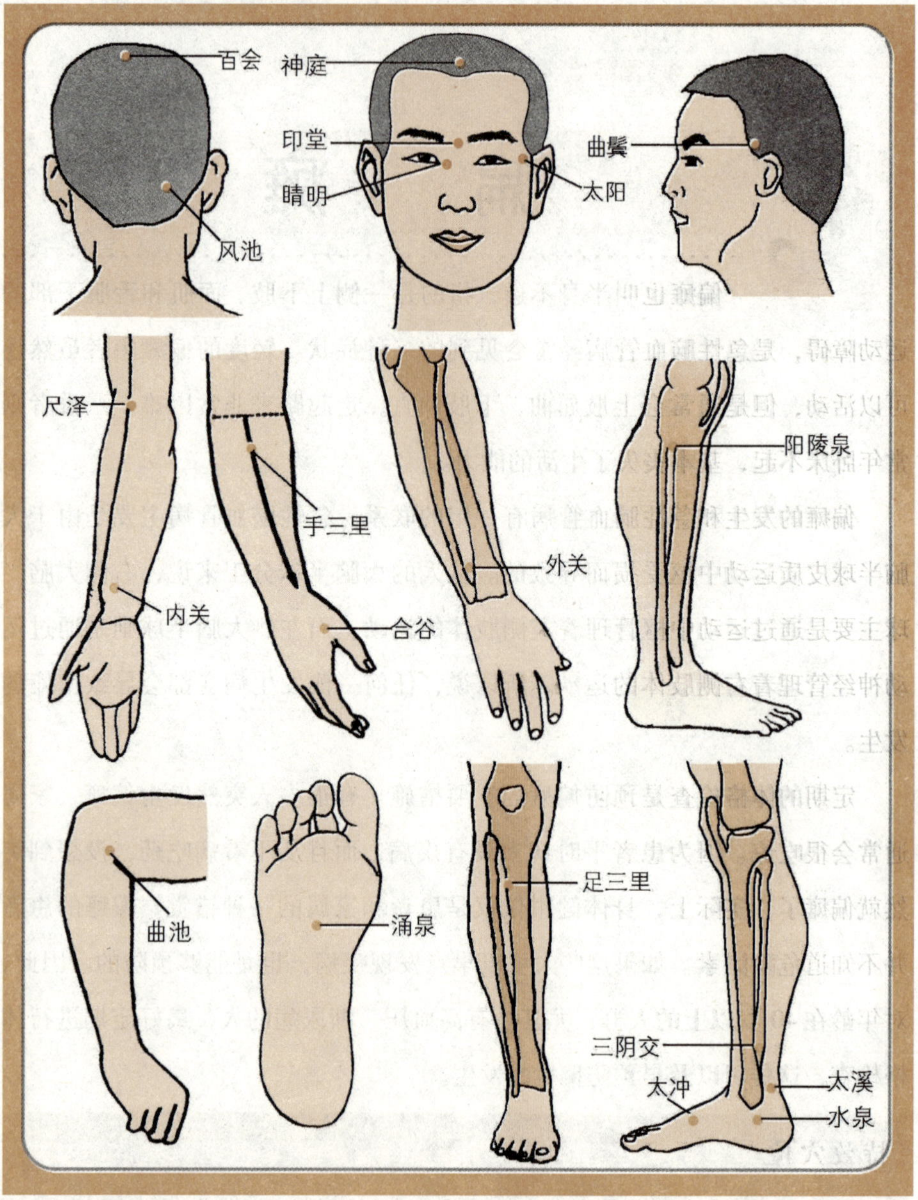

取穴要点

印堂： 正坐或仰靠、仰卧姿势，位于面部，在两眉头连线中点凹陷处，按压有酸胀感。

神庭： 正坐位或仰卧位，在头前部，前发际正中直上量约半横指处，按压有酸胀感。

睛明： 正坐位，目视前方，手置于内侧眼角稍上方，轻轻按压有一凹陷处，按压有酸胀感。

太阳： 正坐或侧坐位，在头部，眉梢与目外眦之间，向后约一横指的凹陷处。

曲鬓： 侧坐位，穴位在头部，耳前鬓角发际后缘的垂线与耳尖水平线的交点处，按压有酸胀感。

百会： 正坐位或仰卧位，在头部，两耳尖连线中点与眉间的中心线交汇的凹陷处，用指尖按压有疼痛感。

风池： 坐位，在头部，枕骨下斜方肌上端与胸锁乳突肌之间的凹陷中，约平风府，按压有酸胀感。

内关： 伸肘仰掌，微屈腕，从腕横纹上量约两横指处，在掌长肌腱与桡侧腕屈肌腱之间的凹陷中。

尺泽： 仰掌，微屈肘，在肘横纹上，肱二头肌腱桡侧缘凹陷中。

手三里： 前臂背面桡侧，阳溪和曲池连线上，肘横纹下 2 寸处。

曲池： 仰掌屈肘成45°，肘关节桡侧，肘横纹头为取穴部位。

外关： 抬上臂，从腕背横纹中点直上量约两横指处，在前臂尺骨与桡骨间隙中点，与内关相对。

合谷： 以一手的拇指掌面指关节横纹，放在另一手的拇指和食指的指蹼缘上，屈指，当拇指尖尽处为取穴部位。

阳陵泉： 坐位，屈膝成90°，膝关节外下方，腓骨小头前缘与下缘交叉处的凹陷。

足三里： 站位，用同侧手张开虎口围住髌骨上外缘，余四指向下，中指尖处为取穴部位。

三阴交： 以手四指并拢，小指下边缘紧靠内踝尖上，食指上缘所在水平线在胫骨后缘的交点。

太冲： 由第 1、2 趾间缝纹向足背上推，至其两骨联合缘凹陷中（约缝纹头上两横指）处。

太溪：坐位或仰卧位，由足内踝尖向后推至与跟腱之间的凹陷处，大约相当于内踝尖与跟腱之间的中点，按压有酸胀感。

水泉：取坐位，在足内侧，内踝后下方，于太溪穴下一横指处，跟骨结节的内侧凹陷中，按压有酸胀感。

涌泉：坐位，卷足，在足底掌心前面正中凹陷处的前方，大约可见脚底肌肉组成的“人”字纹路，涌泉穴就在“人”字纹路的交叉部分。

按摩手法

（1）以双手拇指桡侧面交替推印堂穴至神庭穴之间的连线，15～20次。

（2）按揉睛明、太阳穴各大约50次。

（3）按压百会、曲鬓穴各30～50次，力度适中，以有酸痛感为佳。

（4）用拇指与食指、中指指端拿捏风池穴，以感酸胀为度。

（5）掐按曲池、手三里、尺泽、外关、内关、合谷穴各30～50次，力度稍重。

（6）点按阳陵泉、足三里穴各50～100次，力度以胀痛为度。

（7）按揉太冲、三阴交、太溪、水泉穴各50～100次，力度适中。

贴心提醒

（1）加强身体锻炼，可以有效预防偏瘫的发生。

（2）多饮水，并常吃半流质食物，瘫痪患者会有怕尿多而尽量少饮水的心理，实际上是不对的，瘫痪患者应有充足的水分供应。如清晨饮1杯淡盐水可预防便秘。

（3）忌饮浓茶、酒类、咖啡和忌食辛辣刺激性食物。

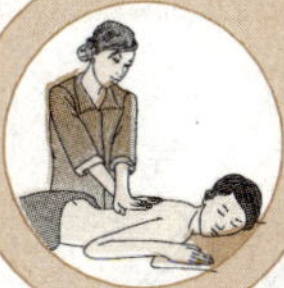

肩周炎

肩周炎被认为是肩周围关节软组织的慢性退行性病变。大多见于50岁左右的人，所以也称作五十肩，而发病的原因也因人而异。到中年后，由于肾气不足，气血渐亏，加上年轻时的劳累，肩部外露受凉，寒凝筋膜等都会导致肩周炎的发生。

肩周炎起病缓慢，患者通常会感到肩部酸痛，无法持重物，在最初发病的1～2周后，疼痛会慢慢地增强，肩关节外展、外旋功能也会有所受限。重症者的肩臂肌肉逐渐在萎缩，疼痛较重。

起初发病的肩部会有阵发性的疼痛，大部分为慢性发作。到了后来，疼痛加剧，呈持续性，如果遇到气候变化或劳累过度，疼痛更加严重。有的时候，疼痛会向颈项及上肢扩散。如果肩部受到碰撞，经常会疼痛难忍，大多数患者常在后半夜痛醒，无法入睡，特别是不能向患侧侧卧，在这种情况下，因血虚而致病的患者症状会更加明显。

肩关节是人体全身各关节中活动范围最大的关节。由于肩关节的关节囊较松弛，因此，关节的稳定性大部分是靠关节周围的肌肉、肌腱和韧带的力量来维持。由于肌腱本身的血液供应比较差，随着年龄的增长就会出现退行性改变，由于肩关节在生活中的活动比较频繁，周围软组织经常会受到来自各方面的摩擦挤压，因此非常容易发生慢性劳损。

肩周炎属于中医“痹症”的范畴。中医认为，其发病与体质虚弱、感受风邪所导致的肩部周围气血不足有很大的关系。通常来说，在肩周炎早期，也就是疼痛期，不适合使用按摩法，因为这样会加剧疼痛的症状。只有在急性期过后，才能够通过按摩特定穴位，改善局部血液循环，解除关节的内、外粘连，从而达到恢复正常的关节活动的功能的目的。

特效穴位 风府、风池、天柱等穴位。曲池、合谷、后溪、外劳宫等穴。昆仑、申脉、隐白、至阴等穴位。

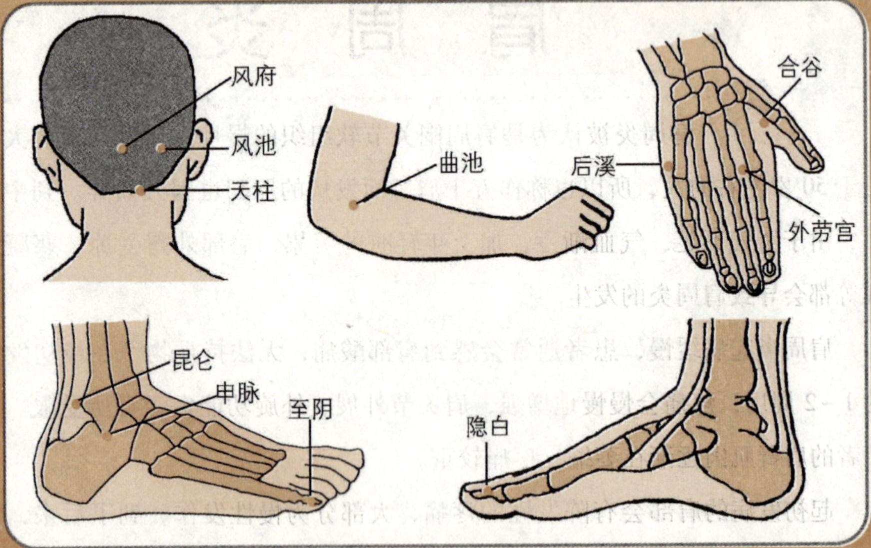

取穴要点

风府： 取坐位，在项部，后发际正中直上量1寸处，枕外隆凸直下，两侧斜方肌之间凹陷中，按压有酸胀感。

风池： 坐位，在头部，枕骨下斜方肌与胸锁乳突肌之间的凹陷中，约平风府，按压有酸胀感。

天柱： 位于项部，斜方肌外缘凹陷中，约后发际正中旁开1.3寸。

曲池： 仰掌屈肘成45°，肘关节桡侧，肘横纹头为取穴部位。

合谷： 以一手的拇指掌面指关节横纹，放在另一手的拇指和食指的指蹼缘上，屈指，当拇指尖尽处为取穴部位。

后溪： 仰掌，握拳，第五掌指关节后，有一皮肤皱襞突起，其尖端为取穴部位。

外劳宫： 伏掌，在手背侧，食指和中指的掌骨间，与劳宫相对，按压有酸痛感。

昆仑： 侧坐，在踝区，外踝尖与脚踝后的大筋之间的凹陷中，按压有酸胀感。

申脉： 侧坐，在踝区，从小腿外侧高骨垂直向下触及一凹陷处，按压有酸胀感。

隐白： 足大趾内侧，由大趾趾甲内侧缘与下缘各作一垂线之交点为取穴部位。

至阴： 侧坐，在足小趾外侧，由足小趾甲外侧缘与下缘各作一垂线之交点，按压有酸胀感。

按摩手法

（1）按揉风府、风池、天柱穴各 50～100 次，力度适中。

（2）掐揉曲池、合谷、后溪、外劳宫穴各 30～50 次，力度稍重，以胀痛为度。

（3）捏揉昆仑、申脉穴各 30～50 次，力度以酸痛为度。

（4）掐按隐白、至阴两穴各 30～50 次，力度稍轻。

贴心提醒

（1）每天坚持一定量的体育活动，可以从前后、左右、上下的不同方向活动两侧肩关节。活动时要克服怕痛的心理。

（2）注意局部保暖，避免感受风寒。避免提重物，防止加重病情。